叢書・ウニベルシタス　982

ジェルメーヌ・ティヨン

レジスタンス・強制収容所・アルジェリア戦争を生きて

ジェルメーヌ・ティヨン
ツヴェタン・トドロフ編
小野 潮 訳

法政大学出版局

Germaine TILLION
FRAGMENTS DE VIE : Textes rassemblés et présentés par Tzvetan Todorov

This book is published in Japan by arrangement with Editions du Seuil and Editions Tirésias through le Bureau des Copyrights Français, Tokyo.

目次

付録

まえがき

ジェルメーヌ・ティヨン 理解しようという情熱

二〇〇五年、九十八歳のジェルメーヌ・ティヨンは自分が書いたものすべてを友人たちによって創設された協会に寄贈し、その管理をしてもらい、適当なときが来たら、信頼できる機関に寄託してもらうことにした。この寄贈にあたって、彼女は三月三十日に私たちに次のように言った。ここにある私の活動の痕跡がひとまとまりであり続けるように望みます。というのも、それらは「ひとつの全体をなしており、人類について私がずっと抱き続けてきたある種の観念への忠実さという同じ赤い糸で結びあわされているからです」。だから彼女は、自分が書いたものに加えて、ひとつの謎を私たちに遺贈したのだ。そしてそれ以後、私たちはずっと考え込んできた。彼女の言う赤い糸とはいったい何だろう。彼女の言う人類についてのある種の観念とは、どのように定義できるものだろう。

二〇〇八年四月十九日の逝去後、彼女の書いたものは、最終的な寄託場所、フランス国立図書館に落ち着いた。図書館司書ギョーム・フォーの緻密な配慮によって、それらの文書は仕分けされ、分類された。その結果、現在ではジェルメーヌ・ティヨンによって遺贈された謎を、これまでより幾分近くから検討できるようになった。

大きな白紙に、彼女はいくつか書きかけの文を書きつけている。「私たちがスウェーデン赤十字によって解放された後の数日間に……」。それからもう少し下には「ラーフェンスブリュックで、私は考えた」。そしてその下には次のように書かれている。「理解しようと望むこと」。

この紙はおそらく四〇年代の末、ティヨンが強制収容所での経験について省察を加え始めたころに書かれたものだ。彼女の習慣なのだが、彼女はこの書きかけの文書を中断し、その紙を束の中に入れ、そしてその紙はそこに置き忘れられてしまった。しかし、五十年後、彼女の著書の一冊の出版のおりにひとりのジャーナリストが質問する。「アルジェリアとラーフェンスブリュックがあなたの公の生活のふたつの局面のようですが、このふたつの経験はあなたのうちにどのように共存しているのですか」。昔自分が打ち捨ててしまった紙を思い出したかのように、彼女はすぐに答える。「そのふたつの経験は不可分のものです。人生を通じて、私は人間の本性を、そして私がそこで生きてきた世界を理解したいと思ってきました[1]」(*CGP*, p. 64)。それならば、いっとき、この赤い糸を辿ってみよう。

二十世紀の二〇年代末にパリで学生生活をおくっていたティヨンは、いくつかの学科のあいだで迷っていたが、彼女の思い出によれば、つねに「私たちの世界とその住民におおいなる好奇心を抱いていた」(*TDM*, p. 16)。社会学、考古学、美術史の授業を渡り歩き、それは彼女が比較的新しい学問である民族学を発見するときまで続いた。当時この学問はカリスマ的な師であるマルセル・モースによって体現されていた。数年後、ティヨンはモースの推薦によって、アルジェリア東部オーレス山地にフィールドワークに赴くための奨学金を受けた。彼女は一九四〇年まで数度にわたってかの地へ赴く。現地では、教えられたやり方に従って、この奥深い地に住むベルベル人の一部族シャーウィア族の振る舞いを、綿密に観察し注意深く記述する。彼女はパリで国家博士論文準備の登録をしており、その論文の目的はこの部族についての細大漏らさぬ記述をおこなうことだった。彼女はまたその初期の論文のいくつかを発表する。

同時に、彼女は重要な発見をするのだが、この発見のさまざまの帰結を彼女は長年にわたって追い求め続ける。この発見は、だが、すでにモースの教えが受け入れる用意をさせていたものだった。すなわち、あなたが人間存在を知ろうとする場合、あなたという人間自体のアイデンティティが考慮されねばならないということである。あなたのアイデンティティはふたつの仕方で問題になる。まず、それは認識という作業に影響する。これこそ「まず自分自身を観察することなしに他者を観察してはならない」(*ETH*, p. 263) 理由である。他方、この他者との接触はあなたを内部から変化させる。というのも他者とは自己がそこに己を映す鏡であるからだ。ところが自分を発見することによって、自己は変化する。「対話が始まり、往復便が行ったり来たりする。そして往来があるたびに、何かが変化する。それも対話者の一方だけが変化するのではなく、双方が変化するのだ」(*HEC*, p. I)。

一九四〇年六月初め、奨学金を受けての最後のフィールドワークを終えてフランスへ戻ったジェルメーヌ・ティヨンが直面したのは戦争と敗北だった。休戦条約が結ばれたのを聞き、彼女はためらうことなくこれに反応する。占領軍に抵抗せねばならない。この即座の決意の理由は、彼女がナチズムについてかなり正確な理解をその時点で持ってはいたものの、ナチズムへのイデオロギー的断罪ではない。それはむしろ内臓に発するものとも言うべき彼女の愛国心だった。この感情は、幼少期から深く彼女に刻み込まれて

(1) 参照はテキスト中に略号で示す。略号は巻末の三七四―三七五ページの「書誌と略号」中に記載されている。略号が付されていない場合、示されているページは本書のそれである。

いた。子供のころ、一八七一年にドイツによって不当に併合されたフランスの諸地方の話を聞かされていたからだ。一九一四年に宣戦がなされると、七歳だった彼女は、ドイツ人を怪物以外のものとは想像できない。そして祖国の脆弱さを強く意識していたので、彼女は、その後書いたものによれば、「夜になると、私は戦闘犬として戦争に行くことを夢見ていた」（三四六ページ）。大人になると、彼女は共和主義の理想こそ自分のものであると感じるようになり、あらゆる人間は生まれながらにして平等であると固く信じるようになる。そのことは、「祖国に対して胸を刺すような愛情を抱き」（七九ページ）、その風景、その過去に対して愛情を抱くのをまったく妨げない。したがって、彼女は相変わらず、本能的な、完全な愛国者であり続ける。一九四〇年にドイツ人と闘わねばならぬのは、単に彼らがフランスを占領しているからである。彼女が出会う、初期のレジスタンス闘士の多くの反応もまたこのようなものだった。彼らの政治的信条は実に多様だった。極左から極右までにわたっていたからだ。しかし、皆一致して愛国的情熱に突き動かされていた。

　だが、この初期の闘いの現実に直面して、ティヨンは自らの立場をよりニュアンスに富んだものにするように導かれる。この変化の原因となる最初の大事件は、テロ攻撃への報復として一九四一年十月二十二日にシャトーブリアンでおこなわれた二七名の人質の処刑だった。彼女はすぐに、人質のリストがヴィシー政府[1]の役人によって、すなわち彼女と同じフランス人であり、ティヨンが自分を愛国者だと言っているようにおそらく自分のことを愛国者だと言っている人々によって作成されたのを知る。「人質たちの処刑後、私にとって彼らは敵の手先となった」（TDM, p. 53）。したがって、フランス人とドイツ人という二国民間の戦争には、自由と尊厳についてのふたつの考え方によって対立する、二種類のフランス人のあいだの内戦が重なり合っている。同じ時期、彼女は非合法の新聞に掲載するために、彼女にとって最初の文書のいくつかを執筆し、そのひとつで占領軍と対独協力者を同一視している。また別の文書では、彼女は真実の追求と祖国愛を別のものだとし、前者が優越すべきだとしている。「われらが祖国が私たちにとって大事なのは、祖国のために真実を犠牲にする必要がないという条件においてである」（CGP, p. 81）。彼女は数年後に、かつて強制収容所に送られた女性共産党員との対話で再びこの問題に立ち返っている。「十一年前、フランスが侵略されたとき、私がただちにレジスタンス活動に入ったのは、ほとんど理性などの関わりのない愛国的本能によってでした。今でも、私は同じくらい自分の国を愛しています。おそらくはかつてよりなお強く自分の国を愛しているかもしれません。しかし、私自身の国が何か悪いことをしていると思ったなら、全身全霊でそれを防止しようとするでしょう」（二六七ページ）。

これに数ヵ月遡る一九四一年八月、それ以前に彼女が接触を持っていたデスティエンヌ・ドルヴの処刑は、ティヨンを非常に憤慨させ、彼女は自分のうちにそれまで自分が知らなかった新たな能力を発見した。もし必要ならば、敵を殺す準備ができていたのだ。それからまもなく、一九四二年の二月に、彼女は人類博物館の仲間を処刑から救うために不可能事を試みる。高位聖職者であるトリコ司教座聖堂参事会員を訪ねるのだ（読者は後に、この出会いについての心を揺さぶる物語をお読みになるだろう）。彼女はこの訪問の際、根本的に意地の悪い人間が存在すること、しかもそれはフランス人でありうることを発見する。彼女は種族間の不平等、国民間の不平等の存在などまったく信じておらず、彼女が探し求めているのは全人間が共通に持つものなのだが、レジスタンスの経験のおかげで、彼女は人間には二種類あることを発見する。「裏切るくらいなら死ぬほうがいいと考える人間がおり、死ぬくらいなら裏切るほうがいいと考える人間がいる。ふたつのまったく違った種族である」（二四六ページ）。

ティヨンの愛国心は揺らいだが、それでも失われることはない。彼女はドイツ軍へのレジスタンスの活動を、くじけることなく続行する。しかしいったん牢獄に入れられると（逮捕は一九四二年八月である）、彼女は一種の安らぎを覚えるようになる。それは「平穏と喜びの感情」であり、「ドイツ人たちが犯す罪に対する憎しみ、その罪のことばかり考え続けることから自分を解放するしっかりした権利があるという、深い心の安らぎ」だった。ドイツ人の罪への彼女の断罪が弱まったわけではないし、自分の愛国的理想を断念したわけでもない。そうではなく、彼女は、敵を人類から除外された者と見なすという善悪二元論の乗り越えに成功するのだ。これ以後、彼女は、「私たちが祖国に対して持つきわめて要求の多い、そして苦しみに満ちた愛と、人間的なものを何ひとつとして打ち捨てたりしないという必要を和解させる」（二四四ページ）ことができるようになる。そのうえ、牢獄においても、それ以前の二年間自由でいたあいだも、ティヨンはずっと博士論文の執筆を続け、ほとんど完成の一歩手前までこぎつける。

一九四三年十月のラーフェンスブリュック強制収容所送りは、彼女にとって、認識と行動のあいだにある関係をさらに変える。まず第一に、彼女は、民族学者としての自らの実践が、一種の保護を自分にもたらしてくれるのを発見する。「アルジェリアのオーレス山地での一九三四年から四〇年までの経験が、私に、自分とはまるきり無縁であった環境で生きる術をすでに教えており、政治的諸問題を観察対象として見る術を教えていた。一九四〇年にフランスに戻ったとき、次いでラーフェンスブリュックに連れていかれたとき、私はそれぞれのものを、それがたとえ最悪のものであっても、分析対象として見るこうした見方を持ち続けていた。こうした見方は、情報を、それがある場所に探しに行くよう強いるものである」（*CGP*, p. 402）。

人生の経験に対して距離を取るこのような姿勢は、二重の効用を持つことが明らかになる。まず第一に、このような姿勢を取る者は、自分は力ある者だという感情を、そして落ち着きを得られる。「このようにして、省察の状態、警戒の状態、己を越えた所にいる状態にとどまる」（*RAV3*, p. 12）ことができるのだ。さらに、他人にこうした姿勢を伝えられれば、その姿勢がその人々に、自分を外から眺めるようにして眺められるようにし、強制収容所の体制にもはや完全に自分が従わせられてはいないと感じることを許し、自分自身に信頼を取り戻させる。経験はこのことを確認させてくれる。数ヵ月経つと、ティヨンは、彼女のフランス人の仲間に、強制収容所がどのように機能しているかについての講演と呼んでいいものをおこなえるまでになる。それからまもなく、彼女は自作の「オペレッタレヴュー」『地獄の待機要員』を書きあげる。この作品は、パロディーと冗談の仮装のもとに、同じ目的を追及している。収容者たちは、その言葉を聞いて魅了される。だが彼女たちが学んだ内容は不吉なものだったのだ。ティヨンは結論している。「理解することはそれ自体喜びである。それはおそらく、あなたがたを押し潰すものを理解するとは、ある意味でそれを支配することだからであり、おそらくまた、理解することは人間というわれわれの種に与えられた深い使命であり、その種が生物界に姿を現すための目的のひとつだからである」（*RAV2*, p. 186）。これは強制収容所の経験が彼女に与えた新しい結論である。

一九四五年四月にラーフェンスブリュックを出て同じ年の七月にフランスに戻ったティヨンは、続く数ヵ月の間に、強制収容所送りについての一般的考察を執筆し（本書の二三九ページから二四七ページのテキスト）、強制収容所について自分が知っていることをひとまとまりのテキストに記述する。このテキストは翌年「真実を求めて」というタイトルで、『ラーフェンスブリュック』と題された文集において公刊される。彼女が選んだタイトルを見れば、そのテキストが何を目指しているかがすぐにわかる。自らの個人的経験の物語を述べるだけで満足するのではなく、彼女は強制収容所を学問的認識の対象とするために自分が知っているあらゆる要素を集めている。彼女は、大学でおこなわれているような社会学が要求するものと調和させようと、自分自身が生きた経験の痕跡を一貫して排除しようとさえしている。後に彼女が書いたように、このテキストに彼女は、「綿密に精査された、そして個人的だと私に思われたあらゆることを削ぎ取った」(*RAV3*, p. 12) 情報を盛り込む。彼女は付け加えている。「言いわけとして私が言っておきたいのは、このテキストで私が示したかったのは、収容所にいたすべての女性たちに共通の運命だったことであり、それを抽象的な用語を用いてできると私が考えていたことだ」(*RAV3*, p. 24. この一節は *RAV2*, p. 9 にも再録されている)。したがってティヨンは民族学の学習の際に学んだ社会学的方法を、直近の歴史の断片に適用しているのだ。

このような身振り──自分の個人的経験を学問的研究の対象とすること──はまったく一般的ではない。それどころか、歴史家ステファーヌ・オードゥワン゠ルゾーは、社会学者、民族学者、歴史家がどれほど自分が個人的に生きた経験を自分の研究対象に含めるのに消極的であるかを最近になって示している(『闘う』、二〇〇八年)。まさしくジェルメーヌ・ティヨンの恩師であり、第一次大戦に従軍したマルセル・モースであろうと、その友人で協力者であり、塹壕で戦死したが、前線にいるあいだに他の仕事を続ける余裕があったロベール・エルツであろうと、またドイツでやはり大戦に動員されたノルベルト・エリアスであろうと、これらの偉大な社会学者の誰ひとりとして、自分の著作においては、従軍の機会に彼ら全員のものであったはずの心を揺さぶる経験については決して語ろうとしなかった。第二次世界大戦の際にも事情は変わらない。偉大な歴史家フェルナン・ブローデルも、偉大な人類学者ルイ・デュモンも、何年もの期間を捕虜収容所で過ごしながら、この経験を自らの仕事の対象には含めようとしない。偉大なレジスタンス闘士であるジャン゠ピエール・ヴェルナンの戦争中の行動と、一九四五年以後の彼の研究の対象、すなわち古代ギリシャについての歴史人類学のあいだにもそれ以上の連続性はない。ジェルメーヌ・ティヨンは、この連続性を、しかも自分が経験したことがらが起きた直後に打ち立てた、数少ない人文科学の専門家のひとりなのだ。彼女以外に、こうした文脈において思い浮かべられるのはたったひとつ、マルク・ブロックという名前である（そして、彼らよりずっと後になってのことだが、レジスタンス闘士で歴史家になったダニエル・コルディエである）。したがって、ここに見られるのは、認識の主体と認識の対象のあいだの独創的な関係の出現なのである。

一九四六年という年には、ティヨンはまだ以前の彼女の関心事とは遠いところにいる。彼女は直近の過去を、別のやり方で再構成する任務を与えられる。自身がその構築に貢献し、その指導者の大半が死亡していたレジスタンス・ネットワークの「行政上の整理役」に任命されたからだ。レジスタンスが成し遂げたことの認知、すなわち叙勲、年金授与、援助は彼女のこの仕事の結果によって決定されるのだ。ティヨンはこのレジスタンス・ネットワークに参加していたさまざまなグループに「人間博物館ネットワーク」という名前を与える。その年末、彼女はハンブルクに赴き、ラーフェンスブリュックの看守たちを裁く大がかりな裁判に立ち会う。この裁判は一九四七年一月まで続く。

この裁判は彼女の心を揺さぶるがそれにはいくつかの理由がある。第一に、彼女は全体主義によって犯された罪の特殊性を発見する。それらの罪はその特殊性のため通常の司法では裁きえないのだ。犠牲者の数があまりに多すぎて、それぞれの事例についてひとつずつ考慮はできない。悪をなした者、またその共謀者の数もやはり多数にのぼり、そのうえ彼らは自らを罪ある者と感じていない。当時有効だった法律に従っていただけであり、戦争時になされた命令に従っていただけだからである。彼らは証拠によって確定された個別の行為についてしか裁かれないが、同時に犯罪的な機構の歯車としても活動していたのだ。さらに、彼女は、司法も歴史も、真の意味では個人を考慮できないことを理解する（彼女自身、最初の『ラーフェンスブリュック』を書いた際にはこの要請に従っていた)。彼女は、収容所仲間に宛てられた報告で次のように述べている。「私たちは、それぞれの苦悶が個人的なものであり、たったひとりの女性が個人として耐え忍ばねばならなかった苦い運命だったと知っている。[…]十の罪を知れば、十万の罪を理解できるというのは誤りだ」(CGP, p. 176)。司法にとっても歴史にとってもつきものの、個別の経験の一般化・抽象化のこの避けられない過程で、何か本質的なものが失われる。個人は統計的平均にも、象徴にも還元されてはならない。しかし個人の姿が見失われることは避けがたい。これはティヨンが「歴史学による屈折」(三五三ページ)と呼ぶものである。

最後に、この訴訟の重大な結果がもうひとつある。かつての自分の看守、拷問者を近くから観察して、ティヨンは同時に、彼らが自分とまったく異なっているわけではないのを発見する。司法の仕組みに対して自らの生活を守るよう求められ、傍聴席に身近な者たちの共感を目で探す彼らを、彼らという人間のありのままの姿で彼女は見た。すなわちありきたりの人々である。しかし、彼女や他の収容者たちが被った苦しみ、経験した苦悩の思い出はまだ生々しいものである。彼女は結論する。「私は、自分が彼らを憎みつつも、憐れに思っているのに気づく。そしてこのことが私の気をすっかり滅入らせる」(三五三ページ)。

これとほとんど同じ時期に、ティヨンはロンドンの「国際アフリカ研究所」からひとつの要求をされた。この組織は、アルジェリアでのティヨンの最初の二度のフィールドワークの費用を負担していた。尊敬すべき研究所は、戦前の費用支出を思い出し、いわば当時の活動について、資料を付した報告を提出して、その支出が正当だったことを示すようティヨンに求めたのである。民族学者ティヨンにとって、当初、闘いと悲しみの歳月によって現在と隔てられた過去にあらためて没頭するのは難しかった(「強制収容所から戻った後、私はあまりに苦しんだのです」と彼女は返答の遅れを説明する「研究所」への手紙で謝っている)。現地で取った多量のカード、また執筆がほとんど終わっていた博士論文など資料のすべてがラーフェンスブリュックで失われていただけに、それはなおさら困難だった。しかしこうした障害を乗り越え、彼女は突然、最近経験したことに比べればあれほど幸福だった過去について語ることに強い喜びを感じるようになる。「それとは異なった過去の壁にまで到達したとき、それに触れると、透明で、流れの激しい、抵抗できない泉の水が湧き出してきた」。しかし、報告の最終的な執筆のときになると、再び多くの困難に彼女は直面した。「私が最終段階における調査のまとめをしようとすると、また糸がこんがらがってきた。一方で、学問的観察の糸は、自らを客観的なものと思い込んでいる。他方には、個々の生きた人間についての、個々の生きられた状況についての、実際に生きられた、情動に彩られた認識があった」(二七一—二七二ページ)。

いまや、人文科学における認識の過程における観察主体と観察対象の連続性から帰結する思いがけない結果の数々をティヨンは発見する。自分が最近生きた事態——レジスタンスと収容所送り——が、シャーウィア族の理解のために、民族学学院で受けた授業や、オーレス山地で収集された数々の観察に劣らず役立つことを彼女は理解する。「私が、自分の「人間学の《ユマニスト》」教程を再び学んだのはそのときだったし、ようやくそのときでしかなかった。私は罪と罪人について、苦しみと苦しむ人々について、卑劣さと卑劣漢について、恐怖、飢え、恐慌状態、憎しみについて学んだのだ。だがこうしたものの理解なしには、人間的なものの理解の鍵は得られない」(一七〇ページ)。彼女が生きた最近の経験を、脇においておくことはできない。なぜなら、今やその経験は彼女の一部となっているからだ。ところで、人間は他者を理解するために自己を用いる。自己と他者のこの隣接性を考慮に入れなければ、収集された情報は死文にとどまる。彼女が自分のものとして今や引き受けなければならない変化は、マルク・ブロックが引き受けなければならなかった変化、彼女自身が最初の『ラーフェンスブリュック』で引き受けねばならなかった変化より重要なものである。後のふたつは自分の個人的な過去を研究対象に加えるというものでしかなかった。今や、変形されねばならぬのは、探求の方法それ自体なのである。個人が生きた経験はもはや排除されねばならぬものではない。それどころか、それを正確に報告しなければならない。なぜならその経験は、私たちの研究対象とされる他者を私たちが構成する仕方を規定するからだ。「生きられたできごとこそ観察されたできごとの鍵である」（二七二ページ）。対象である人間存在についての認識は、前提条件として、いわば観察主体である人間存在がある種の仕方で形作られていることを含意する。

自己の内に生じたコペルニクス的転回がどれほど大きなものであるかを理解したティヨンは、要求された仕事を終えることができた。彼女は「ベルベル人の居住地域における社会学的調査の諸方法」と題された七四ページの報告を執筆する。それでも当時おこなわれていた規範に自らを合わせるため、「あまりに生々しいと判断した部分」（二七二ページ）を削除する。一九四八年十二月、彼女は自らの努力の果実をロンドンに送る。数ヵ月後、返答が届く。提出されたままの形では、それは出版できないという返答だった。

この拒否は、その時点ではティヨンに大きな打撃は与えない。強い内的衝動が、すぐにでも、彼女には馴染みの、しかし苦しみに満ちた最近の過去について研究したいという気にさせていた。そちらのほうが、たとえ輝かしいものではあっても、それよりわずかに遠い過去の研究より好ましいものと思えたのだ。そこで、彼女はマグレブ圏へ再び調査に出発しないかという提案を断り、彼女が研究員だった国立科学研究センター内で、民族学部門から近代史部門への配置換えを求める。これに続く数年間で、彼女は取りかかっていたレジスタンス組織のリストの作成を終え、強制収容所についての白書の執筆に熱心に取り組む。この白書の準備のため、彼女は大量の資料を収集する（この白書は結局公刊されることはない）。彼女はまたレジスタンスと強制収容所送りについて、数本の長大な研究を執筆する。つまり、この時点では、彼女は自らの過去を研究対象にするのだが、歴史研究の伝統的な方法でよしとし、個人的な思い出を犠牲にして、客観的なデータ――名前、日付、数字――を重要視している。

一九五四年、新たなできごとが、国立科学研究センターの研究員の穏やかな生活を乱しにやってくる。まだそう呼ばれてはいないが、アルジェリア戦争が勃発したばかりだった。ティヨンのかつての指導教授、東洋学者のルイ・マシニョンはアルジェリア人の運命に不安を抱き、ティヨンこそ、アルジェリアの文民の状況について調査をし、必要ならば、取るべき措置について提案をおこなうのにもっとも適当な人間だと考える。再び、ティヨンの生活は認識のそれから行動のそれへと激変する。このことは彼女にとって不愉快ではない。彼女は言っている。「私は自分を証人としか考えたことはない」（*TDM*, p. 93）。そのうえ、彼女に求められているのは、認識によって豊かにされた行動だった。二ヵ月の調査を終えて、自分がそこを去った一九四〇年の経済的・社会的状況とは異なった状況を発見したティヨンは、ひとつの計画を練り上げる。社会センターの計画である。これは、初等教育、職業教育を提供するとともに、基礎的な医療をそれを必要とするあらゆる人々――子供や大人、男の子や女の子――に与える機関である。この機関がとくに救おうとしたのは、男性であると女性であるとにかかわらず、極貧のせいで故郷にいられなくなり、大都市の周囲のスラム街に集まっている文盲の農民たちだった。強制収容所においてと同様、ここでもまた、「人々を押し潰す機構」（*HEC*, p. 20）についての認識が、押し潰されている人々の役に立つ。

しかし状況は急速に変化していき、一九五四―五五年に構想された対処策では、五七年にはすでに事態に対処しきれなくなる。ティヨンがそれに気づくのは、アルジェリアで今度は牢獄と強制収容施設を五七年六月に調査したときである。以前と同じような変化が引き起こされる。事実についての彼女の認識が変化し、その結果として、行動も方向を変える。この調査旅行のあいだに、九ヵ所の牢獄、九ヵ所の臨時強制収容施設、七ヵ所の「収容センター」を訪れる。彼女は拷問が大規模におこなわれているのに気づく。とくに強い印象を与える経験がふたつある。まず、アルジェリアの十二歳の子供たちによって書かれた作文を読むのだが、彼らがフランスに対して示す敵意が、人々の心に生じた不可逆の変化がどれほどのものであるかを彼女に思い知らせる。また彼女は、フランスの当局が、社会センターの設置を助けるのにいかに熱意を示さないかを確認する。それどころではない。「アルジェの戦い」の際には、センターの幹部職員の多くが逮捕され、裁判にかけられる。

よく知っており信頼もしているこれらの囚人と接触し、ティヨンが抱いていた疑念は確かなものとなる。拷問は見境なしのものであり、野蛮なものであり、いたるところでおこなわれている。「一九五七年以前、私は拷問について語られるのを耳にしたことなどなかった」(TDM, p. 104)。十四人の収監者についておこなった簡単な調査によって、彼女は状況を把握する。十人が虐待を受け、ひとりは行方がわからなくなり、拷問を受けていなかったのは三人だけだった。こうした状況は、それらの人々の大半が結局裁判所によって釈放されただけに、なおさら憂慮すべきものである。拷問がルーチンワークになっていたことを意味するからだ。数ヵ月後、パリ大司教にティヨンは言明する。「イスラム教徒である二三九人の高位の公務員についておこなった簡略な調査」の結果として、彼女は、「私が知っているそうした人々のうちひとりとして、私たちによって家族の誰かが殺されたり拷問を受けたりしていない人間はいない」(三三八ページ)ことを確認せざるをえなかった。

ティヨンが受けた衝撃は強烈であり、彼女の確信は厳しい試練にかけられた。というのも、一九四二年に起きたのとは異なり、今度は逮捕し、監視をおこない、拷問をおこなっているのは「われわれの仲間」なのだ。「それをおこなっているのは、私の同国人であり、私に身近な人々であり、私がつねに自分が彼らの仲間であると考えてきた人々なのだ……しかし、私の目の前で起きていることに疑いの余地はない。現在、アルジェリアでは、ナチスによっておこなわれていたのと同じことがおこなわれている」(TDM, p. 110)。一九四〇―四五年の時期との比較は、人々の演じる役割を逆転させたうえで、ティヨンの目にはぜひとも必要なものになるのだが、それにはもうひとつの理由がある。一九五七年の七月に、彼女は社会センターの構成員だけでなく、当時のアルジェリア解放戦線(FLN)の指導者の何人かに会う。彼女は彼らと一種の休戦を交渉しようとする。彼女が目指したのは、解放戦線が文民に対する見境なしのテロ行為を中止し、フランス側が裁判所によって決定された処刑を中止することである。彼女の努力が真に実を結ぶことはなく、アルジェリアの闘士たちとの出会いは彼女に残酷な現実を暴く。この瞬間において、その「テロリスト」たちは彼女とレジスタンスの同志たちが十五年前にしていたのと同様の活動をしていたのだ。あらゆることがまざまざと彼女の記憶に甦る。地下活動、裏切り、逮捕、ヴァレリアン山における処刑、サンテ牢獄。現在の彼らはかつてのわれわれだ。彼女は書いている。「現在、私ははっきりとわれわれと彼らが同じだと認めることはできないでいる」。しかし彼女は認めずにはいられない。「五年のあいだ、私は「テロリスト」を尊敬し、死刑執行人を憎んでいた」(CGP, p. 675)。

今度は、ティヨンがそれまで抱いていた価値の階梯、内臓に発する彼女の愛国心がさらに深く揺さぶられる。ヴィシー政権期のように、良きものである祖国と、公然と非難すべきものである対独協力者の区別はもはやできない。今度は、かつてのレジスタンス闘士、かつての「自由フランス」の闘士を頭に戴く国家それ自体、彼女の国家が、広くおこなわれる拷問、けしからぬ処刑といった卑劣な行動の責任者なのだ。しかし、彼女は自らの出自を完全に否認し、フランスの敵の側に身を置き、アルジェリア解放戦線に加入し、「トランクを運ぶ〔2〕」ことまではしない。誠実さを貫こうとすれば矛盾は避けられない。彼女の立場が悲劇的なのはまさにこの点においてなのだ。自らの国と袂を分かつこともできないし、「アルジェリアの住民の数々の不幸が私に感じさせる強い同情」（三一四ページ）を感じずにもいられない。それでも、以後彼女の行動は、このふたつの価値のうちの一方によってより強く動かされる。すでに数年前にそうすると決めていたように、彼女は「自分の国によってなされる悪」を妨げようと努力する。事実、このとき以後、ティヨンの努力の主要部分は拷問を受けている人々を救うこと、死刑囚の生命を助けること、囚人の収監状況を改善することに向けられる。一言でいえば、犠牲者の苦しみを和らげようとするのだ。カミュと同じジレンマの前に立たされたティヨンは、カミュと自分の立場は非常に近いと感じながらも、彼とは異なった選択をする。自分の同国人と戦うことまではしないし、彼女が書いているように、母なる祖国への愛も、正義への愛も断念しないまでも、彼女の精力は以後、フランスによって苦しみを受けた人々のために役立てられる。そしてその努力は実を結ぶ。彼女のおかげで、何十人もの人々、何百人もの人々が斬首刑や虐待を免れるのだ。

彼女の感情教育、知的教育に五十歳のときに起きた最終幕はこのようなものだった。人生の残りの半世紀、彼女は認識を前進させることを止めなかったし、そのときどきに起きるできごとについて発言を続けた。しかしその後、彼女自身の立場が著しく変わることはない。一九九九年に、彼女にレジオン・ドヌール大十字章を授与した際、ティヨンの収容所仲間だったジュヌヴィエーヴ・ド・ゴール゠アントニオスは彼女を次のような数語で描き出す。ジェルメーヌ・ティヨンは、「行動へと転化せずにはいない」認識を体現している。この認識は二重の動きを伴ったものである。真実に近づくために、まず公平で、できるだけ完全な情報を集める。次いでその情報を、「それぞれの人間についての、価値と尊厳の認知」によって豊かにする。彼女の行動も二重の性格を持つ。その行動は、それが「自分にとって辛いものである」ときでさえ、そしてとりわけそのような場合には、正義を目指すものであるが、同時に「つねに同情を伴ったものである」(*SGT*, p. 98-100)。

ティヨンも望んでいたように、一九五八年にシャルル・ド・ゴール(ティヨンは彼と接触を持ち続けていた)が権力に復帰する。ほとんど同じ時期に、彼女は高等研究実習院の研究指導教員に選出される。この学院で彼女は、もはや第二次世界大戦史の研究ではなく、マグレブを対象とする民族学の研究に携わる。一九五四年と五七年にアルジェリアに再び戻ったことで、彼女の人生のふたつの時期の結合が、そのどちらの時期も切り捨てることなくなされる。そして一九五九―六〇年に彼女はアルジェリア戦争についての著作、『相補的な敵』を執筆するが、そこには初めて、彼女が到達した政治的・道徳的立場が表明されている。

このときになって、ティヨンは、あらためて自分が戦前におこなった民族学研究を、その後の経験によって知見を深めた視線によって読み直して取り上げ直すことにする。「一九五八年、私はこのような観察をもうひとつの型の経験と突き合わせようと望んだ」(二七三ページ)。ティヨンは一九四七―四八年に書いた原稿「ベルベル人の居住地域における社会学的調査の諸方法」を見つけ出し、それを書き直し、一九三四年から四〇年に至る時期の物語を完全なものにする。しかし計画はそれ以前のものとは変化していた。彼女はこの最初の物語に「第二部」を付け加えることを考え、その第二部は彼女の戦争体験を物語るものになるはずだった――彼女がそのようにするのは、今や彼女が、この時期に自分の受けた教育がシャーウィア族についての認識において、この部族のもとにおいておこなった数々の観察に劣らず重要だと知っているからである。ティヨンの著作をアメリカで出版していた女性編集者ブランシュ・W・クノッフがティヨンに宛てた数通の書簡が、この点について貴重な情報を与えてくれる。クノッフは、一九五九年末には、執筆中の「人文科学の学習」（一九六〇年十一月二日付の書簡）と題された原稿が存在しているのを知ったことを思い起こしている。一九六一年五月に、クノッフはティヨンに再び執筆中の著述について尋ねているが、このときには問題の著作は「あなたの回想録」と呼ばれている。クノッフは六三年八月にもなおこの著作について話題にしている。「あなたの執筆の進み具合はいかがですか。回想録の執筆はどこまで進みましたか」。

ティヨンの原稿に残されたいくつかの注意書きが、この疑問に答えを与えてくれる。『相補的な敵』の執筆を終えた後（一九六〇年秋）、ティヨンは、民族学者としての自らの経験から出発して――しかしまたレジスタンス闘士、強制収容所に送られた人間としての自らの経験から出発して――人文科学の領域における認識の基底をなすものについて本を書く計画に専心する。彼女の人生のこの第二の要素をこの著作に含めるということが、彼女を手こずらせる。「だがそのときもまた、私は数年間第二部をどのように書くかという問題に遭遇した。どうしても、この部分を削除する気にはならなかったのだ」（二七三ページ）。しかし、一九六三年ごろには、障害は乗り越えられたように思われる。ティヨンによって遺贈された文書中に「第二部、戦争についての認識」と題された原稿が見出されるからである。そこには、ティヨンのレジスタンス活動を時系列に従って記述した物語が見られる。文書中にはまた、この著作の全体的意図を述べる新たな序文の三つの草稿が含まれている。

計画は、実を言えば恐るべきものである。ティヨンはつねに「人間の本性を理解したい」と望んでいる。しかし、彼女は人間の本性について、以前より複雑な像を持っている。なぜなら彼女はそこに完全な自己放棄の態度をも、またサディズム的な喜びの態度をも含めようとしているからである。一九四八年に彼女の研究を拒絶した「国際アフリカ研究所」の指導者たちの意見に従うのではなく、彼女は自分の最初の直感を深め、それを体系的なものにしようと決意する。これはまさしく、人文科学をおこなう仕方における、さらには、より一般的に言えば、人間的なものに関する認識における革命だった。ジェルメーヌ・ティヨンが持つに至った基底となる考えは、この領域では純粋な客観性を求めても空しいということだった。他者を理解するために、われわれはつねに、そして必然的に、われわれの主観的感受性に助けを求める。当時おこなわれていたような人文科学は、迷い道に踏み込んでいる。「私がとくに注意を促しておきたいのは「学問を可能にすると言われる」関係――他者を対象とする観察に基づいたものということだが――は、偽りのものでありまがいものだということである。ある人間集団を知るためには、それを「生きる」と同時に「見る」のでなければならない。これがその集団を生きている者は見る術を知らねばならぬ――あるいはそれを見つめている者はその集団を生きる術を知らねばならぬ理由である。どちらかをなさねばならぬのである」（二七一ページ）。情報と認識を混同してはならない。情報は、主体にとって無縁の知の堆積の結果であり、認識は、情報と、それを吸収する個別の主体の相互作用であり、この相互作用の結果、情報も主体もともに変化する。主体はそれまでとは異なったものになり、情報は意味になる。

ティヨンはまた、客観的な知を楽譜に、個人が実際に生きた経験を音階を操る術に比較している。「私たちの学識の仕組みはすべて、楽譜に記された音符に似ている。そして人間存在としての私たちの経験は、それなしには楽譜が死んだものとしてとどまってしまう実際に奏でられる音階に似ている。どれほど多くの歴史家、心理学者、民族学者――いずれも人間の専門家だ――が、自分たちが取りためたカードを整理する際に、ソナタのシャープやフラットを書き写すだけの生まれつきの難聴者に似ていることだろう」（四一ページ）。しかし、私たちが他者を知るのは、私たちという人間を通してでしかないとするなら、人文科学に取り組む仕方それ自体が変化せねばならず、情報の収集と個人的経験を絶えることなく結びつけ、ティヨンが「二重の学習」と呼ぶものをおこなわねばならない。人文科学においては、研究者がどのような人間であるかが、彼が知っていることに劣らず重要なのである。これこそ、彼女が「戦争の認識」が彼女の民族学者としての仕事にとって決定的だと判断する理由である。

手稿に残された最後の日付は「一九六四年三月」である。したがって、おそらくこの数ヵ月後に、ティヨンは一九四七年以来抱いてきたこの計画を取りあえず断念する。彼女は次いで、やはり野心的な、しかしもはや「人文科学の学習」について語ることのない、回想録にも似ていない仕事へと方向を変える。それは地中海地域における親族構造についての彼女の研究『ハーレムと従兄弟たち』（邦訳『イトコたちの共和国』宮治美江子訳、みすず書房、二〇一二年）である。彼女はこの仕事に一九六四年末からかかりきりになり、それは六六年に出版される。この著作は、放棄された著作の序文のいくつかの要素を取り上げ直している。そのことはとくに方法論に関わる部分、すなわち「民族学と呼ばれるのは、自国以外を対象とする社会学である」という小題を付された部分と「解読格子」という小題を付された部分である（*HEC*, p. 17-21）。しかし、この著作は全体としては、学科の伝統に則った民族学研究の体裁を取っている。

この断念の理由は推測がつく。ティヨンは、すべての同僚たちとのあいだに正面切った争いを引き起こしたい気分ではなかったに違いない。「見ること」と「生きること」をはっきりと分離すること、研究の成果から主体性の痕跡をすべからく排除することが、この当時の人文科学、社会科学の大きな野心だった。というのも、これらの科学は自然科学の高みに自らを引き上げたいと望んでいたからだ。ティヨンはしたがって、人文科学全体のあり方について述べる著作を放棄する——だが彼女は自分がなした発見を否認してはいない。そもそも、『ハーレムと従兄弟たち』は彼女の個人的経験について直接語りはしないものの、それでも書きっぷりの自在さ、民族学の書物ではめったにお目にかかることのない数多くのユーモアによって強い印象を与える。

彼女が次に書いた書物『ラーフェンスブリュック』は、一九七〇年と七二年のあいだに書かれ、七三年に出版されたが、この書物ではティヨンの新しいものの見方がずっと明瞭に打ち出されている。四六年に出版された最初の『ラーフェンスブリュック』との違いは際立っている。著者はこの書物で、かつて、個人的要素をすべて遠ざけることになった理由を思い起こし、自分の立場の変化を正当化している。「しかし私は、書いている人間についての説明がない証言はどれほど重大なものでも分かりにくいものでしかないことを、また私たちの思考、行動、私たちの人生における数々のできごとが、私たちのそれぞれがこれらのものから引き出す世界観とどれほど関連しているかを知っている」(*RAV2*, p. 9)。こうした考えから、彼女は、すでに「序文」に、自分の入獄と収容所送りの物語、そして彼女にとってそれよりなお辛いものであり、語るのがさらに難しい母親の入獄と収容所送りの物語を挿入している(*RAV2*, p. 15-26)。この著作の全体を通して、彼女は事実に関する正確な数々の所与と数々の個人的経験を混ぜ合わせている。

生きられた経験が知に与えた衝撃のひとつの例を、強制収容所内部で観察される階級の区別、各国民の区別について彼女がそれぞれの時点でおこなう分析が提供してくれる。一九四六年の書物では、彼女は階級に関する一種の「自民族中心主義」の虜となり、自分から進んでそこでの仕事に従事する女性たちを「われわれの社会のくず」の出身者たちとして描き出し、売春婦たちを「社会にとっては回復不可能な仕方で失われたゴミ」(*RAV1*, p. 40)として描き出している。一九七三年の書物では、彼女は最初の文を、そのような女性たちは「われわれの社会のエリート層の出身ではない」(*RAV2*, p. 61)と書き換え、二番目の文についてはきっぱりと削除してしまう。アルジェリア戦争の経験は、彼女にまた別の記述を変更させた。愛国心に関する新たな考え方から出発して、彼女は特定の資質、特定の欠点を、つねに特定の民族、特定の国民のものとするのを断念する。「一九三九年から四五年まで、私には多くの人と同様に、自分たちと他の人々の違いを述べ立てる傾向、自分たちを例外とする傾向があった。「彼ら」はこんなことをした。「私たちなら」そんなことはしないだろう……私は今ではそんなことは微塵も考えていない。それどころか、私は、集団的な道徳的頽廃に陥る恐れのない国民などいないと確信している」(*RAV2*, p. 213)。

ティヨンは、主観的諸要素と客観的諸要素の相互浸透の主題に、結論部分のひとつの章「参加と不偏不党性」において立ち返っている。彼女は書いている。「「はっきりとした立場」を取れば、当然、その立場を排除するのが困難な解釈の領域が生じてくる。しかし逆に、あるできごとへの感情的「関与」の全面的な不在は、ほとんど根底的と言っていい無理解の要素なのだ。はっきりとした立場を取ることと無理解のあいだにある道は狭い。しかしそうした道のこの狭さは、歴史的問題の所与にとって避けがたいものであり、人間に関する問題の所与にとっても避けがたいものなのである」(*RAV2*, p. 224)。リスクがあるのは確かだが、それでもやってみる価値がある。「はっきりした立場を取らずに生きること、行動することは考えられない。人生とは選択でしかなく、その選択が不明瞭であればあるほど、それはわれわれを迷わすのだ」(*RAV2*, p. 223)。選択は、主観性を介入させる人間とそれをしない人間のあいだにあるのではなく、主観性を介入させていることに意識的である人間とそれを意識しない人間のあいだにあるのであり、自らのアイデンティティを隠す人間とそれを明らかにすることに同意する人間のあいだにあるのである。

人文科学を実践する彼女が見出した新たな方法を、おおっぴらに自分のものとして主張することはないにもかかわらず、ティヨンは数多くの専門家に警戒感を抱かせる。ところが広範な読者がフランスでもマグレブ諸国でも彼女の著作を発見する。『ハーレムと従兄弟たち』に民族学者が言及することは滅多にない。『ラーフェンスブリュック』の増補され、新たな個人的思い出で豊かにされた版が一九八八年に出版され、強制収容所の歴史に関心を持つ人々によって認められるが（私自身、八〇年代末にジェルメーヌ・ティヨンの著作を発見したのはこのようにしてだった）、歴史家たちは、この著作のもたらした方法論的革新に気づいているようには見えない。ティヨンにとって、人文科学、とりわけ歴史学と社会学の基礎についての自らの発見に対する忠実さは高くついた。かつてのレジスタンス闘士、強制収容所収容者として、またしばしば人権活動家として尊敬を受けながら、当時、認識への彼女の貢献についてては正当な評価はなされなかった。

二十世紀の最後の十年間には、彼女がおこなった複数の対話の効果もあって、ティヨンはより高く評価されるようになる。これらの対話で、彼女は個人的な打ち明け話と世界についての観察を自在に混ぜ合わせている。これらの対話のいくつかは出版され（たとえば『悪を横断する』である。また *CGP* の p. 39-71, p. 400-410、*SGT* の 327-370 を見られたい）、他のものは未刊である。未刊の対話としてはたとえば、一九九〇年のフレデリック・ミッテランとの対話、九一年のポール・ラコストとの対話、九五年のヘルムート・バウアーとの対話などがある。九九年に彼女は『かつて民族誌学というものがあった』を完成し、この書物は翌年に出版される。この書物は、彼女の学者としての経歴の最初の時期、オーレス山地で過ごした一九三四年から四〇年の時期に関わるものである。しかし、この書物は、三八年から四三年に書かれた（そしてラーフェンスブリュックで紛失した）博士論文にはまったく似ていない。この書物は、なぜジェルメーヌ・ティヨンがこの論文を書きなおそうとまったくしなかったかを理解させてくれる。詩の形で書かれた読者への献辞からすでに、きわめて自由な語り口が採用されていて、その語り口が彼女に、無味乾燥な記述から味わいに満ちた逸話へといきなりの移動を許す。そして彼女は、その途中で次のように言っている。「アフリカという主題を扱おうとした時期、私は愚かにも、「人文科学」とは一種の化学のようなものであり、民族学者はその観察対象である無機沈殿物を乱すようなことは控えねばならないと想像していた。幸いなことに、共感がしばしば私の理論を裏切らせた」(*ETH*, p. 129)。彼女はまた『相補的な敵』の新しい版にも取り組み、こちらは二〇〇五年に出版される。この著作ではさまざまなできごとについての歴史的・社会学的分析が、つねに著者の個人的経験の物語による照明を受けている。

こうして彼女が自らに許すようになった自在さにもかかわらず、ティヨンは、おそらく最後のものとなった、二〇〇二年の秋のアメリカの大学教師アリソン・ライスとの長い対話で、後悔を表明している。「私は、人々があなたに話をするとき、彼ら自身の話をもしてくれるのが大好きです。他の人が書いた書物を読むとき、私が一番愛するのは、彼らが自分について直接的に語っていることがらです……。彼らがそうしたことを直接的に語れば語るほど感動的だと思います。ところが、『ラーフェンスブリュック』について言えば、私は自分についてはなるべく語らないようにしました。[…]ですから、私は自分が評価するのとまるで反対のことをしていたのです」。個人的な話をこのように遠ざけた理由が、同じ対話でティヨンによって示されている。「そんなふうにしたのは、恥じらいからであり、自然な慎みの念からです。そしてまた、私が多少とも「他の人もそうしているんだから」と思ったからです」(*SGT*, p. 357)。

ティヨンが残した文書を読んで私が学んだのは以上のことである。それらを読んで、自分が読んだ多くのページがそれ自体として持つ質、すなわち人間的な質、文学的な質に魅了されるとともに、一九四七―四八年にティヨンによって予感され、一九五八―六四年の時期に大方実現された計画の重要性を意識させられた。この宝を自分だけのものとしておく権利はないと、そして彼女があれほどの努力を傾注した仕事を公衆に知らせるのは、寛大に私を受け入れてくれた著者に対する私の義務だと思われた。同時に、それが放棄された計画であること、そして彼女がこの出版を望んだだろうと、また彼女がこれこれの形のほうを好んだだろうと推測するのを私に許すものはなにもないことを考慮に入れねばならなかった。いろいろ考え、他の人々、とくにジェルメーヌ・ティヨン協会の他のメンバーと議論を重ねた末（とくにティヨンの姪であるエミリー・サボー＝ジュアネとクリスティアン・ブロンベルジェに、彼らの貴重なアドバイスに対してお礼を言わねばならない）、私は本書で採用したような解決策を取るに至った。

まず最初に言っておかねばならぬのは、『生の諸断片』[3]は自伝ではないことだ。そうした観点からすれば、彼女の人生の大きな部分が、一九三四年から五七年に至る時期より以前の時期についても、また以後の時期についても欠けているし――子供時代、学業、旅行、教師としての活動、個人的な出会い――、彼女の私生活のより細々とした部分についてもそうだろう。だから本書は、すでに出版されている数冊のティヨンの伝記の代わりになるものではない。それらの伝記は、彼女の人生について貴重な（そして本書を補完してくれるような）照明を与えてくれる。ジャン・ラクテュールが書いた『証言は闘いである――ジェルメーヌ・ティヨン伝』（二〇〇〇年）とナンシー・ウッドが書いた『ジェルメーヌ・ティヨン、記憶を伝える女性、ひとつのアルジェリアからもうひとつのアルジェリアへ』（二〇〇二年）をあげておこう。本書はまた、著者が自分の人生のできごとについて語ったあらゆるテキスト、発言のアンソロジーでもない。

本書の性格は非常に特殊である。そのテキストは全部ジェルメーヌ・ティヨンによって書かれたものだが、『生の諸断片』は単に彼女を著者とする書物ではない。彼女が遺贈した文書に私が見出した素材は、長さがまちまちの断章であるが（一ページのものから五十ページ近くあるものまである）、彼女がそのすべてを自分の作品として保存しただろうことを示すものは何もない。そのうえ、ティヨンは自分が書いたテキストのそのときそのときの状態に満足することは決してなく、つねにそれらを書き直していた。だから たとえば、彼女の『ラーフェンスブリュック』には三つの版が存在する。またそのことは、『かつて民族誌学というものがあった』の、彼女の書棚にあった刊本を見てもわかる。その二〇〇〇年に出版された本は、一九三四年以来蒐集された素材、何度も取り上げられ、注釈を加えられた素材を使っているのだが、それでもなおその刊本には彼女の自筆の修正が多数書き込まれている。おそらく今日、多くの読者に知られることになる原稿も、ティヨンはなお推敲し、より良きものとしたがったことは十分ありうる。

いくつかの方針のあいだで私は迷った。まず、未刊の原稿の出版はすっかり諦めてしまうこともできた。そもそもそれはティヨンが決めたことではなかったのだ。この解決法が私にとって受け入れがたいものであるのはわかっていただけるだろう。未刊のページのなかには、彼女が書いたものでもっともすばらしいものがあっただけではない。公刊された書物では一度としてこれほど明瞭に述べたことがない、彼女の著作全体の底流にある学問的企図を、それらのページは明らかにしているのである。ふたつめの解決策は、それらの断章のすべての批評版を作ることだ。私はこの解決策も取らなかった。そんなことをすれば、それは彼女を対象とする専門家のためだけの書物となってしまう。私は誰にでも読める書物を生み出したかったのだ。

そこで第三の形を選んだのだが、その選択の責任は私にある。この作業をおこなうために、未刊手稿それ自体から浮かび上がってくるいくつかの大きな原則に従った。ティヨンは人文科学の専門家、すなわち歴史家、民族学者としての自らの形成がいかなるものであったかを説明しようと望んでいた。そして、同じひとつの物語のなかで、アルジェリアにおける三〇年代の経験と、四〇年代の戦争の経験を連接させようとしていた。私が取った最初の大きな決定は、したがって、本書の冒頭に、ティヨンが自身著作の冒頭に置こうと予定していた序文を置くことだった。そしてそれに続く部分においては、語られるさまざまなできごとの時系列にできるだけ近い順序を採用した。こうしてさまざまな断章間に秩序を与えることができた。読者にとってわかりやすくするため、私はテキストを分割し、分割された部分に小題を付した。断章を選ぶに際しては、繰り返しを避けようとした。もしティヨン自身がこの本を完成し出版したなら、多分繰り返しを厭わず、何度も同じことを繰り返し、脱線し、話をあちらこちらに散らしただろう。だから、私がそれらのテキストに押しつけた秩序は、いくらか彼女の固有のやり方を「裏切る」ものとなっているかもしれない。私としては、彼女の著作についての私の知識と、彼女という人間に対する私の尊敬が、彼女の思考の根底にあるもの、彼女の感情の精神を保存することを許してくれただろうと期待するしかない。言葉を換えれば、私は内容を理解してもらうために多少形式を犠牲にしたのである。

　私はもうひとつ別の決定もした。本書はまず何よりも、彼女の「教育」がおこなわれる過程における重要な諸段階、彼女が潜り抜けた、そして彼女を、その主要な著作を思いついて執筆した個人に変えたさまざまの試練を物語ろうとしている。そこで取り上げられる主要なテキストは、一九三四年から五七年の歳月、すなわち彼女の形成にとって決定的な歳月（彼女の教養 Buildung が形づくられた時期とドイツ人なら言うだろう）に関わっている。何も、一九三四年以前の歳月、五七年以後の歳月にできごとが欠けているわけではない。しかし、彼女自身、それらの時期については語っていない以上、ティヨン自身の目から見て、それらの時期は彼女という人間を変化させるにあたってはさほど大きな意味は明らかに持たなかったのだ。しかし、彼女の企図は途中で中断されたので、彼女自身がその企図を推し進めたなら、どこまで到達したかは私にはわからない。私にとって自明だったのは、彼女の道徳的・政治的形成を再構成するにあたっては、ラーフェンスブリュックでの、またアルジェリア戦争の時期の彼女の経験を語らずにはいられないことである。ところが、残された文書中には、これらの経験について未刊の原稿はまったく見つからない。そのような原稿が残っていないことの説明は簡単である。ラーフェンスブリュックにおける個人的経験を語ったテキストは、その最初の試みは彼女がラーフェンスブリュックにいたまさにその時期に始まったと思われるが、一九七三年に『ラーフェンスブリュック』という題で刊行された書物に収められた。一九五四―五七年の時期についての記述は、あらゆる徴候からやはりこの時期に書かれたと思われるが、それらの記述を著者は『アフリカは未来へ向けて進路を変える』（一九九九年）と、『相補的な敵』（二〇〇〇年）の増補版のために用いたと思われる。だからそのような原稿が残っていないのは理解できるのだが、著者の形成を示そうとする書物においてはこれらの時期が扱われないことは正当化できないだろう。

そこで、私は混合的な解決策を選んだ。本書のおよそ三分の二は、ジェルメーヌ・ティヨンが残した文書から取られたものであり、未公刊のものである。残りの三分の一は、すでに公刊された書物から抜粋されており、量がほぼ等しいふたつの部分からなり、牢獄と収容所で過ごした時期（一九四二―四五年）とアルジェリア戦争の最初の数年（一九五四―五七年）の時期に関連する。私は、これらの抜粋を、それらに先立つ部分と内容的に近いものという基準で選んだ。すなわち、歴史的・社会学的分析と、その分析をおこなった人間の個人的経験を関係づけるものということである。

このようなさまざまな考察が、本書のために、私に『生の諸断片』という題名を選ばせた。この言い方は、ティヨンの文体と精神に忠実なものではあるが、そのままの形では残された文書に見出されないことは言っておくべきだろう。困難なく読めるテキストを作り上げねばならなかったので、同じテキストの複数の書き直しがある場合には、それらを突き合わせ、つねに時期的に一番新しい書き直しから出発しながらも、ところどころそれ以前の書き直しの一節を利用することもあった。どのような操作をおこなったかについては、本書の末尾に置いた「テキストの出自」（三七六―三八六ページ）により詳しく述べてある。それぞれの部分の前に、簡単な伝記的解題を置き、その部分に関連する時期にティヨンの人生にどのようなできごとがあったのかを記しておいた。彼女自身のテキストに私が加えたそれ以外の変更は、それぞれの部分に与えた小題、またその部分中のいくつかの章に与えた小題だけである（この場合、私が付けた小題にはアステリスクを付けた）。テキストの他の部分は、各ページ末の注を含め、特別の注意書きがない場合、すべてティヨン自身のものである。編者が付した説明的注は巻末にまとめてある。

このようにして作り上げたテキストの後ろに、いくつか補足となるテキストを加えた。これらは残された文書中にあったもので、本書と同じ主題に関わるものだが、われわれが採用した年代的秩序のうちにあっては場を得なかった。次のようなものである。

――家族と彼女の幼年期について書かれた数ページ（非常に簡略であるのが印象的なテキストである）。

――一九五八年に書かれた「履歴書」で、逆説的にも一九三四年という年についての記述によって始められ、履歴書としては珍しいが、たとえば社会センターについての長い記述を含んでいる。

――アルジェリア戦争の時期に書かれた二通の書簡で、一通はド・ゴール将軍宛であり、もう一通はアルベール・カミュ宛である。この二通の手紙は、ＦＬＮアルジェリア解放戦線の活動家の処刑に反対するティヨンの闘いをよく示している。

――最後に、一九五八年から六四年に彼女が取り組んでいた著作へのまえがきの、別の書き直しである。

私はこのまえがきを、これまでより、個人的な語り口で締めくくろう。彼女が書いたものを読みながら、そしてそれ以上に、ジェルメーヌ・ティヨンとの直接的付き合いを重ねながら、私は例外的な人間、そしてとても率直な人間、話していて愉快であると同時に深遠であるだけになおさら重厚な（そして魅力的な）人間と接触しているのだという印象を持った。彼女の著作『ラーフェンスブリュック』、『相補的な敵』『ハーレムと従兄弟たち』はたいへんよく書かれた書物であり、今後も読み継がれていくとしても、私はこれらの貴重な作品の傍らに、もうひとつ別の作品、種類は違っているが、それらの書物よりもさらに瞠目すべき作品があるという感情を持った。そうした感情を抱いたのは私だけではないに違いない。その作品とは彼女の人生それ自体である。私は今、この人生が、歴史学にも民族学にもいかなる能力をも持たない人々、ドイツの強制収容所にも、アルジェリアにおけるテロと拷問にもこれまでまったく関心を持たなかった人々に、与えるべき何かを持つと考えている。彼女を直接知った私たち同様、そうした人々も、率直でありながら尊敬すべき、才気に富みながら勇気にも欠けていないこの女性が生きた運命に感動するだろう。彼女の人生が私たちに提供してくれるのは、まさにみごとな人生のひとつのモデルなのだ。しかし、ジェルメーヌ・ティヨンに直接会ったことがない人々にこのモデルを知らしめるにはどうすればよいだろうか。そのような人生を送ったうえに、彼女は文筆家としても一流だったので、彼女の人生へと導く最良の方法は、結局のところ、彼女が生きてきた人生、彼女がものを学んできた過程について彼女自身がおこなった検討だと私には思われた。今、『生の諸断片』という物語が、あらゆる人々に向かって語りかけ始める。

ツヴェタン・トドロフ

あらゆるものを見たのでない限り、またあらゆるものの対極にあるものを見たのでない限り、その人はまだ人生を生きたとは言えない。

タレーラン

序[*1]

*1　アステリスクを付したすべての見出しは編者によるものである。

二重の学習

ふたつのはっきり異なった一連の状況によって、私はたまたまあるドラマの「専門家」という立場に立たされることになった。アルジェリアというドラマである。それもそのドラマが爆発するずっと以前、すなわち盲目と情念が支配するようになるずっと以前にそうなっていた。言ってみれば二重の意味で専門家になっていたのだ。

まず、私は学問的と言われるやり方に従って、私が当時できうるかぎり熱心にアルジェリアを研究し、理論を吟味し、多くの書籍を読み、学問的研究の道具の用い方を学んだだけでなく、そこで日々展開する生きたさまざまの現実を観察し、それらを強い意志をもって解読しようとし、理解しようとした。しかも、そうした作業を何年にもわたって続けたのだ……。

続いて、それに続く数年のあいだ（非常に長い歳月だった）、周囲の状況は私にあるひとつの戦争が引き起こすさまざまな状況、さまざまの感情を経験するよう強いた。それは法も権利もあったものではない戦争であり、レジスタンスの戦争であり、人々が人質とされる戦争だった。武器も持たずに敵のとてつもない残酷さに立ち向かわねばならない戦争だった。

このふたつの時期のあいだに、私は一連の知識を獲得したが、それらの知識は私が学者としての修業を完成させるのを、私が本来の研究に割いたすべての歳月に等しい仕方で助けてくれたと断言できる。

そのとき私は敗北を経験し、敗北を生きた。私たちの敗北、フランスの敗北を経験し、それを生きたのだ。私は反抗を経験し、反抗を生きた。それは私たちの反抗だった。不正、牢獄、近寄る死を経験し、それらを生きた。だが、それは「私の」牢獄であり、「私の」死だった。そしてそれは人生の始まりでしかなかった……。

この経験の詳細を語ることは大きな試練であり、そうしようと考えただけで気が萎えてくる。しかしこの経験はなおざりにしうるものだとは考えられないし、またそれに言及せずにはおられず、ふたつの敗北があるということを認めずにはいられない。他者が被る敗北と、私たちを押し潰す敗北のふたつがあるのだ。二種類の屈辱があり、二種類の疎外があり、二種類の拷問がある。私たちが被るそれらのものと私たちが他者に被らせるそれらのものがあるのだ。そして二種類の恨みがある。私たちが感じる恨みと、私たちが吹き込む恨みである。

しかし、この世のありとあらゆるドラマと同様、アルジェリアのドラマを理解するには複数のものを組み合わせねばならない。あらゆる角度からものの起伏、色合いを照らし出す歴史的調査の白く明るい光と、事物の厚みを貫きとおす、経験の定かならぬX線を組み合わせねばならぬのだ。理性だけでは足りず、情念だけでも足りない。その両者を併せ、他者の不幸というこの知られざる深淵を探査するために、それらのそれぞれ単独では不足している明度を合体させせねばならぬのだ。

科学者や政治指導者は観察し、記録し、分類し、数え、それから理屈を述べる……こうした作業の悪口を言おうとは思わないし、私自身今日まで、自分の時間の相当部分をこうした作業に費やしてきた。しかし私が知っているのは、こうした作業が目的化してしまえば、それらは貧しい、人生の真の色合いも、人生の凹凸も、人生の手ごたえも欠いた知識しかもたらさないことだ。またそうして得られた知識には、人生が含んでいる輝きに満ちた光もない。そのような光こそが、往々にして、目の前の現実の彼方に何かを垣間見せてくれるのだ。

逆に、人生に押しひしがれ苦しんでいる人々は、しばしば、非常に小さな小石にすぎない自分たちの憎悪や苦しみがそのなかに位置しているモザイクがどのように構成されているのかまったく知らないものの、目を閉じて手探りで進みつつも、石のざらざらした手触りを感じることができ、その重み、その角の張り具合、その粘着度を感じることができる。彼らは説明することも、それについて長々と述べ立てることもしないが、自分たちの内奥で、抑えがたい嫌悪の念がゆっくりと湧きあがってくるのを感じ、自分たちが置かれた闇の中で、静かに膨れ上がる盲目的な怒りの暗い大波を感じる。そちらには暗礁があり、こちらには嵐が起きる。これだけのものがあれば難破は間違いない。

専門家による学識に満ちた評価と、重さのないもの、すなわち怒り、願望、嫌悪、倦怠、苦しみといったものを測るこのもうひとつの秤は、ある状況の、またある事件の紆余曲折を観察し、理解するには、その両者ともが必要である。しかし往々にして、そのふたつのものは一致しない。あちらにあるのはまったき情念であり、こちらにあるのは理性でしかない……どちらも単独ではわずかのものでしかないのだ。

私はここで、一九五四年のアルジェリアの状況と一九四〇年のフランスの状況が歴史的に似通ったものだと言おうとしているのではない（その両者を仔細に知れば知るほど、この両者の違いに強い印象を受ける）。私がしようとしているのは、そのふたつの時期に働いていた心理的・社会学的メカニズムのあいだに緊密な照応関係を確認することである。それらのメカニズムこそ、生命体のあいだにあって、ひとつの種を、すなわち人間という種を特徴づけるものなのである。

たとえば、私たちを、その身体と魂をあげて自分の祖国に（あるいは自分の祖国にこれからなる国に）結びつけるあの突然の弦の緊張である。これは人々が時を同じくして皆で体験する危機がもたらす、また皆が一緒に味わった屈辱がもたらす最初の結果である。それから、私たちを敵から区別するあらゆるものの意識、またそれがもたらす誇りがある。あらゆる文明は数多くの秘密、数多くの共謀関係から成り立っており、それは敵がそれらのものについて無知であり、またそれらのものを踏みにじるからこそ、大事な、神聖なものになる……。さらには苦しみ、一民族の苦しみがあり、自分たちの同国人、自分たちの兄弟に対する激しい、能動的な、情熱に満ちた同情がある。最後に、不幸な運命が私たちを無力な状態に陥れたときには、怒り、憎悪、何の留保も限界も認めない反抗がある。それは自分たちを押し潰す力と妥協することへの嫌悪である。そんなことをするくらいなら滅んだほうがましだという意志……。

一九四〇年以後、これらのメカニズムを私は経験し、その支配下にあった。しかもその経験は直接的であり、長く続く激しいものだった。一九四五年の解放も私をその経験によって得られた知識から解き放ってはくれなかった。

私にはまだ、自分が知っている、あるいは知っていると思い込んでいたあらゆるものの対極を見るという過程が残されていた。私がその時期以後に経験しなければならなかったのはその過程だった。

一九五四年と六二年のあいだに、私は右に述べた数々のメカニズムと同一のものを再び見出した。今度は、それらのメカニズムを外部から、私とは別の人々が経験するのを見たのだが、それらのメカニズムを経験していたのは、彼らを知ることが私の職業であったあの人々（私にとって近しい存在であると同時に、私が所属している国民とは異なった国民）だった。

　というのも、アルジェリアが直面せねばならなかった試練以前のアルジェリアを知ることこそがまさしく私の職業であり、アルジェリアの村々を訪ね、そこに住む農民たちに質問し、彼らが抱えている数々の問題、彼らの人生を構成する数々のできごとに関心を抱くことこそ私が仕事としてなすべきことだったからだ。この職業のゆえに、静かに醸成されていた悲劇が白昼のもとに曝け出されたとき、オーレス山地のすべての村々に私を信頼してくれる友人が数多くいたし、アルジェリアの他の地方の大部分にもまた多くの友人がいた。そこで起きつつあることを知らずに済ますわけにはいかなかった。

　正確さの探究も私の職業であり、調査方法をまずあらゆる側面から検討し、他のものと突き合わせ、それできちんとした結果が得られるかを確かめ、その次の段階である事実の密度の数量的評価を許すような実際の調査にかかることが私の職業実践である。私はこうしたことをすべておこなった。それが意味するのは、私には自分が知っていることを、疑いに付すのはもはや不可能だったことだ。そして真実がどのようなものであるかを理解したときそれを尊重するのは、「学者のキャリア」と呼ばれるものを自分の道として選んだ者の根底的選択ではなかろうか。

　また私はそれ以上に、この狩り出され、自分の農地から追われ、脅かされ、強奪を受け、拷問された人々、この苦しみに呻く女たち、この自分の兄弟の復讐を誓いながら拳を握りしめる男たち、この恐怖に怯え飢えた子どもたちが、他の人間とは異なる人間を代表している（これは人種差別主義者にとって都合のよい言いわけである）などとは考えられなかった。私はこれらの人々を親しく知っていたし、敗者に生まれながらに備わっている劣等性なるものについてなされるあらゆる駄弁を知っていた。この駄弁は、あらゆる勝者が犯罪を合法的なものとし、正当化するために飽きることなく用いてきたものだ。ラーフェンスブリュックで、ドイツ人たちがフランスのレジスタンスの女性活動家について語る際には、連中は私が十年後にアルジェリアで「徹底的な戦争」を主張する人々の口から語られるのを再び見出したのと同じ（そしてひどくそれに恥ずかしい思いをしたのと同じ）侮辱の言葉を用いていた……。

それでは私は自分の祖国と袂を分かつことができただろうか。私にはそれは不可能だった。

記憶にある限り、私は自分たちを他国の人々から区別するもの、私たち固有のもの、私たちの過去、私たちの国語の非常に古い語、私たちの国にある川の名前、礼儀にかかわる古びた儀式、これこれの訛り、家の骨組みを組み立てるこれこれの方法、あるいはお菓子を作るこれこれの仕方、これこれのリズム、これこれの味わいを探し求め、愛してきた――そしてそれらすべてのものは、その後によその土地に行ったとき、ある文明を構成する何千もの独特な特徴を見分け、尊重する助けとなった。非常に大切な数々の絆が私をある土地に結びつけている。まさにそれゆえに、そのような絆の数々を、私からは遠いものであると同時に非常に近いものであるアフリカの国々において、予感し、理解し、尊敬できたのである。

というのも、人間の人生は短いからだ。それぞれの人間が死ぬ前に、「彼の経験」と呼ばれるものから解放されるにはあまりに短すぎるのだ。私の経験は私を自分の国に強く結びつけたので、その絆はもはや砕けてなくなることはありえない。

一九三四年には私はまったく経験不足だった。そしてそれを知っていた。この経験を自分のものとするために、そして眼前に現れる数々の新しい事実を解読するために、まず多くのデータを集めねばならなかった。というのも、理解するにはまず学ばねばならず、しかも可能ならば秩序立てて学ばねばならぬからだ。

社会学者と歴史家は同じ困難に直面している。彼らの手元にあるのは事実すなわち結果である。しかし、重要なのは原因なのだ。

長い時間をかけて収拾された結果に、それに見合った原因を選ぶ、あるいは創り出すには、選択をなさねばならない。そしてこの選択を導く（この選択が理解と呼ばれる）のは、自らで獲得した経験だけなのだ。

後になって、私は、私たちのそれぞれにとって真に有効な経験というのはひとつしかないこと、そしてそれは私たちが身をもってした経験であることを学ばねばならなかった。あらゆる人間が知っている、あるいは知っていると思い込んでいる空腹のようなもっともありきたりの経験から、あるひとりの人間の人格がそれによって堅固になったり破壊されたりする身を引き裂く闘争の経験のようなもっとも高度の経験に至るまで、でたらめに創り出されるものはひとつも存在しない。理解する、想像する、推測するとは、経験によって獲得される、そして経験によってのみ獲得されるさまざまな感覚の多様で尽きることのない様態に従って、諸要素を結びつけることなのである。私たちの学識の仕組みはすべて、楽譜に記された音符に似ている。そして人間存在としての私たちの経験は、それなしには楽譜が死んだものとしてとどまってしまう実際に奏でられる音階に似ている。どれほど多くの歴史家、心理学者、民族学者——いずれも人間の専門家だ——が、自分たちが取りためたカードを整理する際に、ソナタのシャープやフラットを書き写すだけの生まれつきの難聴者に似ていることだろう。

私たちが到達できる人間存在はたったひとり、私たち自身である。だから、私たちが自分自身のうちに見出すこの最初の目録と対比しながらでなければ、他者について目録など作れない。もし自分自身を知っているのでなければ、誰のことも決して知りえないだろう。そして私はあえて言っておきたいが、人間が自分を知るのは、自分という人間を用いることによってでしかない。自分自身を使用するとは、確かに私たちの出生に遡る行為であり、それゆえに、ひとつひとつの経験から教訓を引き出せるまれな人間にとってそれは直感に似たものになるかもしれない。

確かに、慢性的な飢饉に見舞われているあれらの国々で、食物をめぐってなされる儀礼を取り巻く羞恥心を、私は直感的に感じていた。私はそれを直感的に感じ、ごく自然にそれを自分のものとしさえしていた。しかし、私がそれを本当の意味で理解したのは、凍りつくような夜明けの時間に、よろめく幽霊のような人々が、皆同じ身振りで、暗闇のなかで、突然他の人々から離れて、何かをむさぼる自分以外の幽霊の視線を避けようとして、顔をそむけるのを見たときだった。そのときまったき静寂のなかで聞こえたのは、何かをかじりながらきしむ歯、何かを啜る唇、何かを濡らす涎、何かを飲み込むために緊張したり、緊張を緩めたりする口蓋が出す大きな物音だけだった。

I　アルジェリアの民族学者

（一九三四―一九四〇年）*

解題

ジェルメーヌ・ティヨンは一九〇七年五月三十日、父が治安判事を務めるオート＝ロワール県のアレーグルに生まれた。一九二二年に家族はパリ近郊のサン＝モールに居を移す（この間、一九〇九年に次女フランソワーズが生まれた）。父リュシアンは一九二五年に亡くなり、母エミリーがアシェット社の観光ガイドブック「ギッド・ブルー」の編集部で働いて家計を支える。

ジェルメーヌ・ティヨンはいくつかの異なった領域の学問を続け、ルーヴル美術館付属学校（フランス古代先史学）、高等研究実習院（民俗学、先史学、未開諸民族の宗教）、ソルボンヌ大学文学部（社会学）、東洋語学校（ベルベル語）、コレージュ・ド・フランス（民族学）、民族学研究院に学ぶ。民族学研究院の修了証書を一九三二年に得る。三二年から三三年にかけて、彼女は数ヵ月にわたってドイツのケーニヒスベルク（現在はロシアのカリーニングラード）に滞在する。

一九三四年、彼女の指導教授にして師であるマルセル・モースが、ロンドンのアフリカ言語文化国際研究所に対し、ベルベル人の一部族であるシャーウィア族が住むアルジェリア東部のオーレス山地での研究の任務にティヨンを推薦する。もうひとりの若い女性民族学者テレーズ・リヴィエールとともに、彼女は一九三四年十二月に出発する。だが、ふたりはそれぞれ分かれて作業をおこない、彼女たちが一緒に行動するのは三五年七月にふたりがともにある巡礼団に付き添ったときだけである。

ジェルメーヌ・ティヨンは一九三四年から四〇年までのあいだに総計四度の任務をこなす。最初の二度（これはテレーズ・リヴィエールと一緒だったが）は、ロンドンのアフリカ言語文化国際研究所が費用を出し、後の二度は（これはティヨンが単独でこなした任務だが）国立科学研究センターが費用を出した。この四度の任務はそれぞれ次の日付に対応している。

第一次：一九三四年十二月十九日から三五年十月三十一日まで。この任務終了後、ティヨンは妹の結婚の機会にパリに一時戻る。

第二次：一九三六年一月二十二日から三七年二月十六日まで。この任務終了後、ティヨンはパリに戻り、そこで一九三八―三九年の大学年度を過ごし、シャーウィア族についての論文によって高等研究実習院の修了証書を得る。彼女はマルセル・モースと東洋学者ルイ・マシニョンの指導の下、国家博士論文を執筆し始める。

第三次：一九三九年八月九日から三九年十二月三十一日まで。この後中断なく、第四次の任務が開始される。

第四次：一九四〇年一月一日から四〇年五月三十日まで。

ジェルメーヌ・ティヨンは彼女のこの数度にわたるアルジェリア滞在のさまざまな側面についてその著書『かつて民族誌学というものがあった』で語っている。彼女が滞在中撮影した多くの写真の一部は、『オーレス山地地方のアルジェリア』（ナンシー・ウッドとの共著）において公刊された。

最初の任務

出発*

一九三四年、初めてアルジェリアに旅立ったとき、私は民族誌学調査の任務を与えられており(1)、当時経

(1) 「アフリカ言語文化国際研究所」はフランスの二名の女性民族学者にオーレス山地での一年の任務を与えることに同意した。リヴェ博士の提案によって、この任務はテレーズ・リヴィエール(当時人間博物館の副館長であったジョルジュ＝アンリ・リヴィエールの妹)と私に任された。テレーズはすでに何年も前から人間博物館に勤務しており、この博物館が所有していた重要なコレクションの数々に親しんでいた。経験豊かな民族学者である彼女は、研究能力、記録能力に富むばかりでなく、彼女がそれまで知らなかった技術をたちまちのうちに、しかも完璧に身につける能力を持ち、彼女のこうした能力は私の見ている前でしばしばシャーウィア族の人々を驚かせた。

過剰な仕事によってひどく健康を悪化させ、彼女はオーレス山地での作業の中断を余儀なくさせられ、次いであらゆる仕事を辞めねばならなくなった。私の三度目の、また四度目の任務のあいだ、しばしば彼女の署名の入った友情溢れるハガキを受け取った。

四度目の任務は一九四〇年五月に終わることになっていたが、私が人間博物館の友人たちに再会したのは、一九四〇年のドイツ占領下の陰気なパリにおいてだった。そのとき、私はテレーズが数ヵ月前からとある精神病院に入院し

歴を開始したばかりのどんな民族誌学者とも変わらない勉強をしてきていた。すなわち、パリの民族学研究院が与える教育であり、それに隣接する諸学科の学習である。文学部、高等研究実習院、東洋語学校、ルーヴル美術館付属学校といった学校で私は学んできた。

何年ものあいだ、民族学研究院、コレージュ・ド・フランス、高等研究実習院で私はマルセル・モース教授の学生だった。彼がどんなすばらしい師であったかはいくら言葉を尽くしても語れないだろう。膨大な学識を持ち、つねに滾々とわき出すものでありながら、同時につねに学者の慎重さと誠実さによって適切に抑えられた想像力を備えていた。

イスラムに対する私の目を開かせてくれたのはマシニョン教授の高貴な教えだった。東洋語学校ではデスタン氏（ベルベル語）、次いでアンドレ・バセ氏が私の師だった。またそれまでに数年間先史学を、またフランスとケルトの民俗学を、「未開」と言われることの多い諸民族の現代の諸宗教を、アジアの古い諸宗教を学んでいた。リヴェ教授について人類学を、マルセル・コアン教授に音声学を、アルヴァックス氏とフォコネ氏に一般社会学を、そして東洋考古学とエジプト学と比較法学を学んでいた。マオリ人、カナック族、エスキモー人、古代のアイルランド人、ヨーロッパ中世の魔法使いと宗教裁判所審問官、ハルシュタット文化、ラ・テーヌ文化当時のゲルマン人について、そして現在なお生存し続けている、[1]あるいは滅んでしまったいくつもの諸民族についてもいくらか学んでいた。だがそれまでにひとりのアルジェリア人にも会ったことはなく、ましてオーレス山地の住民の誰ひとりにも会っていなかった。

私が派遣される地方での生活の物質的諸条件について、私が相談をしたサハラ地域の数多くの住民のアドバイスは相互にひどく矛盾しているとともに、そのいずれもが反論を受け付けないものだったので、私はそれらのアドバイスを受けて、アドバイスを受けずにいるよりもいっそう困惑させられた。そのうえ、熱意とよき意志に溢れて、できるだけたくさんの仕事をしようと願っていた私が立てた計画は広大なものだったので、たとえ六人のチームをもってしてもその計画の実現はおそらく困難だったろう。

運の良いことに、アルジェに着くとすぐに、私たちはラッハダルという名の「料理人兼通訳」を雇い入れることができたが、見たところ彼にはありとあらゆる資質が備わっているようだった。彼はオーレス山地の出身であり、フランス語、アラビア語、シャーウィア語を話せ、オムレツが作れ、弁が立ち、器用に何でもやってのけ、白人の神父たちからの推薦もあった。神父たちは明らかに彼に仕事を見つけてやりたがっていたが、立派な理由があってこの男を穏やかな気質の持ち主だと判断していたのでなければ、まさか私たちに推薦したりはしなかっただろう。これらの立派な資質を備えてはいたものの、反面、彼は他人の財産、そして真実については、とんでもない考えを抱いており、私はたちまちのうちにそのことに気がついたし、これを高くは評価できなかった……。

これによって、短期の滞在がもたらすものの見方をどれだけ警戒せねばならないかが証明される。といていることを知り愕然とした。

一九四五年、パリに戻ってわずか数日後、人間博物館の向かい側に貸してもらった部屋に身を落ち着けていた時期に、私がよくするように地下からの階段を通って博物館を出ようとして、階段のところでテレーズに出くわした。彼女もまた私と同様に驚愕していた。彼女は私が逮捕されたのを知っており、もう私には会えないだろうと思い込んでいたのだ。

その階段から数歩のところにある彼女の小さな仕事部屋で、彼女は変わらぬ明晰さと誠実さを示しながら、当時のわが国の病院のひとつにおける彼女の拘禁について私に語った(a)。

うのも、「オーレス山地の住民の基本的人格」を、「私たちの最初の奉公人」をもとにして再構成しようという気に私がなったとしたなら、この山岳地方の住民の大多数とはまったく違った肖像を描き出すことになってしまっただろうからだ。彼らは誠実であり、真実を重んじていたが、恨みを何度も何度も反芻し、火刑にあってもそれを忘れることなどなかっただろう。

しかし、その後、私はラッハダルの変わることのない機嫌の良さ、知性、器用さ、勇気、真の寛大さ、真の親切さを評価するようになった。それでも私は彼が話すことのすべてに（極端なほどに）疑いを抱き続けた。こう言ってよければ、間違いなく、彼はまったくの嘘つきだった。

最初期の調査

アリスでの挨拶を交わし終えた後、私たちは山を通って、私たちの荷物、十二頭の雄ラバ、その十二人の飼い主たちとともにメナアに向けて出発した。移動の過程で、飼い主たちはラバ引きに取って代わられたが、いずれにせよ大人数の一行であるのに変わりはなかった。

メナアの豊かな谷間での滞在の初期、私たちの物資の大部分を公邸《ボルジ》(b)に残していたときには、四、五頭のたやすく借りられる雄ラバを使って移動できた。だが、その後は当然、私たちの荷物のすべてを引き受けねばならなかったし、したがって、その荷物の量に対応する数の雄ラバが必要になった。

テレーズは動物が好きで、大きな馬を買い求め、カコレと名づけた。その後、一頭のロバも買った。移動に必要な（数多くの）雄ラバ、飼っていた三匹の犬と合わせると、まるでサーカス団の一行のようになり、オーレス山地北部の大きな村々を楽しませたが、オーレス山地南部に行くと、一行のための食料の調達さえできなかった。

三十年後には、民族学者はアフリカ各地の道路をもっぱらランド・ローバーで移動するようになり、しかも数があまりに多くなったので、彼らの訪れる場所の人々にとって珍しい見ものであることもなくなってしまった。そしてさらに三十年後には民族学者の姿も消え、観光客の群に取って代わられた……。

一九三四年から四〇年のオーレス山地では事情はまったく違っており、外国人はまだ珍しく、高い評価を受ける見世物だった。

それが私たちの成功の唯一の理由ではなかった。いたるところで、温かい歓迎に出迎えられたが、これについては、アリスに駐在する六名の憲兵のおかげで、奇襲、罠、略奪がシャーウィア族の娯楽の一部ではなくなっていたことを、またサッカーがまだ世界全体の娯楽にはなっていなかったことを考慮に入れておかねばならないだろう。隣人よりも立派に客を歓迎してみせることは当時、その隣人に自分の情けなさを感じさせる手段だったのだ。


調査にかかって最初の数週間、新しい村に着くたびに、私は初めて会う数多くの人に出会い、自分が彼らにとって奇妙なよそ者に他ならないと感じていた。

だんだん、私は自分が彼らを驚かすことがないよう望むようになった。そのためには、見知らぬ人々が、私に慣れ親しむ気になってくれねばならなかった。

パリで、私は東洋の諸宗教について、遠方に住む諸民族の習俗と習慣について多くの教えを受けてきていた。しかしそこで学んでいなかったのは、どのようにすれば、しっかりとした情報を持ちしかも善意に溢れた人々と、冗談や愚かなことどもを語る人々とを区別できるかだった。それは実地で学ぶしかないものだが、それこそが私にとってもっとも気にかかることのひとつだった。

現地で直接に得られた知見を大量に蓄えること、そしてその時分にはそれしか持ち合わせのなかった学校で習い覚えた知識から解放されることもまた、私の目的だった。

毎夕、私はその日とったノートを勤勉に整理したが、ノートは数多く、しかも非常に多様な主題に関わっていた。幼年時代に魅了された今は亡き『マガザン・ピトレスク』と張り合うようなことには私はなりたくなかったのだ……。

書物や都会から遠く離れた場所で、自分の蜜で自分を養う習慣の人々の小集団によって記憶されてきたたったひとつの物語を、細心の注意を払って物語ること、これこそが、私が夢見ていた厳格な誠実さにもっとも近づけてくれる企てだと思われた。

また非常に素朴にも、われわれの人文諸科学と言われるものの大雑把な性格を克服したいとも私は決意していた。不確定性原理、相対性などというつまらぬものは、精密科学のパイオニアたちに任せておこう。大胆にも、私は自分たちの科学には、厳密な道具立てを要求していた。だがそうした道具立てはそれについて語るのは簡単でも、それを作り出すとなると話は違っていた。

ある事実についての情報の量が、その情報が質的な価値を得るためには重要だと私は確信していた。だが、正確な統計が得られたとしても、そこからは本質的な要素がこぼれ落ちることをもやはり私は確信していた。人文科学と言われる諸学問において数字がどんどん重視されるようになってきている今日、人々が語り、考え、望んでいることがあまりに軽んじられているのを私は残念に思っている。しかし、見たところ比較可能である人間の諸行動があるのは事実だが、それらの諸行動のどれも同じ動機によるものではない。小説家だけが、私たちをそのような大雑把なものの見方から連れ出してくれる。

だが、ある行為を分類する前にそれを理解することこそが私が気にかけていることのひとつだった。そのようにして初めて、私にはその行為を評価できるようになるだろう。この二重の要請――そのものの正体を突き止め、しかるが後にそれを解読すること――を調和させるため、私はかなり早い時期に、それぞれの人物の人生に起きたできごとの数々や、彼らがなすそれぞれ独自の選択を記録するために、家系によって決定される枠組みを採用した。

飛脚《ブーシャーティ》

フランスの行政機構は、オーレス山地では十三人の原住民官《カイード》のおかげで、その存在を示していた。原住民官たちは県庁と、十三人の飛脚《ブーシャーティ》と呼ばれる健脚の男たちを使って連絡を保っていた。それぞれの飛脚は一週間に一度、自分が担当していた天幕集落と中心都市アリスのあいだを往復し、遠くにある国家からの命令を原住民官に伝えていた。

オーレス山地での私の最初の滞在のとても長い第一年目のあいだ、これに引き続いた歳月と同様(これには「奇妙な戦争」と呼ばれた時期も含まれるが)、私宛ての郵便物も入った小さな鞄が、十三人の「飛脚」のひとりの雑嚢には入れられていた。

誇り高く貧しい官吏に大きな出費を強いないために、また彼が採用する政策に自分が巻き込まれないようにするために、私は原則として原住民官がいる場所からできるだけ遠くに宿営するようにしていた。幸いなことに、オーレス山地のある場所から別な場所へと始終移動している数多くの人々のうちには、必ず私がいる場所の方角に用のある人間がいて、その小さな鞄は、時として数人の手を経て、気送管《プヌマティック》(2)が使われ始めた時期のパリ市内の手紙と同じくらい速く、私の手元に着いた。

もちろんのこと非常に愛想の良いその見知らぬ人は、手紙を届けた後、私たちと食事をともにし、私たちは彼と、そうたいした量ではないが、新たに得ていたニュースを交換し合った。数週間後、（あるいは数ヵ月後）、彼が再び私のキャンプ地を通るか、あるいは私たちが彼のキャンプ地を通るかした。すると今度は、彼が贅を尽くして大歓迎してくれるのだった。

郵便が着く日は、喜びと懐かしさが交錯する日だった。そしてフランスへの帰還の日まで残された歳月が、突然、耐えがたいほどに長いものと思われ出すのだった。

逆に、仕事にはだんだん夢中になったが、同時に私はその仕事に何が欠落しているかを厳しく判断していた。「いくつもの穴のあいだにもやもやはっきりしない部分」がまだまだ残されていたのだ。残念なことに、人文科学においては、何かを理解する以前に、その何かを取り除いた部分すべてを知らねばならぬのだ。

最初の任務の定められた期間が終わりに近づいた頃、二度目の任務を与えてほしいという要請はしたくないと強く望んでいた私は、誠実に振る舞いたいと考え現地に留まっていた。そうしていたところに、毎週飛脚《ブーシャーティ》の小さな鞄を私まで運んでくれていた親切な通行人が、あるどんよりとした天気の日、私に公式の通信を届けてくれ、それには「私にもう一年任務を与える……」と記されていた。

人生をまだ三分の一も生きていない時期に、自分の前に、手帳に何の予定も書かれておらず、誰との約束もなく、時計を気にする必要もない一年を与えられること……まるまる一年を、目には見えないのに、時計の長針と短針のようにぐるぐる巡る十二ヵ月とともに持ち、その毎月毎月を眺めるとそこにはそれぞれがとても長い毎日があり、その一日一日のうちには、私たちがどのように使ってもいい一時間一時間が見いだせること……私はこのような幸福を経験した。

これから始まろうとする一年は、陽光に浸され、数多くのすばらしいことどもに満ちたまったく裸の砂浜である。終わろうとしている一年は、すでに疲労である。懐かしい思いはあるのだが、同時に他のものごとへの好奇心を抱くようになる。

この時分、私が夢見ていたことといえば、ただ家族に再会すること、パリをもう一度見ることだけだった。しかしこの二度目の任務を拒否するのは、適当でないと私には思われた。十五ヵ月の調査では、調査の取っ掛かり、あるいは観光旅行にすぎないと強く確信していたからだ。

この二度目の任務の後に、三度目、四度目があるなどとは思いもせずに、私はわずか二週間だけパリに戻るための準備に取りかかった。そして、ちょうどそのときに、私は初めて本当の意味での「異郷的《エグゾティック》」厄介事を体験した。左の踵をサソリに刺されたのだ（そもそも私にはサソリの姿は見えず、刺されたのを感じただけだった。もしツノクサリヘビに刺されたのだとしたら、もっとひどいことになっていただろう）。

身体の調子がひどく悪い一夜を過ごした後の早朝に、痛みがひどい箇所に大きなくるみほどの丸い白い腫れができているのを私は認めた。

それでも出発の準備をせねばならなかった。地元の人々と一日中長々と話さねばならなかったが、できればそれは省いてもよかったかもしれない。次いで出発したのだが、当然その出発は刺されてから二日後の夜明け前だった。行程（いつものように、まったく途中の休憩なしに一気に進んだのだが）は、いつもよりずっと長く思われた。そしてアリスの町のホテルの前に私たちが到着したときにはもう午前零時を過ぎていた。そこでもまた、ホテルを管理していたイタリア人のお婆さんを起こすのにたいへんな精力を使わねばならなかった……。

私がアリスで呼吸していたのは、オーレス山地での二度目の冬だった。今でも私は、その凍りついたような空気の得も言われぬ味を思い出す。また翌日に、お婆さんがその家族に「前日に私を見て、夜が明けないうちに私は死んでしまうだろうと思った」と語っているのを聞いたのを思い出す。もちろん、彼女がそう言ったのは地中海地域の人々の詩的な物言いにすぎない。もし「死にそうな様子」をしていたのなら、彼女は熱い牛乳を持ってきてくれることを思いついてもよかったはずだと私は思った。実際、十四時間も雄ラバの背中に揺られてきたにもかかわらず、私は気分が良くなり始めていた。私は前々日から食事をしていなかった。

それに続く数日間、アリスの小さな軍事病院で懇切な治療を受けた。それからパリへの慌ただしい往復をおこなった。

長い不在はこうしたことにも役立つものだ

慌ただしい往復というのはちょっとそう言ってみただけだ。というのも、今を遡ることはるか昔のその時代には、飛行機の使用は一般的ではなかったし、アリスとパリのあいだの旅は、まずベベールの会社が運行するバスでアリスからバトナまで何時間も行かねばならず、次いで居眠りをしているような小さな列車でアルジェまでさらに何時間も行かねばならなかった。それからタクシーに乗り、二日と一夜を船で行く。それからマルセイユで別のタクシーに乗り、またホテルに泊まり、さらにパリ＝リヨン＝マルセイユ線のパリの駅まで列車に乗らねばならなかった。パリに着くと、またもや別の列車（この列車もまたゆっくりとしたものだった）があなたをサン＝モール公園駅まで連れていってくれる。しかもこの旅程をスムーズにこなすためには、すべての部分についてあらかじめ席を確保しておかなければならないのだ。

パリで過ごした二週間は私に大きな喜びをもたらしてくれた。家族に会えなくてさびしく思っていたし、私の国、私の町を見られなくてさびしかったからだ……しかし、アフリカでの滞在の初期に感じた、自分の見知らぬ土地に来たという感覚は、パリの友人たちに再会したとき、逆向きの仕方で作用した。またもや、いわば周縁に押しやられたように私は感じた。同国人たちの話し方は速度が速すぎ、彼らが用いる省略語は私の知らないものであり、彼らがするほのめかしのいくつかは私には理解できないものだった……。一九三四年以前には、私が出会った研究者たち、学生たちは何にでも興味を抱いており、何かを興味の対象から除外することはなかった。したがって彼らは政治にも興味を抱いていた。しかし一年半後には、政治は突然、あらゆる会話の唯一の主題となっていた。テーブルでは前菜の時点から、食卓についていたすべての人々が怒り出していた。

彼らのそうした態度を見て、十五ヵ月前にオーレス山地でそうしていたように、私は黙りこむのだった……。

情報に通じておらず、そしてそのことを知っていた私は、その時点でのフランスの状況にかなり驚き、フランスをじっくり見つめ始めた。

長い不在はこうしたことにも役立つものだ。

二度目の任務*

新たな旅立ち*

パリへの短い滞在で、近親者については安心でき、友人たちにも再会し、パリの空気を吸い、さらには新たな任務のための装備も整えられた。

コレージュ・ド・フランスの向かいにある開店したての店は、私のために、わずか数日で丈夫な青い布製のテントをあつらえてくれた。そのテントの下部は一日のとても暑い時間帯には跳ね上げられるようになっていた。その白い屋根は二重になっており、庇を備えていて、影を与えてくれた。しかも、嵐の日には地面まで下げれば、風がひっかかるようないかなる出っ張りもなくなるようにできていた。軽い金属でできたふたつのトランクをBHV〔3〕で買ったが、これは普通の雄ラバでも十分に背負えるものだった。水兵用の丈夫な鞄をいくつかと、フーコー師が作成した簡略辞書を手に入れ、自分の装備は完全だと判断していた。

この新品の資材を持って、私はケバシュの自分の峻厳な岩場の上にやって来た。この二度目の任務の期間は原則一年のはずだったが、一度目のそれと同様結局一年半続いた。

その次の夏を、私はメディナの週市の近くで過ごすことにしていた。この市場はオーレス山地では唯一のもので、そこで商業がどのようにおこなわれるかを観察しようとしたのだ。

その時期には、私はシャーウィア族の居住地域で、すでに強固な地盤を作りあげたと感じ始めていた。私はすでに多くの人々の役に立ってあげていたし、奉公人も正直で確かな人々だった。したがって、生活面・精神面について自分が個人的に考えていた理論を完全に適用することにした。

私には目的がふたつあった。まず、毎日の仕事に捧げる時間をなるべく多くすることである――あるいはこう言ったほうがよければ、作業能率を上げたかった。そしてそのためには、私の生活の物質面を最大限に単純化し、効率化せねばならなかった。もうひとつは、私という人間の存在を、一緒に生きている部族の人々にとってできるだけ目障りにならないものにすることだった。

三人、あるいは四人の調査者からなる民族学調査隊を組織するときには、一種の事務担当者、あるいは会計担当者がついていくのが普通で、彼が調査隊に必要な物資の調達、キャンプ地の設営、資材の包装、奉公人の雇用、管理といった重要な任務を担う。調査隊の人数がそれほどでない場合には、当然、調査者自身がこうした仕事をこなさねばならないし、そもそもそのような仕事は、調査者にとってすばらしい訓練になる。というのも、奉公人を雇う（逆に、何か不始末があったときには解雇する）、食糧を買う、雄ラバを借りるといったこうした細々とした仕事は、「民族学のテスト」とも呼べるものだからである。もしあなたが三月に大麦を買え、五月に雄ラバを借りられ、揉め事を起こさずに奉公人を解雇でき、怒ったりしないでいられ、そうしながらも欲しいものをすべてを手に入れられるならば、あなたは民族誌学を始められる。それでも、こうしたさまざまな偉業がなお時間の余裕を残しているのでなければならない。

問題はこの点にあった。良好な仕事をするために必要な最低限の生活条件を維持し続けること（眠らねばならないし、食べねばならないし、病気になってはならない)、しかしこの最低限の生活条件を確保するのに不要なすべてを仮借なく切り捨てること、とにかく単純化を心がけることが必要だった。この時期には、精粉されていない大麦しか食べられるものがない(しかもそれを手に入れるのがとても難しい)地方にいたのに、一日に二度の食事が必要だと私は考えていた。したがって、もっとも近くにあるヨーロッパ風の中心地での食糧補給を考えておかねばならなかった。それは時にはバトナであり、時にはビスクラだった。どちらにしてもそこまでたどり着くのに四日歩かねばならなかった。そこで私は、二頭の雄ラバと一頭の馬を買った。それは、私の友人のシャーウィア族の人々の雄ラバが、季節季節で必要な作業をしているのに、しょっちゅうその妨げとなるのを避けるためだった。

メナアには少し前から若いフランス人教師カップルによって運営される小学校ができていた。惜しみなく与えられた数多くの忠告のうち、私に役立ったのはこのカップルが与えてくれた忠告だけだった。後に、私はこのカップルの後継者たち、そしてそのまた後継者たちに会った。皆、自分の生徒に立派な教育を与えたいという野心に燃えており、自分の仕事を愛し、オーレス山地の村々の人々から好意を持って受け入れられていた。そもそも彼らは村人たちに、医療面でも、通信面でも、おおいに役立っていたのだ。彼らのひとりは、学びたいと思う者には果樹の挿し木の方法まで教えていた。その結果、この地方の多くの人の収入がわずかの期間に倍増した。

メナアの学校はそのわずか以前に創設されたばかりで、まだ初等教育修了証書を出せるクラスまではできていなかった。しかし教師たちは、私たちに生徒のひとり、若いバシル(c)をおおいに褒めそやした。彼はその年学校を去り、子沢山の両親の手伝いをすることになっていた。彼は十二歳ぐらいに見えたが、実際は十五歳か十六歳になっていた。しかし率直で真面目な様子で信頼感を抱かせた。彼は私たちの一行に加わった。

彼は実際働き者で賢く、ラッハダルが細心さを欠き、誠実さにも欠けるのに対し、細心さにも誠実さにも欠けていなかった。残念なことに、私たちは、通行するのが難しい細い道を、荷物を積んだ家畜を支えて進まねばならぬこともあったし、決めておいた場所に真夜中に着いたのに、そこには水も木もないこともあったし、テントを設営せねばならなかったし、家畜の餌と時には人間の食べ物をあつらえねばならなかった……。こうしたすべてをこなすには、まだ小さいバシルは弱々しすぎるように思われた。

常雇いの奉公人をもうひとり見つけて雇うこと（そしてできるなら、その近辺で学校が存在する唯一の町であるメナア出身の人間を見つけること）が、私のふたつめの野心だった。この方針で、私はふたりの人間を試してみたのだが、まだよりましだと思われたのは、たくさんの遊びを知っていて、それも好んで山羊の糞やナツメヤシの種を使って遊ぶ少年だった……。

予想していたように、アハマル・ハッドゥーのすべての家長が私のところにやってくるのを私は見た。彼らは私に挨拶に来ること、誰かとおしゃべりすることを喜んでいた。そのなかのひとりに、私はかつて何度か雄ラバを借りていたが、彼はタジュムートの出身だった。彼は自分の住む場所から遠方のメディナの市場まで飼っていたすべての山羊を売りに来ていた。それは、誰ひとり知り合いのいないフランスに働きに行くためだった。私の知る限り、オーレス山地南部の四つの天幕集落では、彼はこのような企てに乗り出そうとする最初の男だった。その企ては私には狂気の沙汰と思われた。

今日では、そのような企ては狂気の沙汰ではあっても、ありきたりになっている。母語以外の言語をまったく知らないのに、数え切れないほどの男たちが、自分の所有物をすべて捨て、このような種類の大旅行に出る——地球が驚くほど小さくなったのに、悲惨が相変わらず地球を蝕んでおり、私たちと同じ生物種に属する人間たちは生きねばならないからだ。

彼はこの地域の長男の多くと同様にモハンドという名で、私は彼がとても評判のよい人物であるのを知っていた。そのうえ、彼がとても賢明な仕方で自分の雄ラバの世話をしているのを私は見て取っていた。そこで私は、バシルと一緒に私のもとで働かないかと提案し、彼はすぐさま同意した。彼は当時フランス語を一言も解さなかった。

小動物園*

モハンドを雇った後に、私はようやく、家畜を数頭買い、他人に依存せずに済むようになった。

私が買った家畜たちのあいだのスターは白い雌馬で、クママと名づけられた。クママはありとあらゆる長所を備えていた。穏やかで、歩みが速く、間違いを犯すことなどまったくなかった。クママにはアラブ人がテリス、シャーウィア人がサクー（フランス語のかばん《サック》と同じ語源を持ち、ラテン語起源の語である）と呼ぶ振り分け袋が装備された。問題の振り分け袋を雄ラバや馬の背中に乗せた後で、その袋を荷物で満たし、それから縫い合わされていない端を折ると、その部分が旅行者にとっては鐙《あぶみ》代わりになるのだ。地面に置くと、サクーは招待客にとっての贅沢な座椅子となり、こうして彼らを立派にもてなすことができるのだった。

雌ラバのルイーザはふたつのトランクを運んだ（一方には私の書類が入っており、もう一方には食糧が入っていた）。ルイーザの振る舞いはつねに申し分なかったので、私が二度目の任務の後にパリに戻るときに、バシルはルイーザを買い取ろうと望んだほどだった……。彼はこうして、新しい服を着て、馬に跨がり、ポケットにはお金まで持って、誇りで有頂天になって自分の家に戻ったのだ。それはまだ若いアルジェリア人が自宅では口をきく権利などなかった時代のことだった。

クママ、ルイーザより間違いなく賢かったのは雌ロバのロザリーだった。このけなげで、まじめで、自尊心に満ちたロザリーのために、私はアフリカハネガヤでできた大きな振り分け袋を買い、他のどこにも入れられない湯沸かし、クスクス鍋、コーヒーポット、片手鍋、コンロの燃料缶、ふたつのアセチレンランプ、日中に食べる弁当といったあらゆる品物を一緒くたにして詰め込んでいた。

私たち一行の最後の家畜である雄ラバのアズトに任されたのはテントとピコ社製のテーブルと、四頭の家畜の餌の大麦であり、道に起伏がないときにはバシルまでがアズトに乗ることもあった。アズトはまことに嘆かわしい気まぐれを起こすことがあった。たとえば、困ったことに、山の上から下まで、荷物をすべて載せたまま転がるのだ。だがアズトのこのような行動には（荷物を台無しにするという欠点はあるものの）、道行きの単調さと、完璧さに由来する退屈を破ってくれるという利点があった。

モハンドは家畜を愛しており、そのうえ、仕事が入念で、彼がつけた荷物によって家畜が傷ついたり、過重な重荷を背負わされたりすることは決してなかったし、次の目的地までその荷物を途中で積み直す必要が生じたりすることはなかった。彼は感情をほとんど表に出さなかったが、揺るぎなく、そして知恵に満ちた精神の持ち主で、誇り高く、自信に溢れていた。彼が私のために働いた五年間、一度として彼を非難する必要を感じた記憶がない――バシルのほうはまだ子供だったが、まじめに働く賢い子供であり、私の仕事を理解し、その仕事に個人的に興味を抱いてくれ、私にとって有益な数々の情報を見つけ出してくれようとした。まだ年端も行かなかったが（私の奉公人になったとき、彼は十二歳ぐらいだったろう）、まもなく私にとって真の協力者と呼べるほどになった。だが、部族の長老や原住民官に示す無礼な態度が原因で、また彼の気分のむら気が原因で、彼を叱らざるをえないことも数度あった。だが、叱るときには、自尊心を傷つけないよう、誰もいないところでそうするように心がけていた。そしていつも、どうして叱らねばならないかを忍耐強く説明するようにした(d)。

私たち一行の人間と家畜は気が合っていたし、私たちのあいだで交わされる会話は非常にスムーズで、声が荒げられることなどまったくなかった。しかしもっとも感動的な友情は、私の親切な雌馬とジャッカルに似た私の大きな犬のスュルタンのあいだに生まれた。喉が渇いてくると、スュルタンがキャンキャンと鳴き、するとクママはすぐに立ち止まった。するとスュルタンは後ろ足で立ち上がり、鼻面をクママの首のところに乗せ、口を開けて、まったく信頼しきった様子で、私が山羊皮の水筒から一気に水を噴出させてやるのを待っていた。

このおとなしい小動物園の一行に、サハラ砂漠の子供たちに捕らえられた、私の握り拳ほどの大きさのフェネックギツネが加わった。この小さなキツネは与えられるコンデンスミルクをスプーンで飲み、私のコートの首のところやポケットに寒そうに身を隠し、そこから十九世紀の旅行者の偉そうな無関心な様子で周囲の状況を窺っていた（私がいた近辺を年に二、三度通過するカビリア人の行商人から買った鉄製の時計用の鎖で、この小動物は私の上着のボタン穴に繋がれていた）。

この頃のある日、オーレス山地の住民の賢いやり方に反して、私たちは、そのときに滞在していたトゥクトを午後に出発した。確かに、家畜に荷物をつけるのに手間取ったという理由もあった。というのも、その数日前に雌ロバのロザリーが子供を産んでいたからで、その仔ロバはシュシャと名付けられていた。

白い雌馬に跨がり、私は両腕に小さなシュシャを抱えていた。だからロザリーはすぐ後ろからついてきており、雌ラバのルイーザはいつも通りおとなしく、荷物をいつもよりいくらか多く取りつけられていたけれども、通常の位置を歩いていた。

アズトという名の、私たち一行のいたずら者である雄ラバはと言えば、まったく不満だった。というのも、いつもの荷物に加えて、通常ロザリーに取りつけられている振り分け袋も背負わされていたからだ。たちまちのうちに夜がやってきた。満月に照らされた乳白色の夜、魔法のように澄み切ってさわやかで、息をするたびに、自分が生きていることが実感される夜だった。

私たちが進みつつあった平原ではすべてが順調で、その場所は日中と同じように明るかった。だが峠の麓に到達すると、私たちはタールと同じくらい黒々しい影の中に入っていった。幸いなことに、私たちの家畜は皆、進むべき道をそらで覚えていた。私は安心しきって私のテリスの前に座ってシュシャを両腕に抱え、その間クママは深い狭間道《はざまみち》を登っていた。

アズトも進むべき道をしっかり知っていたので、この雄ラバは山の斜面を樽のように下まで転がり落ちながらも、自分が大して痛い目に合わないように、転がるのを止められる場所の目星をしっかり付けていた。

パリで購入したすばらしい食器一式――それは当時市場に出回り始めたばかりの唾棄すべきプラスチック製だった――は砕け散り、ただ私がそれでコーヒーを飲んでいた辛子のガラス瓶だけが厄災を免れた。そのせいで、その後、この瓶には特別の尊敬が払われた……。アズトはと言えば、ずっと下のほうにいたが、月に照らされ、荷物からも解放されて気楽に草を食んでいた。

仕事[*]

そのとき以後、私の暮らしの実際的側面は、ほとんど自動的に決定された。重いので、私は一冊の本も持っていなかった。気晴らしのための会話もほとんどできなかった。バシルを除いて、半径七十キロメートル以内にはフランス語を話す人間はひとりもおらず、宿営地からもっとも近くにいるヨーロッパ人のところまで、馬で十三時間から十四時間かかったからだ。ラジオもレコードプレーヤーもなく、私はトランプの遊び方も知らなかった。とくにひとりでトランプで遊ぶ方法はまったく知らなかった。まるでカルトジオ修道会の暮らしだねと人は言うだろうが、私の生活はまったくそのようなものだった。食事に費やす十五分以外、私がするのは、観察すること、省察すること、記録することだけだった。このようにして、私は仕事の効率を倍加させた。フランスを懐かしくは思ったが、そこに不安は混じっていなかった。家族を脅かすものは何もなかったし、私の国は平和そのものだったからだ。

私のふたつめの目的は、私という人間がその場所にいることを、理解しがたい、そして不安を与える偶発時としてではなく、現地の住民に真の意味で受け入れさせることだった。私が当時一緒に生きていた諸部族のような、ずっと昔から変わらぬ生活を続け、その内部において均質的な集団のあいだにあって、ヨーロッパ人が彼らに気づかれずにいられるなどと想像するのは馬鹿げている。そして、私たちが完全に自分のものにはできないし、そうすることを望んでもいないような習慣を不器用に猿真似するのはいささか滑稽である。しかし驚きというのは、それ自体あっという間になくなっていく感情なのである。したがって、目指すべきは驚かさないことではなく、受け入れられることなのだ。言葉を換えれば、当初の表面的な驚き（あなたがそこにいるだけでそのような驚きを引き起こす）が去った後で、その場にそぐわない振る舞い、考え、質問で人々を驚かすのをやめることなのだ。

人間は誰でも、母親の乳とともに吸収した考えには普遍的な価値があると暗々裏に思い込んでいる。そのような考えを軽蔑する人間、また知らない人間に出会うと人は深く傷つく。その反対の場合には人間は決して驚いたりしない。

しかし、それは最初の段階、すなわち警戒が払拭された段階でしかない。この段階を過ぎると、よそ者はその土地の人々の世論から受け入れられるか、打ち捨てられるかする。受け入れられた場合、その人間は次にこれとは別の一連の試練を被るのだが、私はそれらを信頼の試練と呼ぶ。これは先の試練よりずっと厳しいものである。というのも、あなたは、生きて動いている国にいるのであり、そこには動きつつあるさまざまなできごとの絡み合いがあり、また恐ろしいほどに複雑なさまざまな恨み、嫉妬、憎しみ、傷つきやすい自尊心がある。それらのものの明瞭な姿はあなたにはゆっくりとしか見えてこず、もし人々があなたに信頼を抱くなら、彼らはあなたをそうしたものに巻き込もうとするだろう。そうなればあなたはより大きな危険にさらされることになる。

質問することなく彼らに話しかけた次の段階では、彼らに耳を傾ける術、そして余計な口をきかぬ術を学ばねばならない。打ち明けられたことを決してよそに言ってまわってはならない。その場にいない人の悪口は、その人の最悪の敵に対してであっても言ってはならない。アドバイスを与えることはなるべく控え、アドバイスをする場合には穏和な方向でそれをおこなわねばならない。争いにおいてどちらかの肩を持つのは避けねばならない。決して誰かの自尊心を傷つけてはならない。決して習慣や信仰を笑いものにしてはならない。贈り物をしたり訪問をしたりするときには、その相手を厳密な礼儀の規則の測りがたいニュアンスを考慮に入れながら決めねばならない。親愛の情、すこしばかりの人の良さ、そしてより多くの威厳と慎みと並んで、これらのことこそ、部族間の仲裁をなす人々、聴罪司祭、和平仲介者、基本的な中立者であるあれらのベルベル人の賢者たちの振る舞いの秘訣である。彼らはこの地方の田舎の生活にとって、ロンドンやパリの交差点で交通整理をおこなう警察官と同様に不可欠な存在なのである。しかし、あなたは注意せねばならない。というのも、あなたには彼らほどの経験はないからだ。人々があなたに信頼を寄せれば寄せるほど、警戒せねばならない。あなたの身振りのひとつとして、またあなたの言葉のひとつとして、見逃されることはないからだ。

私は自然に、できるだけ多くの人々に役立つよう努めるようになった。私は効き目のある薬のストックを持っており、このことは私にとって貴重だった。贈り物をするときには、できるだけ如才なくおこなった。つまり、それをあげる相手の人々が守っている伝統的儀礼に則りながらおこなったのだ。また自分の考えを表明する際にも、その地方でおこなわれている規範に従った。そしてその際には、一連の諺が私にはおおいに救いとなった（これには、賢い人間だという評判が得られるという利点もあった）。とくに努めたのは、結局のところ私にとってもっとも正直でもっとも賢いと思われる意見を、ベルベル人が用いる鋳型を用いて表そうということだった。このようにすることによって、私が発する応答や与えるアドバイスは、私が語りかけていた人々が慣れ親しんだ考えと、私たちが国際的なものと呼ぶだろう良識のあいだの妥協物のようなものになった。そうした物言いは、したがって、良識の実際的な利点と、地元の人々が慣れ親しんだ考えに備わった威光の両者を備えることになったのだ。

あらゆる文明には一種の内的論理があり、これを見抜かなければならず、この論理さえ把握すればそれがもたらす光によってすべてが照らし出される。私の友人のシャーウィア族の人々を照らし出す秘密のランプは名誉だった。そして、名誉というものが社会的に必要であること、それが人間的な価値であることを私が感じていただけに、また私が名誉を心から本気で尊重していただけに、それを忘れないのはたやすいことだった[e]。

これとほとんど同じ時期に、私は自分の実地体験の果実を、私が「《完全な探検者を目指す初心者》の掟」と呼んだ四つの文に要約して楽しんだ。この四つの掟を守りさえすれば、探検家を目指す人々にふりかかるかもしれないあらゆる危険を避けられるはずだった。

この掟は、私がしている物語の目的に沿うものだから、ここで紹介しておこう。

最初の掟。水が黄色いときにはお茶を淹れる。水が黒いときにはコーヒーを淹れる。

私は（たいていの場合）この掟に従った。その結果、運が良かったのか、それとも当然のことなのか、腸チフスにかかることもなければ、アメーバに冒されることもなければ、かの地で猖獗を極めていたさまざまの種類の赤痢にやられることもなかった。この掟は、抗生物質の発見にもかかわらず今なお勧めうるものである。

第二の掟。有益であるだけの品物は、必要不可欠の品物を見つける邪魔になる。

これもまた、実際上とても役立つアドバイスであり、現在でも私はこの掟を注意深く守っている。これは次のように言い換えられるだろう。必要不可欠でないあらゆるものは、害をなすものとなる。

第三の掟。明日言えることは、決して今日言ってはならない。

この掟は、あらゆる国においてよそ者がとる態度に有益に適用しうるが、私がそこにいたような、名誉心が傷つきやすく、人命がほとんど重んじられない古代的な地方ではとくに有益である。そうした地方ではよく、用心深さは老人に特有のものだと言われるが、私が思ったのは、そうした長所を持たぬ人間は、そのような地方では老人になるまで生き延びられないのではないかということ、そしてそのような地方で老人たちが知恵深いのは、彼らが経験豊かだからではなく、そうした知恵を持った人間だけが選別されて生き延びたからではないかということだった。

最後の掟。付き合う相手としては高貴な人々を選び、彼らを高貴な者として扱え。

この最後のアドバイスに注釈を付け加える必要はほとんどない。というのも、この掟を守るにせよ、これを犯すにせよ、そうする人々は本能的にそのようにするからだ。ただ、この掟を守る人々の集団に属すのが望ましいことは指摘しておこう。

「外国」への旅行者は、こうしたとても単純で、それほどいやな思いをせずに守れる規律に服すならば、自らの骨を、祖先伝来の古い墓地に持ち帰れる可能性が高い。他の危険、すなわち日射病、マムシ、ワジ〔4〕の増水による危険などは、四分の一リットル入りのミネラルウォーター、電話、同国人たちの車のあいだで西欧の都会人を脅かしている危険と比べればものの数ではない。

調和*

過ぎていく数限りない瞬間のうち、記憶が覚えておくのはわずかである。私にとっては、この時期の思い出は、まったく安心感に満ちたもの、調和に満ちたものである。

燃えるような昼が涼しい夜と夜のあいだにやってくる秋のある日、かなりよい収穫が得られたので、長老たちはハンガ＝シーディ＝ナジーの隠者のもとに十分の一税を運んでいくことにし、私に一緒に行かないかと誘ってきた。

私たちは最初、干上がったワジの河床に沿って南へと下り、砂漠との境界の険しい岩場にそのワジがえぐった峡谷を越えた。そこから先は地平線までずっと、雄ラバたちと私の小さな雌馬の脚の下に柔らかくくぼむ砂漠だった。フランスでは柔らかな風のことをそよ風《ゼフィール》と呼ぶが、たいていの場合、この語がアラビア語からの借用なのは知られていない。サハラ砂漠でもまた、風の機嫌がいいときにはそよ風（ゼフzeff）が柔らかく吹き、すると家畜も人間も心楽しくなる。その日もそんな一日だった。

広大な砂の平原にたどりつくと、私たちは方向を西向きに定め、断崖を自分の左側に見ながら進んでいった。そして夜が来ると、一行は川によって穿たれた穴のひとつに逃げ込んだ。それは小さな湾のようなもので、風から守られ、さらに贅沢の極みだが、ワジの河床の土を掘ると、私の信心深い道連れたちの沐浴のためや、家畜に飲ませるために少しばかりの水さえ集められるのだった。

皆が水を飲み、食事を済ませた後で（けなげなクママには七リットルの大麦、ルイーザには四リットル、アズトには三リットル、ロザリーには二リットル）、私の青いテントとキャンプ用の寝台が設営され、石の上に座り、丸くなったスュルタンを足下に、私が暮れつつある夜のさわやかな涼気を吸い込み始めると、私から二十メートルほどのところで、私たちが訪れつつある隠者の信者集団《フーアン》(2)に属する一団が、巨大な炎の周りを歌いながら回っていた。この炎は太古の嵐が置き忘れていった木だった。

私たちは夜明けから九月の強い日差しの下を歩いてきた。疲れ切るほど歩いたわけではないが、休息が嬉しくなる程度には十分歩いてきた。そして私は道連れたちの忍耐を見て、少しく賞賛の気持ちにとらわ

（2）フーアン〔Khouan〕（単数形はアフーニ〔Akhouni〕。兄弟。ここでは隠者を崇拝する信者集団の構成員を示すアラビア語の用語である。

れた。彼らは白髪混じりの一家の長でありながら、サハラ砂漠を十時間も歩いた後になおトランス状態になりうるのだ。このことを除けば、私は彼らにほとんど注意を払わなかったし、彼らも私にほとんど注意を払わなかった。それほどに、私たちはお互いに対して慣れきっていたのだ。彼らは彼らで、そのときやっていたことにかかりきりだったし（歌と叫びを伴った憑き物がついたようなトランス状態《ホズラ》（f）だった）、私にもやることがあった。爪を切っていたのだ。

この同じ年（もしかすると別の年だったかもしれない）、水が流れ出す美しい泉の近くに留まるため、私は自分の一行を岩場の陰に落ち着かせ、自分のテントは深い溝の走る山腹にくっついた鱗のように平らな場所に設置した。隣人たちは、それは「よくない考え」だと警告していた。だが、豊富にある澄んだ水の魅力にどうして抵抗できよう……そこへ嵐がやってきた。

毎日午後、タールのように黒く、密集した雲が砂漠の上で大騒ぎを始め、次いで峡谷に押し寄せ、朝まで魔法使いたちの饗宴を導いてきた。その後にやってくるのは滝のような雨である。危険はまったく現実的なものだった。というのも、私がそのときいた場所で、数年のあいだを置いてふたりの子供を別々に雷に打たれて亡くした家族と私は知り合いになったからだ。

朝、モハンドとバシルは私のテントの周りに、幅広い溝を深く掘っていた。夜になると流れはその溝をあふれ出すぎりぎりまで迫ってきた。午後になったばかりの時間帯、毎日の日照のあいだに、長老たちは私を訪れ、コーヒーを啜りながら、深い知恵をもって、とても遠くのとても低い位置にあるサハラ砂漠の青白い地平線を示しながら言っていた。「こんなところにいると、あそこへ行くことになるぞ……」。

ある夜、テントの周囲に掘られていた二本の溝はあふれだし、ちょっとした急流が寝台のとても高い脚のあいだを何にも妨げられることなく流れだし、私の犬は寝台に上って私の脚によじ登った。私は片目を開け、どのような厄災が訪れたかを確認した……書きためた資料は水を通さない袋に入れて、重いトランクにしまってあった。だから自分自身のことしか心配する必要はなかったし、私は眠かった……。自由と喜びが強く噴出して私の心を温めた。というのも私は、自然が横柄なときでさえも自然が好きだからだ。そして、もし流れが私たち、すなわちキャンプ道具と私を引きずっていったとしたら、間違いなく目が覚めるだろうと心地よく考えながら眠りについた。

シャーウィア族の土地でほとんど中断なく三年を過ごした後だったので、私は人々の会話についていけるようになっており、複雑に思われることでもノートを取れ、それぞれの村がどんなものを持っているかも、またどのような習慣に従っているかも知っていた。そしてどこにいても、まったく安全だと感じていた。これはいかなる町においても、どのように優秀な警察であっても決してあなたに保証できないような安全だった。というのはそのような安全は、蜂の巣のように凝集した諸集団、しかも相互に階層化された諸集団のあいだにしか存在しないものだからだ。

そのような社会に受け入れられたよそ者は恍惚となる。それが私の場合だった。そもそもがその社会に生まれた者にとっては、この恍惚にはそれに伴う不都合がある。というのも、あらゆる状況において彼らは他人に支えられており、彼らが何をしようと守られている。だが他方、生まれたときからあらゆる時間に行動を他人に見張られており、頭から爪先まで朝から夜までずっとすべての行動を分類整理されている。彼らが他人から見えなくなる瞬間、彼らが自由になる瞬間は一瞬たりともない。彼らが受ける試練は、私たち西欧の都会人の一部が強いられる試練とは逆のものである。西欧の都会では雑踏のなかで、孤独を熱烈に愛しながら、ひとりぼっちでいると感じなくて済むように蛇を飼う。ちょうど、エミール・アジャール[3]の主人公グロ・カランの優しい師匠のように。

私たち人間という種はそのようにできており、この種に属する者はどこへ行っても満足することがない。よほど不幸であって、もはや一杯の水と死ぬこと以外望まないというのでなければ。

（3）ロマン・ギャリとも呼ばれたロマン・カセフ（一九一四―八〇年）のふたつ目のペンネーム。彼はヴィルナ生まれのフランスの愛国者であり、二度にわたってゴンクール賞を受賞した唯一の小説家である。

パリ滞在[*]

何年もの歳月が過ぎていく

人食い女の物語を、家計簿を、地方で長く続く家の家系図を、また同じように長い復讐の応酬の顚末を収集するうちに何ヵ月もの日々が、何年もの歳月が過ぎていく……。

この物語が始まった頃（つまり一九三四年）、「国際アフリカ研究所」から与えられた二度の任務のおかげで、私は未知のアルジェリアに接近しつつあった。続いて、オーレス山地の全体を経巡った後に、私はもはやほとんど砂漠地帯の半流浪民である一集団から離れなくなった。

延長に延長を重ね、私の二度の任務はすでに三年以上も続いていた。そして最後の数ヵ月、時の流れがとても遅いものと思われてきた。しかし、家族に再会したいという思いが強くなれば強くなるほど、もう三度目の派遣は御免被りたいという気になっていた。だから、自分の意志で滞在期間を延ばし、私の仕事の、自分自身から見て許しがたく思える欠落を埋めようとしていた。

近親者のことはひどく懐かしかったのだが、自分の国をもう一度見たいという思いも強かった。私が夢見ていたのは葉のこんもり繁ったフランスの森、滑らかで美しいフランスの道、フランスの町々、村々のあいだを分けるはっきり広さの測られた空間、町々、村々のそれぞれを独特なものにする歴史的記念物だった。私が夢見ていたのはまた、洗われたばかりの敷布、木製の鎧戸が生み出す穏やかな影、スタンドランプの近くに積み重ねられた新刊、それらの新刊が引き起こす激しい議論だった。そうしたものを夢見るのは、結局、砂嵐、アセチレンランプの光の下で大急ぎで飲み込む鰯の缶詰、山羊皮の水筒で「生暖かくなった」土臭い水を前にして、当初の時期の私の熱意が枯れかけてきたのを認めることだった。われわれ人間という生物種はそうしたものであり、ヴァルモン子爵[5]が言うように、「あらゆるものに倦いてしまう」……。

ようやく嵐の心配をする必要もなく、本物の大きなテーブルの上に、トランク一杯に集めた私の資料を広げられた瞬間はすばらしかった。私と同様、何年も遠隔の地で調査をした後に、ようやくそのような機会が持てた人なら、私のそのときの気持ちを理解してくれるだろう。

私が取ったノートは、パンチされた紙を束ねた五〇冊ほどの冊子に書かれ、それぞれにそれが書かれた場所と日付が付されていた。私はまた説明書きを付けた二〇〇〇枚のスナップ、それぞれの植物にアラビア語名、ベルベル語名を付けた植物採集帳、岩場の下の隠れ家の先史時代の遺跡の発掘結果を持ち帰っていた。そして私にとってもっとも興味深く、またもっとも新しいものだと思われたのは、およそ過去二世紀を対象とした家系調査であり、ひとりひとりの人物について人々が思い出す限りのことを記してあった。さらには、オーレス山地の全体を範囲として、（さらにはそれを越えた範囲について）シャーウィア族の人々がアイト＝アムミ「私の父方の伯父・叔父の子孫」と呼ぶ家族集団を相互に結んできた相続関係の調査結果もあった。私の博士論文のふたりの指導教授（マルセル・モースとルイ・マシニョン）は、研究の進展を見守ってくれ、ふたりとも私の友になっていた。しかし、家系調査を、そして家と家《フェルカ》(g)との親族関係調査を重視するように私を導いたのは、ふたりの指導教授以上に、オーレス山地の長老たちだった。長老たち自身がまず何よりも関心を抱いていたのは実際この点だったのだ。

親族関係で結ばれた多くの人間集団もまた起源の伝説を保存していた。そのうちのいくつかはほとんどおとぎ話のような遠い過去にまで遡ってはいたが、それほど古くはないものの、経済学者や歴史家の興味を引くにふさわしいものもあった。それらすべてが、記憶が遡れる限りの過去に遡ることを許していたが、均質的な古い社会においては、記憶は遠い過去に遡り、そのうえしばしばアラビア語で書かれた証書がその記憶の証拠となっていた。それらの証書はあるいはハブース(4)に関わるものであり、あるいは土地の売買に関わるものだった。そしてそれは貴重な書類であり、一族の長子系の頭が、葦の茎の筒に入れて保存していた……。

自分が収集したデータを突き合わせながら、そして欠けたデータがあることに腹を立てながら、私はそれらのデータに熱中していった。

「大都会、パリ」

一九三八年、パリで過ごした勤勉な一年が、私を再び祖国の激動の生活に戻した——祖国は人民戦線が

(4) ハブース (habous) は、コーランが命じているところに反して、娘たちから相続の権利を奪うために用いられた宗教的契約。

もたらしたさまざまな新しい状況と、スペイン戦争の流血の失敗の直後だった。

大都会パリの周囲には、まだ農民中心で半睡状態のフランスが世界地図の上にバラ色で殴り書きされた自分たちの植民地帝国に満足を示していた。他方、五年前から、ヒトラーは少数派のユダヤ人を追い回し、彼に付き従うのを拒否するドイツのエリートを虐殺し、あからさまに隣国を脅かしていた。イタリアはヒトラーと同盟していた。スペインでは、独裁者がわれわれのふたりの敵の支持を受けて、合法的政権を転覆したところだった。私たちの国は三つの国境を脅かされていた（ところが、わずか二十年前には、わが国と同盟国の力をすべて合わせてもたったひとつの国境を守るのに十分ではなかったのだ……）。

人間博物館の、私たちの三人の指導者（ポール・リヴェ博士、ジョルジュ＝アンリ・リヴィエール、ジャック・スーステル）のあいだでは相変わらず政治が強い関心事で、彼らは人民戦線によって温められた波のあいだをまだ泳いでいた。しかし研究仲間の大半は、地球上のなおあまり知られていない各地に散って、姿を消していた。その代わり、博物館には多くの見知らぬ人々、あらゆる国からやってきた亡命者である研究者、とくにドイツからやってきたユダヤ人がおり、彼らは家族のことを心配していて、ほとんど口をきかなかった。

彼らの国、彼らが抱いている不安は私にとってまったく未知なものではなかった。というのも、かつて東プロイセンに三ヵ月滞在したことがあったからだ（この旅の過程でそれぞれ数日をプラハ、ダンツィヒ、コペンハーゲン、ケルンで過ごした。それはヒンデンブルクのおかげで、ヒトラーが権力の地位に就いたまさにその年のことだった）。この時期――一九三三年――ドイツの大学はまだ他の国々に似た北方の国だった（つまり世界でもっとも文明化された国々のひとつだった）。フランスに戻った後、私は家に、このドイツへの旅のあいだに知り合った何人かの人を迎え入れた。そのなかには、パリへの特派員だった三人のケルンのジャーナリストがいた。私の不在中、彼らは私の母に会いに来て、互いに強い友情で結ばれた。しかし一九三八年には、人間博物館に来ていた亡命研究者と同様、彼らも質問されても口を開きたがらないことが多かった……。

友人たちに誘われ、また凍りついた湖や雪を頂いた山々が見たいという欲望を満足させるため、私はそのとき、バイエルンに数日の休暇を楽しみに行った。そこにはおそらくまだナチスに反対の立場の人々もいたのだろうが、目立ったのはナチスの運動員だった（少なくとも、数日間の滞在をするだけの外国人の目にはそう見えた）。そして戦争の用意がいたるところでおおっぴらになされており、その仮想敵国は明らかに私の祖国だった（フランスはこの年、休暇のことしか頭になかった。そして戦争より、幸福、生命を愛するとはフランスは何と正しかったことだろう）。

このような光景に対する当然の反応として、こうした攻撃的姿勢の見せびらかしは、私のうちに、ドイツとフランスというふたつの国をつねに特徴づけている、数多くの細かな差異についての喧嘩腰の意識を芽生えさせた。そうした意識を持ちながら、強い不安と怒りの感情を覚えた——そしてまた、危険をほとんど意識していない祖国に対し、胸を刺すような愛情を抱いた。

バイエルンのこの一週間の休暇から戻って数日後、たまたまということではなく、未だに脅かされ続けている文化遺産に対する大きな愛情から、私と母は友人とともに、車でロレーヌ地方、シャンパーニュ地方、敵の侵略にさらされかねない広大な平原に数日旅をした。その地方は、無名の左官の親方たちがかつてゴシック様式の建築を作り上げた場所だった——それは歴史において、その地方の農民を代表したひとりの女羊飼い[6]がフランスという祖国を創り出す三世紀前のことだった。いくつもの教会を経巡りながら、私たちは（ドームの形態に、また柱の細部に）忘れられたゴシックの創造者の痕跡を探し求めていた……。フランスでは大聖堂の修復を指導していた建築家が、プロイセン軍の大砲がとくに狙いを定めた大聖堂の上部に私たちを案内してくれた。そのとき、私はその部分がどれだけ多く被弾したかを知った。ドームはそれを支えていた四本の柱のうち三本を破壊されていた。それが崩れなかったのは、この古い建物に使われた石のそれぞれが隣の石に青銅の釘で固定されていたからであり、すべての結合部分に鉛が流し込まれていたからだ。そのおかげで、鉄筋コンクリートの高層建築のように柔軟性に富み強固なものとなって、この石造りの大船はなお敵の眼前、また数世紀の時間の眼前に立ち続けられるようになっていた。

それらの教会をそれまで一度として見たことのなかった母だが、それらひとつひとつをよく知っており、次から次へと私たちを案内してくれた。まず、ほとんど完全にロマネスク様式の古びて薄暗い教会堂では、側廊や後陣に、まだたどたどしいものながら、オジーヴ構造が現れるのが見て取れた。細部の選択、その全体的な配置、ドームの特殊な作られ方によって、風変わりで一定の統一がそこにあること、そしてひとりの創意に富む人間がそこで仕事をしたことが明らかに見て取れた。それから同じ人物の痕跡が、まるでひとりの友人の痕跡であるかのように、三キロ、あるいは四キロ離れた場所でも見て取れ、そして前の教会でおずおずと姿を現すのを私たちが見た創意が、今度の教会ではより確固としたものになっていた。さらに数キロ行くと、その人物の仕事仲間、あるいは弟子が、彼の仕事を真似、さらには自分なりにアレンジしていた。ゴシック様式の創造は、それが創造された場所から波が広がるように広がっていたが、その歩みは雌ラバの歩みよりさらに遅かった。というのも、ゴシックを創造した親方が徒歩で一日で進み、私たちが一時間もかけずに進んだ距離を進むのに、ゴシック様式を構成する建築上の創案のひとつひとつが進むのに十年ほどの歳月が必要だったからだ。

一九三八年十月一日、前日にミュンヘンでわが国の首相と同盟国イギリスが降伏文書に署名したのをわが国の首都が知ったとき、私はまだパリにいた……こうして、それに先立つ数年のあいだにスペイン共和国を見捨てた後、われわれは今度は、友人であるチェコ人を犠牲にしていた……私と同様に怒りに息を詰まらせている何人かの学生を私は知っていた。だが私たちに何ができただろう。私の知る限り、そうした学生のほとんどは二年後、レジスタンスの最初の動きのなかで姿を消していった。

移民たち

一九三八年、人間博物館は民族学を学び始めた人々にとって魅力的な中心ではあったが、それだけではなく、東洋語学校もまた同様であり、そこにはエミール・デスタンの後任としてアンドレ・バセが着任したばかりだった。私はそこで、ベルベル語の、それまで知っていたものとは別の方言、またベルベル語の比較文法の学習を再開していた。そしてそこで学んだのは文法だけではなかった。

パリの郊外に居住し始めていたマグレブ人工員の集団のいくつかと私はどのように知り合いになったのだろう。おそらく、私が授業を受け、自宅にも行っていたルイ・マシニョン教授を通じてだったのだろう。だが私はまたモンターニュ少佐と、「原住民問題担当チーム」と呼ばれていた彼の配下の若い将校たちとも付き合っていた(当時はこの「原住民」という用語は、知識人の気分を害するものではなかった)。

シャーウィア族よりもよほど数が多い、ベルベル語を話すカビリア人やシルハ族はすでにフランスにおいてかなりの人数を擁する集団となっており、パリ郊外で、自分たちが集まるカフェや、集団で居住する区域や、好んで歩き回る場所を持つまでになっていた。現在では、移民の数があまりに多くなり、彼らが最初にやってきたときにできあがった集団間の境界線は見えにくくなってしまった。しかし一九四〇年以前のまだ移民の数がそれほど多くなかった時期には、彼らはロードス島のエルサレム聖ヨハネ騎士団の騎士のように、話す言語ごとに異なった溜まり場に集っていた。

当時カビリア人やシルハ族と知り合いになり始めていたが、この時期の思い出のひとつは、シルハ族の工員たちがパリに住むフランス人の友人たちのために開いたパーティである。

それは、パリからかなり離れた、貧しい人々が住む郊外のとても小さくとても古いカフェで開かれたが、そのカフェのおもな客は私たちを招いてくれたシルハ族の人々に違いなかった。もっともすでに彼らのひとりがすでにそのカフェの所有者になっていたのかもしれない（しかしたとえそうだったとしても、それはサヴォワ人やオーベルニュ人がパリにやってきてから数世代を経て、カフェを所有し始めた時期より後のことだった）。当時マグレブ人は皆、青い仕事着を着てバスク人のようなベレー帽を被っていた。だからその場にいた何も被っていない三人は間違いなく、「フランス生まれ」のフランス人だった。そしてこの三人が招待客だった。そして招待をした者と招待を受けた者以外、客はひとりもいなかった。

クスクスが出された後で（それは琺瑯引きをされた洗面器で持ってこられ、めいめいの皿の上に取り分けられた）ミントティーがモロッコのグラスで供された。その後で誰かが椅子とテーブルとを片付け、部屋の中心に数平方メートルの空間が作られた。そこにいた男たちのひとりが横笛を取り出し、もうひとり（その顔は恐ろしいほどに醜悪だった）がバスク風のベレー帽を取り、アラビア人が被る縁なし帽である白いシェシア帽を被って、顔を隠した。それから横笛の響きに合わせ、ひとりで踊り始めた。

そこに姿を見せたのは、故郷を離れた生活であり、郷愁であり、夢だった。要するにこのうえなく美しいものだった。

パリに姿を見せたオーレス山地の住民たち

帰国してまもなく、私はかつてのふたりの奉公人からの手紙を受け取った。一通はメナアから発送された若いバシルからのもの、もう一通はモハンドの名で出されており、ビスクラの代書人の手になるものだった。二通の手紙はおおよそ同じことを述べていた。「今年の収穫はひどく」「山羊たちは死に」「私はフランスに働きに行きたい」……というものだった。モハンドとバシルは互いにかなり離れて住んでおり、彼らがその二通の手紙を出すのにあらかじめ相談をしたということはありえなかった。それだけに、二通の手紙が同じことを述べているのに私は強い印象を受けた。

今日ならそうすることが一般的なように、もしそのとき彼らに電話をかけられたならば、彼らが直面するだろうさまざまな困難をこと細かに説明し、彼らの苦境を解決するために別の解決法を探していただろう。しかし手紙で私にできるのはわかったあるいはそれはだめだと答えることだけだった。だから私は二枚の厚紙に自宅までの全行程を書いた。「バトナまでバス」、「バトナからフィリップヴィルまで列車」、「フィリップヴィルからマルセイユまで船」、「マルセイユからパリまで列車」、「そして続いて、私たちの家まで来るための行程」。分岐点ごとに（親切な、そして文字が読める）通行人が居合わせ、自分の行くはずだった道からそれて、旅慣れぬふたりの旅人に、行くべき道を教えてくれた。このふたりの旅人のうちひとりはフランス語をまったく知らなかった。

従うべき行程を私が書いた厚紙を手にして、モハンドはアルジェリア、地中海、フランス、パリを横切り、検札係と船酔いに立ち向かい、切符を買い、検札係に切符を差し出し、終点に着くたびに切符を渡し、列車を乗り継いだ。彼を手から手へと渡し続けてくれた慈善の心に満ちた多くの見知らぬ人々の最後の人が、彼を私たちの家の門口まで連れてきてくれ、彼の代わりに呼び鈴を鳴らしてくれた。入口の鉄柵を通してスュルタンはモハンドの姿を認め、彼を歓迎して大騒ぎし、バシルに知らせた……。私はと言えば、アフリカで過ごした連続四年の夏の渇きを癒すため、友人の一団とともにカナダ式カヌーでの急流下りをしに数日間自宅を留守にしていた。

ずっと後になってから、モハンドは切れ切れに、旅行中に抱いたさまざまの感情を私に物語った。ひとりの修史官が彼に耳を傾けたなら、オデュッセウス、聖ブレンダン[7]、マルコ・ポーロ、コロンブスの冒険を飾っているのと同じくらいすばらしい素材を引き出せただろう。しかし、語彙を欠いていたので、この冒険者にできたのは、私たちに「山羊のように飛び跳ねていた海の波」について語ること（彼は海では病で弱っていた）、「蟻のようにぎっしりと並んだ」パリ[8]の車について語ることだけだった……。多くの山羊と多くの車のあいだに打ち捨てられた彼を、かつてトビトにそうしてやったように、超自然的な恩寵が救い出してくれたのだ。

これに対し、バシルには誰の助けも必要なかった。彼はモハンドの数日前に、人生で初めてヨーロッパ風のスーツに身を固め、バスク風のベレー帽を被って到着していた。新品の小さなスーツケースを手にした彼は、漫画の主人公ルールルタビーユ[9]に似ていた。

バシルは賢くて真面目だったが、弱々しいなりをした少年だった。モハンドはと言えば、彼は雄ラバを世話し、注意深く、また器用に荷を背負わせることには長けていた（これらの長所はパリの雇用主の関心を引かなかった）。そのうえ彼は私たちの言語をまったく知らなかった）。それでも私はこのふたりに職を見つけてやれた。モハンドは車で配達をする運転手に付き添い、荷物の積み下ろしを手伝った。バシルはパートタイムで、わが家の女中の手伝いをした。私はまたバシルをサッカークラブと、彼が途中までおこなっていた学習を続け修了証を手にするための補習授業に登録させた。

詩的な話し方をする老いたペリゴール人[10]だった女中のセレスティーヌ[5]は、私が幼い頃からわが家の家事をこなしてくれていた。彼女は、バシル、モハンドとても気が合った（モハンドのことを彼女はいつも「モーリスさん」と呼んでいた。モハンドの名前の中にある「ハ」の音は彼女にとって乗り越えられない障害だった）。彼女の親切に応えて、彼らは彼女を横笛の演奏でもてなし、バシルはさらに自分の一族の、栄光に満ちた血生臭い復讐譚を付け加えた。魔法使いと幽霊の物語について言うなら、フランスの田舎（これはセレスティーヌによって代表されていた）は、シャーウィア族の同種の物語にまったくひけをとるものではなかった[6]。

私は彼らをただちにパリのモスクに連れていき、またロジエ通りに連れていった。そこでは当時、ユダヤ教徒とイスラム教徒に共通のやり方で絞め殺された家畜の肉を買えたし、今でも買える……。それから、私が家族を知っていたオーレス山地出身の人々も私たちに会いにきて食事をともにした。私の周囲にいた人々はすぐにそれに慣れた。私たちと一緒に暮らしていた祖母も例外ではない。

彼の村のすべての住民と同様、またオーレス山地の村々のすべての住民と同様、バシルは悪鬼《ジン》[7]の存在

（5）一九四〇年に彼女はヒトラーについて次のように言っていた。「あれは本当に悪魔の座薬ですよ」。

（6）教会による遠い昔の迫害や、より最近の自由思想による悪口雑言によっても、私たちの国の田舎は自分たちの魔法使いを打ち捨てたりしなかった。だが田舎はそれを隠している。パリにもまた魔法使いがいるが、パリのほうはそれを隠したりしない。

を固く信じていた。彼を登録させた郊外のサッカークラブの仲間の誰ひとりとして彼の信仰を分かち持つ者はいなかった。さらに悪いことに、彼らはその信仰を全員一致で滑稽極まりないものと見なしていた。

自分のサッカーチーム仲間に滑稽視されるのはバシルにとってはこのうえない不幸であり、そんな目に遭うくらいなら、生きたまま皮を剝がれるほうがましだっただろう。疑いなく、彼は当初、仲間たちに知られないように注意しながら、彼らについて熱心に調査をした。その調査によっては何もわからなかったので、彼は私に質問しに来ざるをえなくなった。

観察の仕方、分析の仕方、彼がひとつひとつを批判的な眼差しをもって検討する論拠の数々を見ると、数々の知識を方法論的に獲得する才能を生まれながらに備えた、実証的知性のさまざまな特徴が窺えた。要するに彼の知性は「デカルト的」なものだった。これとは逆に、三十年も前からパリに住み、自分の名前がやっと書けるフランスの農民女性だったセレスティーヌにあって私が評価するのは、話し方の詩的な魅力であり、彼女が語る奔放な物語において、超自然が重要な役割を果たしていることだった。私がとくに好きだったのは、彼女が私に目に見えない恐ろしい存在を描き出して見せてくれることであり、彼女はそうした存在の驚くべき心理を生き生きと描写してくれた。「連中を怖がると、連中は私たちに飛びかかってくるんです」と彼女は恐ろしげな口調で言っていたが、それはそうした存在を怖がらせるためだった。バシルは自らが悪鬼《ジン》について持っていた知識を科学者の警戒的な目で分類していたが、セレスティーヌは自分が恐れていた存在と「論理に先立つ、神秘的な」関係を取り結んでいた。うっかりして言い忘れるところだったが、この創意に富む小さな怪物たちをセレスティーヌは「細菌」と呼んでいた。

「屋根の神聖さ《ホルマ》」(8)と死んだ王妃

私の家の近くに、モハンドを雇用した工場主が住んでいた。この工場主はモハンドに自分の大きな別邸

（7）ヴィクトル・ユゴーが、アラビア語の語「ジン」に、フランス語への入国査証を与えた。オーレス山地ではこの語はベルベル化され、男性形では「アジェンニ」(ajenni) と発音され、女性形では「タジェニット」(tajennit)、複数形では「ジュヌーン」(jnoun) と発音される。

「ジン」はわが国の小鬼 (lutin) よりは攻撃的であるが、わが国の幽霊やブルターニュの「アンクー」(Ankou) ほど不吉ではなく、ユーゴスラヴィアの吸血鬼ほど血を好まない。私が知った多くの天幕集落には、女ジンと結婚していることが広く知られている数多くの男と、男ジンと秘かに結婚している数多くの女がいた。

男ジン、女ジンは、これらより強い力を持つ隠者によって抑えられていない場合には危険な存在になることもあった。ある新郎は、嫉妬に狂った女ジンによって、結婚のその日に絞殺された。目に見えるほうの新婦（この新婦は私の知り合いだった）は、その競争相手のせいでその後もなおたいへん困らせられていた。ある日、その競争相手は彼女を高台から突き落として、腕を骨折させた。

（8）「ホルマ」(horma) という語の語根はアラビア語起源のものであり、同じ語根は「ハーレム」(harem) という語にも見出される。「ハーレム」という語は家の中で、その家の住民ではない男性が入ってはいけない場所である。それは女性専用の部分なのだ。だから「ホルマ」は「神聖」と翻訳できる。この語根はまた、また「ハラム」(haram) という語の中にもあるが、この「ハラム」という語が示すのは、排斥される食物、すなわちとくに豚である。このふたつの意味（それらふたつの意味は私たちには矛盾されると思われるものだが）を両立させるために interdit（禁じられた＝タブー視された）という語を思い浮かべることができる。この語もまた私たちにとっては互いに対立したこうしたふたつの場合について用いうるものだ。

聖人の「ホルマ」は、彼の墓、そしてその墓の周囲を守り、追い詰められた逃走者はそこに隠れ家を求められる。

に付属した小屋を貸してくれた。当時の人口の少なかったフランスでは居住面積は広かったのだ……。私たちの家の広い屋根裏には、数世代の先祖によって残された家具が山積みになっていた……。こうした状況によって、新しくフランスにやってきたモハンドのために、ただでたやすく快適な住環境を整えられた。だが残念なことに、彼が働きに行かねばならぬ工場はとんでもない場所にあり、そこに行くためには地下鉄に乗り、さらに乗り換えをする必要があった……。

話し合いの結果、初めてモハンドが工場に行くときには、バシルが——私は地図を手に彼に行程を説明した——付き添っていくことになった……。二度目以降は付き添いはまったく必要がなくなった。というのもその後は、まったくあるかなきかの道を行くために目印を見つけることに慣れたこのサハラ出身の男は、パリの地下を、間違った際の唯一の命綱として私たちの家の電話番号だけを持って、ひとりで道を間違えずに歩けるようになったからだ。彼がその電話番号を使ったことは一度もない。

当然、私たちの家ではモハンドをバシルほど頻繁には見かけなくなった。というのは彼が守っていた礼儀の規則は、わが家に一週間に二度以上は食事に来るのを禁じていたからだ。彼がその規則を破ることなどほとんどありえなかった。加えて、その性格から、彼は自分の心の状態を外に表したりしなかった。それでも、重大な場合には、彼の慎み深さが破られることも一、二度あった。

モハンドの雇用主であり、彼に小屋を貸してくれていた隣人があるとき、若く美しい女中を雇ったのだが、この女中がモハンドにいかに素朴な外国人にもわかるように明瞭な仕方で誘いかけた。いくらか前からすでにフランスに住んでいたモハンドには、オーレス山地において孤独な男たちに、離婚した女や未亡人が提供する方策が奪われていた。彼女たちはアラビア語ではアズリア（ʿazria）と呼ばれ、ベルベル語ではタズリト（tʾazrit）（複数形はティアズリイーン）（tiʾazriyin）と呼ばれるが、意味は「自由な女」で

ある。(9)

モハンドの苦悩はコルネイユ的なものだった。その苦悩はたいへん大きく、彼はとにかく日頃の慎みを捨てて、滅多にすることのない告白をバシルにしたのだ――彼とは逆にきわめて外向的なバシルは私たちにモハンドの苦悩の概略を打ち明けた。

コルネイユにおけると同様に、名誉心が最終的には勝利を収め、誘惑をものともせず、モハンドは彼女と距離を保ち続けた。「屋根の神聖《ホルマ》さを冒すわけにはいかなかったからだ」と彼はバシルに言っていた。翻訳すれば、自分を受け入れてくれた家の屋根を汚したくはなかったということになる。

騎士道的な徳は、ときとして現世で報いられる。このできごとがあってしばらくして、現代のパルシファル(10)は、地下鉄で、ある女性と出会った。

(9) その領域を罰を受けずに冒すことはできないからだ。天幕、家、一族（ferqua）、部族（'arch）にもまた「ホルマ」がある。その強さは、そこに住む人々の勇気によって測られる。この意味で、この語は「名誉」という語でも訳せる。村では、オーレス山地の「ティアズリイーン」については、まったくのでたらめが多く語られてきた。実際は、いくつかの村では、この語はもっぱら離婚した女性を指し、他の場所では結婚していない女性、娘を指す。売春をおこなう者はまれだが、それでも私はとくに一九三五年にティスキフィンで、宗教祭典の際の市でそのような女を何人か見たことがある。

年配の男性が非常に若い娘と結婚する国々では、若く貧しい男性たちは当然独身を強いられる。そして年寄りの男性の結婚が多ければ多いほど、女性にありつけない若い男性の数は大きくなる。五十代の男性が多くの妻を抱えることは、三十歳以下の男性の多くが独身に留まることを意味する。

(10) 半世紀前、オーレス山地で表明され、皆に感じられていた名誉心は、わが国の騎士道小説に見られるものとかなり近いものだった。わが国のインテリ階層はこうした騎士道小説をもはや読まないが、それでもそうした素材はわが国通勤路の目印を見失わないように、彼は実際、毎朝、同じ時刻に、同じ車両の同じ席を選んで座っていた。仕事、地下鉄、睡眠というリズムに従って生きている多くの労働者が同じようにしていた。しばらくすると、彼は自分の周囲にいる人々の顔を見覚えるようになった。そしてそれからとくにひとりの人間の顔を見覚えるようになった。

ある日「彼女」は彼に微笑みかけ、また別の日、「彼女」は自分の手を彼の手に重ねてきた。その日、動顛したモハンドはそのことをバシルに語った。その後、彼女について何も語らなくなったが、急にフランス語が上手になり出し、バシルとセレスティーヌの会話に口を挟むようになった。その会話には私と母もしばしば加わっていた。

(パリの地下鉄のおかげで起きた)この幸せなできごとまで、モハンドは複雑な議論にはついてこられず、セレスティーヌと私の家族を楽しませてくれたのは、もっぱらバシルの家族の、また彼の村の村人たち(彼らはつねに隣村の人々に勝利していた)の豪華絢爛たる物語であり、彼の数多い伯父・叔父たちの武勲の物語(彼らは全員光栄なことに殺人を犯して徒刑場送りになっていた)、彼らに殺人を犯させた何だかよくわからない復讐の顛末だった。

「メナアの人たちはタグーストの奴らより名誉心に富んでいる」と少年は自信たっぷりに言っていた。「タグーストの奴らはジャッカルのような連中だ」……「私の一族は、メナアの他の家族よりも名誉心に富んでいる。交渉でものごとを収めたり(11)は決してしない。決して血の代償《ディヤ》を払ったりしない。血には血をもって応える。金で話をつけたりはしない……」。こうしたことが、少年の自慢話の主要な話題だった。フランス語がかなり理解できるようになると、賢者であるモハンドは、こうした自慢話を聞いてしばしば怒り出した。

ある日、ヨーロッパの威光を取り戻そうとして、また私の家でバシルの一族が獲得した立場を弱めようとして、母は彼にポルトガルのドン・ペドロがした復讐を物語ろうとした。「歴史の語るところでは、父親が死んで、ドン・ペドロが国王になると、彼はイネス・ド・カストロの死骸を掘り起こさせ、この死んだ女と結婚式を挙げ、そして彼女を王妃として戴冠させた(12)。それから彼は、自ら、彼女を殺した者どものどをかき切り、連中の心臓に噛みついた……」。

話に興味を抱いたバシルは、嬉しそうに、話の展開の各所でうなずいていた。話が終わるとしばし夢見心地の様子だった。「それじゃあ、あなたがたは心臓に噛みつくんだね。僕たちは血を飲むのだけどね」と彼は感慨深げに言った。

〈詩的文学を受け付けない人々のために、オーレス山地では私が滞在していたほとんど先史的な時代においても、普通敵の血を飲んだりしなかったとはっきり言っておくほうがいいだろう。それでも、私がその地域の住民と知り合いになり始めた頃、このずっと昔におこなわれていた振る舞いは、会話のなかで大きな役割を果たしていた。バシル自身について言えば、繊細で、簡単にいろいろなことで気分を害する少年だった。たとえば、スープに蠅が落ちると、私は蠅だけを取りのけるのだが、彼はスープをすべて捨て

の文化のなかで生き延びていないわけではない。その素材も、またその形式も生き延び続けている。というのも、私はワロン語圏の人形劇でおこなわれた、「エモンの四人の息子(11)」の上演を覚えているからだ。この演目は、口承で伝えられてきたものだ。観客たちは感動で震えていた。
(11) 「交渉」と呼ばれていたのは「血の代償」をお金で支払うことであり、これによって復讐にけりがつけられていた。
(12) 『死せる王妃』で、モンテルランはこの歴史的事実を利用したが、その舞台を近代に移している。

ていた。)

私たちの家の台所にいたパリの原住民たちは皆口をつぐんだ。すっかり怖じ気をふるったのだ。そしてバシルの一族《フェルカ》のヨーロッパの「一党」に対する優位に疑問がさし挟まれることはもはやなかった。

バシルの頭に宿っている価値の階梯においては、彼の伯父たちと彼の一族《フェルカ》が頂点に立っていた。次に来るのは、彼の村の他の家族(ただひとつの一族は例外である)。彼の村(すなわち彼の部族)の次に彼が尊重していたのは、彼の村が参加していた部族連合《ソフ》だった。次に来るのはオーレス山地全体だが、そこからタグーストの人々は排除されていた……。

世界の他の部分は混沌とした人々の群れだが、そこではアラブ人がわずかにフランス人より優位を占めていた。そしてフランス人は他のヨーロッパ人(そこにはドイツ人は含まれていない)よりはるかに優位に立っていた。階梯の下から二番目にいるのは彼が疑わしいと見なしていた人々だった。すなわちドイツ人とユダヤ人である……。一度も見たことがないこれらの人々をなぜ彼がこれほど低く評価するのか。彼に尋ねてみたが、答えは返ってこなかった。

不名誉の極みに位置するのは、彼の目から見てまさしく唾棄すべき者である人々だった。すなわちタグーストの人々であり、メナアの、彼の一族の敵である「一族《フェルカ》」だった。

オーレス山地を離れる前に、私は、地中海の対岸に運試しに行っている息子たちや甥たちの住所をいくつか住民たちから知らされていた。そして、初期のマグレブ人移民すべてと同様に、彼らが明瞭に合法的なものと保証された食物(そうした食物とは具体的に言えば卵であり、鰯であり、チーズだった)しか口にしたくないと考えているのを私は知っていた。彼らの多くはそんなものしか食べていないのに、重労働をしており、彼らのあいだには結核に冒された者がいるのを私は知っていた……。要するに、毎日曜日、私が家族を知っていたイスラム教徒たちを家に招き入れるために、バシルはロジエ通りのユダヤ人が経営する肉屋に私たちが食べるすべての肉を買い求めに行っていた。

オーレス山地出身の人々は、まだあまりに数が少なく、カフェを占有することも、ある地区を占有することもできずにいたが、彼らのあいだで交際が始まる程度の数はおり、私はまもなく、アルジェリアの相互に敵対する部族連合《ソフ》もモロッコの部族連合《レフ》（これらの部族連合は民族学者にとって「骨髄のたっぷり詰まった美味な骨」だった）同様、海を越えてまでその敵対関係を持ち来たっていないことに気がついた。おそらく異なる言語集団同士を敵対させていた競争心だけで、部族連合間の連合を促すに十分だったのだろう。「おまえはおれと同じように話す。おまえはおれの兄弟だ……」（これとは異なった時期、西側世界、そして東側世界に存在した強制収容所でも事態は似たようなものだった）。

移民は、同じ言語を話す諸部族を連合させただけではなかった——長老イブン・バーディース[12]（彼は非常に広く知られ、尊敬されていた）以上に、またメサーリー・ハージュ（彼に耳を傾ける人々はまだ限られていた）以上に、移民という事態は「祖国アルジェリア」という新しい概念の基礎となったに違いなかった。一九四〇年以前には、アルジェリアという概念は、実際、フランスの官僚組織にとってしか存在していなかった。

アルジェリアにとって移民というものがどれだけ大きな社会的変動を引き起こすことになるのか完全に把握してはいなかったものの、それでも私はアルジェリアを、そして移民という現象を大きな関心を持って見つめていた。そして老師ウィリアム・マルセと研究者の一団が講演を依頼してきたとき、私はアルジェリアと移民について話すことにした。

事情に通じた読者は、私が時勢に取り残されていたのに多分驚くだろう。というのも北アフリカからの移民は、その時点ですでに十年ほど前から、社会学的現象になっていたからだ。だが私の初期の研究の対象はアルジェリアの地方民であり、アルジェリアの大都会周辺の貧民街は対象になっていなかった。そうした研究のあり方が私に影響を与えていたのだ。

ところで、私がもっぱら話を聞いていた部族の長老たちは、過去を重要視し、現在の悪口を語り、未来にはまったく関心を持っていなかった。一方、彼らの息子たちは大波となって、フランスの町々に溢れ、その結果、それまで不動のものと彼らが見なしていた秩序をそれまでとは異なった目で眺めるようになっていた。

十五年後、アルジェリア戦争の最中、私はバシルが妻と子供たちと住む町を通った。戦争はまだ、人々の生活をすっかりひっくり返してはおらず、私生活は通常の営みを乱されていなかった。若い父親は高いレベルの技術者試験にすばらしい成績で通ったばかりで、これによって彼は昇進し、収入は倍増していた。夫婦とも、もうそれ以上の子供を欲しいとは考えていなかった。「子供たち全員に高等教育を受けさせたいからです」。たまたま私は若い妻の名前を知った。彼女はバシルが蛇蝎のように嫌っていた一族《フェルカ》の年老いた長老にもっとも可愛がられていた娘だった。

バシルは私をよく知っていたので、私が黙りこんだ意味をすぐ理解した。「そうなんです」と彼は鷹揚に言った。「彼女は父親に言ったんです。私はこの青年と結婚するとね……」。

これを聞くと、カプレ長老は、叫ぶことも悲しみを露骨に表すこともなく、ことの成り行きに屈した。盛大な結婚式が挙げられ、美しい数々の宝石が贈られ、婿と舅のあいだにはすばらしい関係が築かれた。そして舅は娘に山ほどの贈り物を贈り続けている。

前言撤回を愛する術を学ばねばならない。そして私が出会った前言撤回はこれが最初のものでも最後のものでもなかった。

オーレス山地への帰還*

三度目の任務*

要請をすると、創設されたばかりの国立科学研究センターはただちに三度目の任務への同意を与えてくれた。その結果、私が時々受け取っていた新聞の束のおかげで、ヒトラーとスターリンのあいだで一九三九年八月二十三日に結ばれた同盟について知ったのは、ケバシュの険しい岩場の上においてだった。そのときから、私は第二次世界大戦は不可避だと知っていた。山から山へと、アリスから羊飼いの叫びによって伝えられる総動員令はほとんどラジオによって伝えられるのと同じくらいの速さで私のところまで伝えられた。消えかけた蠟燭の炎の下で、「私たちは最強であり勝利するだろう」という主題の記事を私が読んだ郵便物が届いた夕べのことを、今でも覚えている。暗闇が支配する夜のなかで、一九一四年のフランスの状況と一九三九年のそれの比較が頭に浮かんで、記事を読みながら私が感じていた居心地の悪さはどんどん大きくなった。一九一四年には、敵は二方面の国境を守る必要があったのに、私たちは一方面の国境を守ればよかった。一九三九年には、敵は全部隊を私たちに向けようとしていたのに対し、私たちは三方面の国境を脅かされていた……不幸に慣れていなかった私は、何とかこうした考えを振り払った。

続いて、宣戦がなされた直後に、国立科学研究センターからの公式の知らせが、四度目の任務が、三度目の任務を現地において延長する形で許可されたと知らせてきた。

この四度目の任務は五月に終わることになっていた。私は思った。「五月は、酷暑がやってくる前にフランスに帰るにはもってこいの季節だ。六月にはパリをまた見られるだろう……」。

一九四〇年六月、パリを再び見るにはすばらしい時期だ！

一九三九年時点では、この日付は他の日付と何ら変わるところのない、特別の性格を持たない日付だった。

計画していたふたつの仕事を完成するために——ひとつはシャーウィア族全体の社会的な要素のすべて（部族、氏族、部族連合《ソフ》、信者集団）を分類整理することであり、もうひとつはシャーウィア族の一要素（七〇〇〇人からなる一部族）の全体を、分析的に、機能的に研究すること——、私はそれまでの任務の過程で仕事に捧げた以上の時間を必要としていた。そしてそのためにほとんど道のない広大な領域を、素早く、そして頻繁に移動する必要があった。そこで、自分の実際の生活の組み立てをまたもや、それをより簡素にする方向で変更せねばならなかった。時間を稼ぐために、できるだけ長い距離を一気に移動する習慣を身につけた（往々にして、そうせざるをえないときには十三時間、あるいは十四時間移動を続けた）。だが理想的な行程は、九時間から十時間のそれで、半ばを徒歩で、半ばを騎馬で行くというものだった。そうすれば私と馬の双方にとって休息となった。とりわけ、一九三九年のラマダンのあいだ、毎日九時間から十時間の行程を休みも取らず、食事は夜明け前か日没後だけに取りながら、とてもたやすく、しかもとても上機嫌で移動したのを覚えている。

私はすでに書籍も、缶詰も、快適さを与えるすべての品物も放棄していた。だがそれまでの時期はつねに、ヨーロッパ風の中心地での定期的な物資調達が不可欠だと考えていたし、したがって、予備の食糧とともに移動せねばならなかった。そして最初の任務のおりには荷物を積むのに十二頭の家畜が必要であり、第二回目の任務のおりにもまだ三頭の家畜が必要だったのに、今では一頭の家畜で間に合うようになっていた。

生活の物質面を簡素にしつつも、私はつねにその生活が秩序あるものであり、快適なものであるように心がけた。最後の二度の任務のあいだ、サハラ砂漠のただなかで、あるいはデフラ砂漠（サハラ砂漠よりなお荒れ果てた、不毛な、荒涼とした岩の多い荒れ地）のただなかの、五年前であればそこで二十四時間過ごすことも不可能だと思われたような場所で、私は何ヵ月も、物資調達の当てもなく過ごしたが、それでも身体によく心地よく、規則的で、ほとんどヴァラエティーに富むと言えるような、見栄えもよい、儀式ばって申し分のないナプキンの上に出される食事をしていた。

それを可能にするための唯一の方法――あなたがいるのは砂と石しかない地方で、そこにはいかなる商業施設もなく、物々交換でさえ限られたものであり、限られた食料品について限られた時期にしかおこなわれない――は、部族内部でおこなわれる物資流通の仕組みのなかに、それに参加する者として入り込むことだった。そうしてみると、ものの見方ががらりと変わる。よそ者としてものを買っていたときに手に入るものは、質の悪い、しかも高価なものばかりだったのに、ものがもらえるようになった今は、立派なものばかりが手に入る（あなたもまた贈り物をせねばならないこと、また贈り物として選ぶべきもの、送り先として選ぶ相手を間違えてはならず、贈り物をするときにはあなた自身の分際に合わせてそうせねばならないのは言うまでもない）。要するに、半径七〇キロメートル以内に熟したトマトが三つある場合、その三つのトマトは私のテーブルの上にあり、よく肥えた鶏、しっかり篩にかけられた小麦、初物のナツメヤシ、季節が終わりかけているブドウがそれに添えられていた。シャーウィア族はよく旅をする人々であり、いつでもどこからか戻る途中で、彼らが着るフード付きの袖無し外套であるバーヌースのフードに入れて私に何か持ってきてくれる人がいた。この友情と礼儀に満ち満ちた付き合い、この儀礼とともに交わされる贈り物は、自分の仕事を愛する民族学者にとっては理想的な環境だった。

私はもはや雄ラバを買うのはやめていた。それは餌をやらねばならぬという面倒を避けるためであり、もはや雄ラバを借りねばならないという問題も生じなかったからだ。そもそも、物質上の問題は私にはもはや一切なかった。私は誰もを知っていたし、いたるところで私は知られていたからだ。

たとえば、ある日、滅多にない短期の、しかもいつものようにたまたまのビスクラ滞在のおりに、ヨーロッパ風の町にいるのでヨーロッパ風の服装をして、「観光客」に混じって、泊まっていたホテルのテラスに座っていると、自分のほうへ三人の見知らぬ老人がやってくるのを見る。彼らは年老いたイスラム教徒だけに見られる堂々とした様子をしている。白い顎髭を生やし、土地の人間が着る袖無しの衣装である真っ白なガンドゥーラと袖無し外套であるやはり真っ白なバーヌースを身に纏い、純白のターバンを頭に巻いている。彼らが私に会いに来たのだとは確信できぬままに彼らと会話を始める。彼らが私の大好きな部族の出身であるのを知ると、たちまちのうちに彼らが誰であるかがわかり、心の中で彼らを一族の系図のうちに位置づける。三人とも長老《ハジ》で、三人ともコーランの教師《タレブ》(h)である。私はそのことを彼らに言い、彼らは私に自分たちが一緒に行ったメッカへの巡礼の話をする。会話はだんだん熱を帯びたものになってくるが、相変わらず彼らの望みが何であるかはわからない。別れるときになって、彼らはそれぞれバーヌースの結び目をほどき、そこから持ち金をすべて取り出し、それを私の手に委ねる。「これは私たちの部族のいるサハラの土地に井戸を掘るための金だ。その井戸は三長老の井戸と名付けてほしい。私たちはおまえが誰であるか知っている。おまえを信頼している」。――そして彼らは行ってしまう。ベルベル人の住む田舎を知っている人間には、彼らが計画が熟すまで何年もかけたであろうこと、またその計画を実現するために、私という人間を選ぶことに彼らが意見を一致させるまでに何ヵ月かを費やしたであろうことは明瞭である。ところで、私がビスクラに行くつもりだったことは誰も知らなかった。道を行く馬を誰か羊飼いが見かけたのだろうか。馬が向かう先を見てその羊飼いは行き先の見当をつけたのだろうか。その羊飼いがそのことを通りがかりの人間に伝えたのだろうか。誰がそのことを伝えたのだろう……。その長老たちにその後二度と会ったことはない。だが井戸は掘られた(1)。

また別のときには、奉公人たちを宿営地に残したまま、私は(例外的なことだが、ひとりで)アリスとビスクラのあいだを山塊を横切って走る唯一の道を行く地元のバスに乗ったのだが、そのバスは土地の習慣に従い、夜明けよりずっと前に出発していた。夜明けの時間にその途轍もないおんぼろ車はデフラ砂漠で故障した。その地方では故障が直るまで数日かかることもあるのだが、当然誰も、余計な食糧など持ち合わせていなかった。運転助手が急ぐ様子もなく、助けを求めるため、ビスクラに向けて徒歩で出発した。運転手はあちこちの管にしきりに唾を吐きかけ、あちこちのネジを外し、悟った様子の無関心を示しながら、鉄線でモーターをいじっていた。それはまるで、何かを試みるのに成功の希望を抱く必要などないのだということを「沈黙公」ウィレム一世(13)のように悟っているかのようだった……。乗客の一行も運転手と同様何の期待もしていなかった。だがイスラム教徒は落ち着き払っており、私もまた彼ら以上に冷静沈着だ。そして数時間が経過する……。夕刻になると、地平線に宗教行列のようなものが姿を現す。十二人ほどの人からなり、蜃気楼のせいか途方もなく大きく見え、東方の三博士よりなお威厳のある厳かに白い顎髭を生やしたひとりの老人の後ろに、両腕に何かを抱え、付き従ってくる。整理ダンスの大理石製の下部と同じくらい晴れやかで豊かで快適な谷間から彼らは現れ、おそらくはわれわれの目からは見えない道に従って進んでくる。そう思えるのは、彼らだけが唯一の生命を持った要素である黙示録的な広大な風景のなかを、彼らがジグザグに進んでくるからだ。他に何もすることがないので、仲間と私は彼らを見つめている。彼らには旅人であるような様子はない。彼らは人も住まず、そして住むこともできないように思われる場所から、わずかの緑もなく、目に見える道もなく、つまりは何もない場所からやってくる——砂漠のなかのある場所からやってくるのだ。そして彼らは明らかに私たちがいる場所を目指して進んでいる。それは砂漠のなかのまたもうひとつの地点であり、そこにも、本来そこにいるべきではない存在である私たちを除いて、やはり何もない。要するにこの堅苦しい様子をした人々は、どこでもない場所からどこでもない場所へ向けて、重々しく移動していたのだ。私たちには彼らについて互いに疑問を述べ合う時間がたっぷりある。というのも彼らはなかなか到着しないからだ。突然、彼らが私たちの眼前に姿を現し、腕に抱えていたものをすべて私の足下に置く。覆いを掛けられた数々のごちそう、籠、乾燥した薪の束といったものである。老人が私に言う。「バスが故障したこと、おまえがそこにいることを知ったので、孫たちと一緒にやってきたんだ……」。火がすでにおこされ、料理が並べられる。他のすべての乗客は遠ざかった。そして私は威厳をもってゆっくりと、ひとりで、儀礼に則って食事をする。私が食べ終えると、他の乗客たちにも食事が与えられ、彼らも夕食をとる。そして当然のことだが、なお、たっぷりと食べるものが残っている……。翌日の朝もコーヒーのために同様の儀式が繰り広げられる。コーヒーが地平線の果てから、そば粉で作った熱いクレープ、ナツメヤシ、蜜、クルミとともに到着する。その夜お互いに余計な説明をすることなく、他の乗客は私にバスを使用させ、私はかなり固い座席で、バーヌースを着ていてもなお寒さに震えながら、やはり私以上に震えている小さな私の犬のニズーをしっかりと抱いて寝ていた。だから熱いコーヒーは願ったりかなったりのものだった。前日と同様に、私がコーヒーを飲んだ後、そこにいた全員にコーヒーが振る舞われた。昼食の時間以前には、バスは再び出発できたのを覚えているような気がする……。

このできごとがあった数ヵ月あるいは数年前、その老人の息子か孫がマラリアで死にかけていた。それは生後数ヵ月の赤ん坊で、私が飲ませようとしたキニーネを吐き出した。数日後に、私は町に、先に話したような、相も変わらずの物資調達に出かけようとしているところだった。私は薬局に寄り、そこでチョコレート味の付いたキニーネを見つけた。そのキニーネで赤ん坊は回復したのだが、私は赤ん坊の回復を知らなかった。というのも、それは私が滅多に訪れることのない部族でのできごとだったからだ。

四度目の任務*

ケバシュの部族《アルシュ》の老賢人たちのアドバイスに従って、私はゲラア(j)の向かいの尖った岩場の上、モスク代わりになっている扉のない隠れ家に落ち着いた。古い幌を扉代わりにして、その幌の上部に大きな石をいくつか置いてとめておいた。そして何日か留守にするときには、自分の持っている資材はほとんどそこに置き放しにしておいたが、一度として何も盗まれたりしなかったことは確言できる。一枚の布巾、一本の糸の切れ端さえ盗まれたりはしなかった。岩の下の隠れ家は冬には周囲ほど寒くなく、夏にはテントほど暑くもなく、周囲の世界を日々解読するためには絶好の場所だった。

ケバシュはサハラ砂漠(そこで山羊たちは越冬する)と山羊たちが夏を過ごすアハマル・ハッドゥーの

高地を結ぶ唯一の通路に臨んでいた。ところで私が研究対象としていた部族《アルシュ》が居住する領域は砂時計の形をしていて、あるときは砂時計の膨らみの一方から他方へ、また別のときには逆の方向に、季節の動きに従って空っぽになっていた。この一年に二度おこなわれる群れの移動に加えて、ひっきりなしに人間の往来があったが、私が落ち着いていた場所からはそうした移動を日々観察できた。

私は目一杯仕事をしており、一日の長さが短くなると、明るい時間を一秒でも無駄にせずに済むように、ラマダン時期のイスラム教徒たちの食事のリズムを採用した。夜明け前に、当時の奉公人（バシルと、モハンドに代わったセブティィ）が、私の洞窟に火をおこしに来た。それから炎の灯りで、彼らは硬質小麦でクレープを捏ね、コーヒーがかけられている熾火でクレープを焼き、同時に卵を焼いた。それからようやく――まだ白い糸と黒い糸の見分けがつかない時間に――彼らは熱いコーヒーとちょうどよく焼けた卵と熱いクレープを出してくれ、そして私の前からいなくなった。私は身繕いを整え、太陽が昇る前にテーブルの前に座り、そこで日が落ちるまで書き物を続けた――時間を無駄にしないためにそのあいだ何も食べなかった。それから黒い糸と白い糸を見分けられない時間になって初めて、――たまたま別のものを食べるときを除いて――いつも乾燥トマトのスープで夕食を取ったが、そのスープを作った火がそのときの唯一の灯りだった。夕食後にゲラアの番人と氏族の長老たちがコーヒーを飲みに来て、彼らのあいだで部族《アルシュ》の問題について話し合った。私は彼らの話のなかで興味を覚えたことをメモし、ときには細部を明瞭にしてもらうために質問をした。翌日、他の訪問者たちと、私には不明のままだった細部について議論をした。

訪問してくる人々は、私の口の堅さについてはずっと以前から実験済みだったので（彼らが私の口の堅さを信頼するのはもっともだった。いつも、彼らの気を悪くしそうなことについては秘密を守るよう気をつけていたからだ）、彼らは私がいることに窮屈な思いをすることもなく、往々にして家族には隠していた話さえ私にした――たとえば、夫婦間の争いにおいて彼らが取るべき行動についてアドバイスを求めた。何度かは、彼らの妻を苦しめていた夢魔と彼らとの争いに介入してくれるように頼まれたことさえあった。

少しばかりのキニーネを欲しがってやってきた訪問者に、間違うことなく、彼がどこからやってきたか、どこに行くのか、彼らの親族が誰なのかを言ってみせたことが何度あったことだろう。そうしたことはすべて、彼が自身の個人的事柄と考えていたことだった。こうした振る舞いはケバシュの私の友人たちを面白がらせた。私がそこにいることには慣れきっていたが、自身のものと彼らが考えている学識――それは彼らにとってヨーロッパ的なものではいささかもない学識だった――において私が優れているのを見ることには慣れていなかった。そして、悪意なしにではあるが、自分の継母、自分の息子の妻の数を、ときとしては自分自身の結婚の回数（彼らの何人かは十二回、あるいは十五回結婚していた）を数えながら頭がこんがらがってきたとき、私が忍耐強く、これこれの反論の余地のない理由によって彼らがゾラと結婚する以前にハムサと結婚したわけがないと証明してみせると、彼らは果てしもなく驚嘆するのだった。そのずっと以前から、彼らが嘘をつこうなどとはまったく考えてはいなかったのは言うまでもない。そんなことをしても何の役にも立たないのを彼らは知っていた。

人生のいかなる時期においても、この一九四〇年の冬ほどに完全に仕事に身を捧げていたことはない。仕事に関係のない活動を私は一切していなかった。というのも、当局の公式の宣伝を真に受けて、祖国が危険にさらされているなどとは想像だにしていなかったからだ。人生において最大の、学問的喜びを経験したのもこの時期である。

私にはすべてが明らかになり、すべてが調和に満ちた形で完全に理解され、秩序だって目の前に現れた。家系図の大まかな線からごく小さな細部に至るまでが、要素間のすべての干渉、すべての相互浸透、すべての相互決定とともに私には明らかになった……。複雑な線の錯綜を通して、全体が幾何学の図形のようにくっきりと現れ、構成要素のそれぞれが区別され、明瞭に見えるようになった。すべてが、本来ある位置に、私の精神が勝手に創り出した設計図に従ってではなく、現実あるがままの姿で記録されていた。

このようにして、一日一日が、そして毎週が、四度目の任務の終わりとなった一九四〇年五月まで経過していった。そしてこの月の半ばに、私は荷物をまとめ、出発の準備をすることにした。

一九四〇年の五月のある日、ケバシュに別れを告げる

私のノート、書き上げた系図、取りためたカード、植物採集帳を荷造りし、すべての季節季節にあったさまざまの服をたたんでしまい込み、台所用具一式と予備食糧の残りを分配し、知り合いの女たちの自宅に行って挨拶を交わした後は、近隣の家長たちを呼んで厳かな別れをすればいいだけとなった。その別れは私のテントの大きな庇と痩せこけたネズミサシの木がつくる日陰でなされた。

この当時、まだトランジスターラジオが存在していなかったこと、したがって、ラジオを見つけるためには少なくとも私が――休憩を入れず、できるだけ速く進んでも――十三時間馬に乗っていかなければならなかったことは誰でも知っている。だからこのとき、私は、その三、四日前から戦時ニュースがわざと不明瞭な言い方で「銃後」の人々に伝えていた前線の悪い知らせはまったく知らなかった。したがって、私はまったく平静な気持ちで、一九四〇年五月のこの日、招待客たちを迎えていた。

慣例に従って、最初の数十分を私たちは礼儀が要求する終わりのない挨拶や、永遠の友情の誓いを述べながら過ごした。それからやはり慣例に従って、山羊の健康や、翌月の天候について話した……。

次いで多分、ちょっとした沈黙があった。そしてそこに集まった人々のうちもっとも尊敬を集めていた長老が――実際彼はジェマア[k]の頭《かしら》だったのだが――ひとつ質問をした。質問は私をたいへん驚かせたので、今でも覚えているだけでなく、そのときの光景をすべてまざまざと眼前に見るような気がする。

質問は、実は、まず「エゼキエル書」（旧約聖書）で言及され、次いで「ヨハネの黙示録」で言及され、次いでコーランで言及されている人物に関するものだった。言い換えれば質問はゴグとマゴグ[14]（アラビア語ではジョウジュ＝オウマジョウジュ Jouj-Oumajouj）に関するものだった。

客たちの農業に関する心配事のうちに、また私たちが交換していた厳かな挨拶のうちに、どうして、このはるか古代の、またはるか遠方の民が姿を現したのだろう。

これを理解するには（そして私の気詰まりと大きな驚きを理解するには）、私たちがいたケバシュの峡谷を去り、三〇〇〇年と三つの大陸を越えてゴグとマゴグに付き従わねばならないだろう……[1]。

だが結局のところ、人類の諸文明はそのようにしてきたのだ。

この物語の最初の数章から、オーレス山地の男女の住民と両性の悪鬼《ジン》の馴染み深い関係がどれだけありきたりのものであるかはご覧になったはずである。逆に、注意深く過ごしてきた七年の滞在期間中、シャーウィア族の誰ひとりとして私に世界の終末を語りはしなかった（そのようにしたのは非常にまれな学者だけだった。しかもその場合でも世界の終焉はずっと遠い未来のことと見なされていた）。だから、この人類の敵が夜明け前の薄暗がりに乗じて入り込んでいないかどうか確かめるために、この地方の男女の農民の誰かが、山羊が入れられている囲い地を覗き込むことがあろうなどとはまったく想像できなかった。そのうえ、ゴグとマゴグは、雷鳴のような音を立てる、しかもメッカのさらに先に住む民であり、彼らが何の障害にも遮られずにどこかに現れうるなどとはまったく論外のはずだった。

それでは、シィ・ダハが私に、ゴグとマゴグについて、またアレクサンドロス大王によってふたつの山のあいだに築かれた青銅の壁について私に尋ねたとき、そこにいた一同が突然見せた不安げな表情は何を意味していたのだろうか。というのもすべての視線が深い沈黙のうちにただちに私に集まったからだ――それは確かに不安に満ちた沈黙だった。そしてまた同時に、好奇心に満ちた、疑い深そうな、気詰まりな沈黙だった……。それはまるで、そんなふうに公衆の面前で単刀直入に私に語りかけるのは、いささか微妙だとでも言わんばかりだった。

一九四〇年五月のあの日、部族《アルシュ》でもっとも尊敬されている長老が、私が世界の終焉について知っていることを重々しい様子で尋ねたのだ。

実を言えば、その質問は私をおおいに困惑させた。というのは、私はいつもなされた質問には正直に答えようと努めてきたのだが、この場合には正直に答えようとすれば、ファラオンが支配する古代帝国、ギリシャの歴史、予言者エゼキエル、ヨハネの黙示録、さらにはコーランが雑多に混じり合ったものによることになるからだった……。

かなり長い沈黙が続いた後、私はその沈黙を切り抜けるために、伝聞によってしか知らないが、私の見方によれば、青銅の壁を舐め続けた結果、下劣な民の舌はおそらくすり切れだしたのではないかと答えた。

私の冗談は一同を笑わせた。客たちは安心したように見え、ただちに会話と挨拶が再開された。それから私たちは別れ、夜がやってきた。夏の短い夜である。

それから何年もたったある日、私の出発に先立つ別れの光景の全体が、はっきり表明されなかったもろもろのことともに記憶に甦ってきた。もろもろのこととは一同を襲った突然の沈黙、その沈黙の重々しさ、一同が私に向けた極度の注意などである……。これを思い出したとき、前線からのニュースが砂漠を横切り、私がいたケバシュのハイタカの巣まで都会への到着に遅れず届いたことは明らかだと私には思われた。ただ、そのニュースは伝えられる過程で、何千年も昔から語り伝えられている伝説の衣装を纏ったのだ。未熟な民族学者であった私はそれを解読できなかったのだ。

実際、私たちの恐るべき敵は、古代の怪物たちに匹敵していた。そのうえ、古代の偉大なテキストとの類似を決定的にするかのように、記憶に残る人物が――二本角のマジノのことだ[15]――人類を、暴徒の群れの侵略から守るため、有名な防御戦を築いており、それはラジオでがなり立てる吟唱詩人たちの尽きることのない霊感の源となっていた。

しっかりと警戒を促されていたのに――しかも神話におけるように、それがわかったのはずっと後になってからのことだったが――私は大急ぎで、列車や船の機械音が私を運べる限りの速さで、大きく開かれて私をパリで待っていたゴグとマゴグの口の中へ飛び込んでいった。

翌日にはテントを畳んで、最後の鞄の口を閉め、雄ラバ数頭を待って荷物を背負わせ、長い道を行かねばならなかった……。

例外的に、私は行程を二段階に分け、森林監視官が任命されたばかりのトクトによろうと予定していた。監視官は動員されていて留守だったが、彼の妻が私を待ち受けており、彼女は夫が手作りした発電機で動くラジオを持っていた。動揺していた彼女は、前線からの知らせが憂慮すべきものであると教えてくれたが、私はアリス行きのバス、コンスタンティーヌ行きの列車が走る速度より速くは進めなかった。

コンスタンティーヌで、ポール・レノー[16]がフランス人に、フランスを救うには奇跡を待つしかないと告げる恐ろしい演説を聴いた。そのときから、他のことはまったく頭に浮かぶことはなく、私はその奇跡のことしか考えなくなった。

コンスタンティーヌから先は、アルジェ行きの列車に乗ったが、これについてはまったく記憶がない。アルジェでは、モロッコについての専門家であるモンターニュ少佐に会ったのを覚えている。私は彼に、前線の地図が、敵がマジノ線を迂回したことを示している記事を見せた。

マルセイユまでは船で行き、それからパリ行きの列車に乗り、さらに私たちの家があったサン＝モール公園行きの列車に乗ったはずだが、これについてもまったく記憶がない。

II　レジスタンスと牢獄*
（一九四〇―一九四三年）

解題

一九四〇年六月九日にパリへ戻ったジェルメーヌ・ティヨンは、数日後には母と祖母とともにパリを去り、南仏へと向かう。月末前にパリに戻ると、彼女はすぐに占領軍に抵抗するために「何かをしよう」とする。退役大佐であるポール・オエと協力して、彼女は核となる小集団を組織し、この小集団は急いで初期レジスタンスの他の諸集団と、なかでもモーリス・デュテイユ・ド・ラ・ロシェール大佐の集団、そしてボリス・ヴィルデを中心とする人間博物館の同僚の集団と連絡を取る（オエとラ・ロシェールは強制収容所で亡くなる。ヴィルデは銃殺される）。戦後すぐ、ティヨンはこのレジスタンス・ネットワークに「人間博物館ネットワーク」という名を与えるだろう。当時の彼女の活動は、情報を集め、それをロンドン[1]に伝え、捕えられた者たちの逃亡と自由地域への移動を助け、イギリス軍のパラシュート兵に宿舎を提供し、偽の身分証明書を調達しロンドンからの使者を迎え、自由フランス軍に合流して戦うためにロンドン行きを望むレジスタンス活動家の出発を援助し、裏切り者とゲシュタポの手先をネットワークから排除することだった。

このレジスタンスの活動は、一九四二年八月十三日に彼女が裏切りに遭って逮捕されるまで続く。二ヵ月間サンテ牢獄に留置され、その後フレンヌの牢獄に移される。やはりレジスタンス活動の容疑で告発された彼女の母も、ティヨンと同時に逮捕される。ティヨンに対する告発状は、死刑に相当する複数の罪状を数えあげていたが、彼女は結局裁判にかけられることはない。他の女性レジスタンス活動家と同様、彼女は「夜と霧《ナハト・ウント・ネーベル》」の範疇に分類される。これは他の囚人とは区別された範疇で、他の囚人との接触を断たれ、外部との連絡を遮断される。一九四三年十月、ティヨンはドイツのラーフェンスブリュックにある女性専用の強制収容所へ送られる。

逮捕される以前、彼女は博士論文の準備を進めていた。この準備は逮捕によって中断されたが、四三年三月以後、フレンヌにおいて、再びこの作業を続けることを許可される。そして、ラーフェンスブリュックへ移送される時期には、博士論文の執筆はほとんど終了していた（ちょうどこの頃、テレーズ・リヴィエールは人間博物館で、自分そして同僚であるティヨンがオーレス山地から持ち帰った物品と写真の展覧会を催す）。ほとんど書きあげていた草稿をパリで誰にも託せなかったジェルメーヌ・ティヨンはそれを持っていく。この草稿は終戦直前に没収され、紛失してしまう。

ジェルメーヌ・ティヨンはレジスタンスについての著作を残していない。だが、彼女はこれについてかなりの分量の研究を残しており、それはもともとは「占領地区における初期レジスタンス」と題されていた。それは大半が一九五〇年から五三年のあいだに執筆され、五八年に初めて公刊された。このテキストが補完され、書き直され、「一九四〇年：パリのあるレジスタンス・ネットワークの周辺」と題されて、*RVJ*において公刊され、さらにCGP（p. 103-126）に再録された。やはりレジスタンスを扱った他の短いテキストもいくつかこの著作には収められている（p. 89-90, p. 139-151）。また他にもいくつかティヨンが残したレジスタンスについてのページがあり、本章ではそれも利用されている。

占領直後の反応*

壊滅*

ほとんど中断なしに六年不在にしていた後で、私はパリが大規模な攻撃を受けた日にパリに到着した。一九四〇年六月十日、自宅で、イタリアのフランスに対する宣戦布告のニュースをラジオで聞いた。当時(誰もと同じように)、今回の戦争は前回のそれよりなお厳しく長いものとなるだろうと思いながら――しかし、降伏などということがありえようとは思わずに――母と祖母と私は南部へ向けて出発した。パリを離れたのは、国立科学研究センターに合流しようとしてだったが、そんなことは六月十七日にはもはや意味がなくなっていた。

六月十七日、一日の始まりはとてもいい天気で、収穫に先立つこのうえなくすばらしい月だった。私はフランスの庭と呼ばれる美しい地方を横切り、陽射しは強かったが、現在のものよりやや幅が狭い道路には影ができていて、さまざまな車両――乗用車、トラック、馬、乳母車――が走っていたが、それほどの渋滞はなく、皆同じ方向を目指して、とくに慌てることも事故もなく進んでいた。軍用車は、それらの車両とは離れて走っていたが、目立ったトラブルもなく、市民の車を追い越していく。私の失望は大きかったが、身体的な辛さはまったくなく、頭の中だけの辛さだった。村々では、家の門口に出た住民が、人々が移動していくのを見ている。カフェでは注文すれば飲み物が飲め、店々も営業を続け、ショーウィンドウにはいつもと同様に商品が溢れている。パン屋は何度も何度もパンを焼いていた。

ニュースの時間に私たちは一番近くの民家に入ってラジオを聞く。見知らぬ婦人が親切に自宅に迎え入れてくれる。それは午後で、日は一年で一番長い頃だ。天気はすばらしい。

ペタン元帥[2]が休戦を申し出たという知らせが、一九四〇年六月十七日フランスの上に、棍棒の一撃のように振り下ろされる。そしてすでに占領されていた地域と他の地域のあいだの列車が止まったのはおそらくあの日だ。私たちは何が起きても不思議はないと思っていたが、休戦をフランス側が申し出るということだけは予測していなかった。私にとって衝撃はとても大きく、私は外に出て嘔吐した。周囲では男たち、女たちが泣いていた。そこにいたすべての人々にとってと同様、フランス側から休戦を申し出るなどということは、私にとって降伏に等しかった。そしてフランス全土において、また兵士たちも、皆同様に感じただろうと私には思われる……。

この演説を耳にするまでは、私は政治的には、普通漠然と「中道派」(この語が示そうとしているのは、私が誰かを激しく憎んだりしなかったということだ)と呼ばれる範疇に属していた。

その二日後の六月十九日、私たちがいた道路をイタリアの飛行機が爆撃しているときに(この爆撃が始まるや否や、ボルドー方向を目指して一方通行で進んでいた行列は止まり、道の両側の堀に避難した)、隣に座っていた士官――ポーランド人だった――が、その前日に彼が聞いた演説について私に話した。「話をしていたのは将軍だ。名前はド・ゴールだ。彼は戦争はまだ終わっていないと言った」……。皆と同様に、私は「ド・ゴール」というのは偽名だと思った。[3]

六月二十二日に休戦が調印されたという知らせの直後、あるいは数時間後に、占領地域と非占領地域のあいだの交通が回復した。母と祖母と私はそのときフランス南西部のとても小さな村アンディランにいた。その村に一軒しかない宿屋の主人である陽気で太った婦人が、私たちを一番近くの駅まで連れて行ってくれたが、駅の名は忘れてしまった。

ホームに行ってみると、列車の運行は通常通りだったが、ただ、列車を待っている一般市民の乗客のあいだに、ドイツ軍の制服を着た兵士が混じっていた。思い出す限り、人々は急ぐ様子もなく、また身分証明書のチェックもなかった。私と母は普通の声で、苦々しさに満ちた考えを言いあったが、その会話では、、、、コロラドハムシという語が用いられていた――この語は当時すでに侵略者を意味する語であった。私たちの前を若いドイツ軍士官が歩いていたが、まるでマムシに刺されでもしたかのように振り返った。私たちはすぐ毒にも薬にもならないことについて会話を続け、それが自然な様子だったので、士官はその語を聞いたかどうか確信が持てないようだった。その後の旅程については、記録も取らなかったし、記憶もない。ただ、その旅にまったく特別の様子がなかったのが私には不思議に思われる。

パリでは、町中いたるところにドイツ人がいた。だが彼らと話す必要はなかったし、彼らに話しかけもしなかった。私が知る限り、他のパリっ子たちも同じようにしていた。

知り合いだったドイツ人ジャーナリストのひとりが（彼はしばしば私たちの家を友人として訪れていた）電話してきた。私は答えた。「わが家にはもうドイツ人はお呼びしません」……彼はそれ以上、何も言わなかった。

抵抗[*]する

人は、溶岩の流れのぎりぎりのところで、沸騰する事件を次から次へと生きる。それから溶岩は冷え、固まり、その溶岩の周りを一回りできるまでになる。そうなると、もはやかつて見たものがそれとは必ずしもわからなくなる。

一九四〇年、私はそこにいた。もう成人に達しており、大きな目を見開いて見ていた。

つい最近、ある人にどうしてあれほどすばやくレジスタンスに参加したのかと問われた。その質問が私を狼狽させたのは、そんなことは考えたこともなかったからだ。おそらく祖国というものは、空気と同様に、それがなくなったときでないとわからないのだろうか。おそらく、不可欠のものと感じられるためには、それは異議申し立てを受けねばならないのだろうか。おそらく、かなり若い時期に、祖国は脆弱なものだと認識していなければならないだろうか。

一九四〇年六月の時点で、私が主に意識していたのはヒトラーの「人間的な」有害性であり、その意識が、「私の」国が犠牲者となったいわば「私的」な攻撃よりも強い動機になっていたと言えば、今の時点では満足できるだろう[(a)]。しかし、残念ながら、真実はまったく逆だった。自分の憎しみを正当化する理由を数々見つけ出すのを人は好むものだが、実は憎しみがそれらの理由に先立って存在するのだ。「親切な動物が群れの本能と争っている」。

群れは、誰でもいいし、何でもいい。仲間とは、最初に出会う者であり、敵とはその後で出会う者である。もし敵がいなければ——仲間が団結するのには敵の存在は有用である——しばしば敵が作り出される。

しかし敵が実際にいるときには……「それならば、ああ、それならば……」。「民族的な出自」などというものは存在しない。存在するのは、とても長い時間をかけた「頭への叩き込み」である(文字を覚える以前の文盲にまで教え込むのだ)。私たちはこうして私たちになる。

支配者があなたの毛を逆立たせるときにはどうするべきだろう。支配される者のうちでもっとも強い者を支持するのだ。彼のほうが支配者よりも憎むべき者である度合いは多少とも低い。

卑劣な人間という身分と英雄的な犠牲者という身分のあいだでしか選択できない瞬間はつねにとても短いものであり、またごくわずかな人間の人生にしか起きることではない。誰しもの人生に起きることではないのだ。だから、自分が英雄であることを知らない、英雄となる可能性を持った人間はたくさんいるし、また自分が卑劣漢であることを知らない卑劣漢もそれに劣らずたくさんいる。

人がなぜある行為に及ぶのかはつねに神秘である。人が選択をおこなうことはほとんどない。私たちの行為のほとんどは、「あらかじめ選択されて」いる……確かなのは、決定であり、ひとつの人生の方向に行為が及ぼす急旋回である。この選択がなされた後では——この選択自体には私たちの意志はほとんど関わりはないのだが——私たちはそれまでの自分とは違っている。

しかし「あらかじめ選択されている」と言っても、何によって選択されるのだろうか。それ以前の私たちの行為によってだろうか。あるいはそれ以前の私たちの行為にさらに先立つ何かによってだろうか。

行為のなかには、問題はない。こうしたジレンマは、後から見出される精神の見方なのだ。

行為に没頭していたとき、私にとってその行為は断片的にしか、また理論的にしか見えていなかった——そのことについて意識しようと試みたのは、裏切りを見てからずっと後、裏切り者に用心しようとしてからずっと後のことである。当時私の気にかかっていたのは、道徳的選択という概念である――これについては、私にとって選択することが問題であってもおかしくなかった時期には、一度も考えたことがなかった。

「原始的」という語は、選択の幅がなお小さい民族について用いられるものだと私には思われる。そこでは人は自分の家族も、自分の家も、自分の妻も、自分がおこなう復讐の種類も選択しない。

自由の余地が拡大すればするほど、ある民族は発展していることになる――私たちは、発展が完了した状態からはまだほど遠いし、それは残念だと言う気にもならない。それほどに、ここで問題になっている発展について観察されることは過酷だと私には思われる。

一九四〇年のフランスでは、敗北の悲しみに、私から見ると、あちらこちらで敗北への共謀の徴候が確認されることへの不安が付け加わっていた。広大な地域において、憎むべき、自然に反した諦めが淀んでいた。不安な気持ちで、私はそうした諦めをもたらしたものを探した。

私はフランスの各地方、各階層、各職業をよく知っていた。そして私たちのあらゆる不幸の原因とされる「不道徳性」についての公式にくり返される繰り言は、まったく根拠を欠いたものと私には見えた。たとえば、私は当時の新聞のすべてが、若者の「気力をくじいて」敗北の手助けをしたと、小学校教員の全体を非難するのを見ていた。だが、一九三四年から四〇年までのあいだ、私が学校の近くを歩いていて、教員たちに迎えてもらわなかったことなどない。そして、私は彼らが職業的良心を発揮していたのを覚えていたし、彼らが道徳的徳、市民としての徳に溢れていたのを、彼らがよき意志を持っていたのを、彼らが寛容であったのを覚えていた。

ドイツについてはそれほどよくは知らなかった。それでも、数度にわたってドイツ各地を訪ね、ドイツの文学界で、またドイツのジャーナリズムでどのような動きがあるか知っていた。ナチス党は（ドイツ自体において反対勢力を駆逐した後に）ヨーロッパを屈服させようとするに至ったが、そのような成功がナチスの「道徳性」によるものでないことは確かだ。そもそもナチスはいかなる道徳性も自分のものとして要求していなかった。というのも、暴力の賛美、自分と異なるあらゆるものへの憎しみは到底「道徳性」の名には値しないからだ。

休戦をフランス側から申し出たことは、私にはフランスの全面的崩壊だと思われたし、ヴィシー政権がまがいものだということを疑ったことなど一度もない。この空虚を前にしては、何としても何かをしなければならなかった。しかし何をすればよいのだろう。自分たちの家に到着した翌日から、私は電話帳でやみくもにフランス赤十字の住所を探し始めた。そしてその日の午後には、私は情報を得るために自転車で赤十字へと出かけていた。

パリ東郊の大通りも小路も静かで人影はなく、私が東から西へと横断したパリの街もそれ以上に活気があるわけではなかった。

赤十字の建物の前に着き、私は呼び鈴を鳴らし、扉を叩き、それから鍵がかけられていなかった入口の扉を押す。目の前に並ぶ部屋はどの部屋もしっかり秩序立っていて強い印象を私に与えた。タイプライターにはカバーが掛けられ、鉛筆はきれいに並べられ、鎧戸は開けられているが窓は閉ざされており、椅子はあるべき場所に置いてあり、一匹の猫もおらず、墓のような沈黙が支配していた――というのも、その地区では一台の自動車も動いておらず、その建物でも、また見たところ近隣の建物でも、さまざまの配管もラジオもエレベーターも一切音を出していなかった。私は少しのあいだ、何をしていいかもわからず腕をぶらぶらさせる。

誰かが扉を叩き、私がそうしたように扉を押して入ってくる。それは私と同年輩の若い女性で、徒歩でやってきたらしく、帽子をかぶり、手袋をはめている。彼女は当時の七区の住民に見られた上流階級風である。

私がしたように、おずおずと並んだ部屋を一回りし、それから入口のほうへ戻ってくる。私たちは見つめ合い、私が名乗り、彼女も同様にする。そして覚えているのは、私が「それで、どうしましょう？」と言ったことだ。

彼女はおずおずと答える。「わかりませんわ」。それから少しためらった後、付け加える。「パリの町の身代わりに人質になろうと申し出た大佐がいらっしゃいます」。そして彼女は私にポール・オエ大佐の電話番号を教えてくれる。

電話をすると、私に与えられた住所は、ボワッシー＝ダングラ通りの事務所のそれである。その若い女性との遭遇の翌日、「何かをするために」私と待ち合わせをしたオエと私自身が知り合いになった。とても狭い事務所で私が見出したのは、すっかり白髪で、怒りに震える（私もまた同様に怒りに震えていた）大柄な老人だった。私たちは、占領の初期に皆がしていたように、つまりまったく率直に話し合った。私たちはアフリカについて語り、彼は私に、古くからある休眠状態の協会の副会長と知り合いだと言った。その協会は植民地軍人国民連合（ＵＮＣＣ）という名で、その副会長の同意を取り付けられるとのことだった。

一八六六年六月二十二日生まれのオエは当時七十四歳になったばかりだった。ずっと後になって、私は彼が祖父に育てられ、その祖父はかつてナポレオンの近衛兵で、八十歳で馬に乗り、木材を鋸で切り、何本ものワインを空けながらオエにロシアからのナポレオン軍の退却(4)について語っていたのを知った。

若きオエは理工科学校(5)を終えるとすぐに、グロー大尉(6)に従って、スーダンを征服するために出発した。シカッソ(7)の戦いで重傷を負った彼は、戦場での戦いは諦めざるをえなくなった。しかし与えられた事務仕事に退屈して、休職してベネズエラへ向けて乗船し、かの地で革命に参加し（この革命の最中、彼は将軍に、次いで提督になった）、サルガッソ海の島のひとつに自分の名を与える。綴りの誤りが入り込み、その島はハベト島(1)となった。

一九一四年には現役軍人たりうる制限年齢を越えていたので、一兵士として志願し、ひとつずつ階級を再び獲得し、フォッシュ(8)の信頼を勝ち得て、この将軍から塹壕の砲兵部隊長に任じられる。この部隊が栄光に光り輝く「塹壕砲隊」である。彼は大戦を大佐の肩章をつけて終える。

宗教には無関心で、政治のことは絶えて口にしない彼は、老人となった彼と私が知り合いになった頃には、たったひとつの情熱――祖国――、たったひとつの家族――軍――しか持たなかった。彼が声を荒げてヴィシー政府の人々を非難することはなかった。ヴィシー政府がアリバイとしてフランスの元帥を頭に戴いていたからだ。だが、ヴィシー政府が署名した卑劣な行為を目にするたび、彼の茫然自失、もの言わぬ苦しみ、罪人のような様子は見ていて哀れを催させるものだった。

（1） オエの名の綴りは Hauet であり、島の名は Havet である。

数時間の後（あるいは少なくともその日のうちには）、私たちは連れだってブレゲ通りの貸間を見にいっていた。そこにUNCCの事務所を構えるためだった。本土以外の出身の捕虜に宛てられた手紙や小包を送るボランティアの募集は私が引き受ける。そしてUNCCの事務所は、逃亡経路の情報や軍事情報を集めるための住所として使われることになる。これに続く数日、私はUNCCの表看板となるチームを構成する人々を集め、多くの人々と接触する。人間博物館ではボリス・ヴィルデ（彼は一九四〇年七月五日に逃亡してきていた）が、私の友人であるアナトール・ルヴィツキ、イヴォンヌ・オドンと「何かをすること」に同意していた。

レジスタンスと政治*

私の周囲では、このうえなく忠実な友情がひとつにした大きな集団が、私と同様に、厳しい経験が課すさまざまの段階を体験していた。この集団（互いに共感を抱いている人々の集まりだったことは言っておかねばならない）には、私が感じたのと同じ反応が見られる。友人たちも事態が「愉快」なものではないと思っていたし、絶えず深刻に考え込んでいた……。

考え込んでいたのは、取るべき行為についてではなかった。行為ということについて言えば、私にはすべては明瞭だと思われたし、必要なことはすべてわかったし、いかなるものであっても調整をせねばならないときに生じる実際的な考察をしか要求していないように思われた。逆に、私が長い時間をかけて考え込んだのは、祖国を押し潰している不幸は避けえたかということであり、避けえたとするなら、それを避けるために何をせねばならなかったのかということである。

今になって考えてみると、省察のそのような段階においては、政治的と言われるような選択に対峙せざるをえなくなるにちがいない。だが、はっきり言えばそのようなことは実際はおこなわれなかった。少なくとも、私が経験した時期や地域においては、すなわち敗北の後の二年間、フランスの占領地域においてはそうではなかった(2)。

当時多くの人々に会っていたが、彼らの全体を見るならば、わが国の都市住民の諸階層のしっかりした見本になっていた。私が思い出すのは、ヴィシー政府のこれこれの要人がどれほどドイツ側と妥協しているか、これこれのできごとが次に何を引き起こすか、私たちが配布するビラがどのような宣伝の戦略をとるべきかが激しい議論の種になっていたことだ――だが、この期間を通じて、特定の政党、特定の国制の持つ利点や不都合な点については、ただひとつの会話も耳にした覚えがない。私が多少ものを忘れてしまったのかもしれないことは確かだ。また私がその場にいたことが、会話の内容に影響を与えたかもしれない。ところで、私は戦争に関係するあらゆるできごとに激しく反応を示したが、「政治」には、昆虫学者のそれのような、距離をおいた好奇心しか持っていなかった。

五年後（捕囚からの期間の後）私は、自分たちのチームの構成員の全員を再び見出さねばならなかった。生き残っている者も死んでしまった者もいたのだが、必要不可欠な身分証明の書類を彼らのために作成せねばならなかったのだ(3)。それはやりきれない作業だった。この作業中、自分の義務の命じるところに従い、

(2) これに対し、一九四二年以後は、「レジスタンス」の非合法組織の主導権を握るために諸党派間の争いは激しさを増した。私がそのことを伝聞で知ったのは一九四五年以後である。

(3) 未亡人については十六点の戸籍関係の書類が必要であり、孤児ひとりひとりについて必要な書類は九点あった。

大波にかつて私と一緒に引きずられた人々が感じさせる深い関心によって、心ならずも私はひとつの人間集団を綿密に分析するよう導かれた。その集団は均質性を欠いてはいたが、その集団を動かす情念はひとつだった。その集団が私の目の前で凝集し、そして解体されたのだった。

一九四〇年、私が見ていたもの、そして注意を払っていたものは、人々がなす選択、そして人々のなす行為だった――こっちの人たちは「私たちの味方」であり、こっちの人たちは「私たちの敵」だ。そのようなものの後景に、ぼんやりと彼らという人間、彼らの属している環境が見えていた。現在では、私の関心はこれとは逆向きであり、私は芝居よりも俳優のほうが重要だと考えている。

同じ対象についてのこのふたつの見方、人間とその行為の突き合わせは、ふたつの段階を通してなされたが、それはまた自分自身との突き合わせでもあった。これによって、さまざまな面で教えられるところが多い。細々とした数々の教えのひとつに、私たちの組織がどのようにして構成員を獲得したかについての研究がある――これについては実際にそれをしていた時期には、私は考えてみようともしなかった。

今日になってみれば、私の組織に組み込まれた数々の集団は、フランス社会のあらゆる階層から集められていたと言える。そこには多くの「知識人」（作家、科学者）がいたが、また鉄道員、商人、トラックの運転手がおり、職業軍人が数人、ブルターニュの漁師がひとり、憲兵、財務監督官、セーヌ県の役人が数人ずついた。七十歳を越えた老人も何人かいたし、十七歳の少年も何人かいた。僧侶たちもいたし（何人かのドミニコ会士、ひとりのベネディクト会士、ひとりのイエズス会士）、ふたりフリー＝メーソンの会員がおり、プロテスタント、ユダヤ教徒、イスラム教徒も数人かずついた……。

私たちの組織に加入した人々の職業、それぞれの能力、また彼らがどのような人間と知り合いであるかは、私の目から見て、多少なりとも彼らを社会的に位置づけていた。だが彼らがどんな政治的意見を持っているかなどは私にはどうでもいいことだったので、一度でもその点について問い合わせをおこなったことがあるとは思えない。しかし今になってみれば、私は彼らの政治的意見をかなり正確に知っている。というのも、その後も私は彼らやその家族と接触を保ち続けたからだ。

私たちのネットワークの最初の核のひとつを構成したのは、人間博物館の民族学者たちだった。自由主義的なインテリで、ドイツに国家社会主義がもたらした害悪について情勢に通じており、その情報が彼らにとっては行動する大きな動機となっていた。もし彼らを政治的に位置づけねばならぬとすれば、「中道左派」に分類できるだろう。(4) 他にふたつの集団が、ふたりの老将校の周囲に集まっていた。オエ大佐とラ・ロシェール大佐だが、彼らは議論の余地なく右派の人間と分類できる。(5) 私について言うなら、このふたつの傾向の集団のどちらとも問題なく理解し合えた。私の想像では、こうした態度は「穏健派」という分類に対応するだろう。

私たちと一緒に仕事をしたいと望む人間を、私はいかなる政治的傾向をも排除せず、私個人がじかに採用した。人間博物館の同僚たちも同様にしたが、私が知る限り、オエ大佐、ラ・ロシェール大佐もどのような種類のフランス人に対しても「拒否権」を発動したことはない。しかしそれでも、私たちのネットワークには、ただひとりの共産党員もいなかった。だがそれはおそらく、私たちの知り合いに共産党員がほとんどいなかったからだろうし、共産党員を雇う機会がたまたま訪れなかったからだろう。あるいは、そ

---

(4) 大戦に先立つ時期、人間博物館では「人民戦線を支持する左派」はポール・リヴェ教授によって代表されており、共産党シンパの極左はジャック・スーステルによって代表されていた。〔9〕

(5) ラ・ロシェール大佐は王政主義者であり、シャルル・モーラスの幼友達であり、熱心なカトリック信者だった（彼の娘のうち、彼にもっともよく似た娘は、現在、インドのカルメル会修道会の修道院長である。

の時以前から歴代のフランス政権に迫害されていた彼らは、私たち以上に非合法活動に慣れ親しんでおり、仲間内にとどまるほうを好んだのかもしれない。それでも私は共産党員を逃亡させたことがある――そのうち何度かはヒトラーのロシア侵攻以前のことだった。私はそれを熱意をこめておこなったし、オエ大佐の協力を得ておこなったこともあった。

一九三九年以前、あるいは四五年以後について言うなら、私や同僚の民族学者たちは共産主義に対して、ふたりの老将校より警戒心が薄かったかもしれない――しかし、「戦時中」は、私たちは皆、独ソ不可侵条約に対する同じ怒りを当初共有していたし、次いで（一九四一年六月二十二日のドイツによるロシア侵攻の後では）東方の大平原を退却するロシア軍を思いやる同じ不安を共有していた。

一九四〇年と四一年に私たちが経験した、他のときには見られなかった意見の一致を――そしてその意見の一致の基底にあった予見の欠如を――、私は別の時期の他の国々でも再び見出しはした。しかし言っておかねばならないが、その主たる特徴はそれが例外的なものであることだった……ある国民、ある部族、ある共同体がこのような意見の一致を見るのは、深淵の奥底においてでしかない。そのときにはたったひとつの要求が、一時的に他のあらゆる要求を見えなくするのだ。

一九四一年の最初の数ヵ月に、シェルシュ＝ミディ牢獄[10]の廊下で、ひとりの囚人、デスティエンヌ・ドルヴ少佐がある儀式を発案した。真夜中にひとつの声が叫ぶ。「フランスは」。するとすべての監房から、すべての独房から、他の囚人たちがそれに応える。「生き続けるだろう！」 処刑されるその日まで、デスティエンヌ・ドルヴは暗闇でこのように呼びかけ続ける。彼が死んだ後には、他の者が彼を引き継いだ。そして数年後、私がいたラーフェンスブリュック強制収容所の第三二居住区で、毎晩、私たちは規則的にその同じ呼びかけに応え続けていた。生き続けるだろう、生き続けるだろう、生き続けるだろう……。

その時分には、私たちはほぼ瀕死状態で、ガス室が大車輪で機能しており、その近くには昼夜を分かたず二基の焼却炉が死体を燃やし続けていた。つまり、私たちにとってもっともありそうな個人的な未来とは、いく握りかの灰と化すことだった。その段階において、第三二居住区では、フランスが――フランスのために犠牲になることには皆が「同意」していたのだが――退役兵士のために年金を出すか否か、一院制の議院を持つか、あるいは二院制か、それとも四つの議院を持つべきかなどということには頭を悩ませてはいなかった。神よ！　フランスが生き続けますように！　フランスが自由であり、フランスが望むこと、為しうることをなしますように！　私たちはこれより他のことなど望んではいなかった。

そして、死が姿を消す日、死が心の薄暗がりで溶ける日がやってくる。そのとき、ただちに、まったく移行の段階もなしに、人々は幸福になろうと欲するのだ。それは何と正しいことか！

レジスタンス

最初の数歩[*]（一九四〇年六月から十二月）

あらゆる人間集団につきものの、親族関係、友人関係のからまりを利用して私たちは糸を手繰り、またその糸が別の糸を引きよせた。ある者は私たちの仕事をたやすくする要素をもたらし（安全な通路、中継点、偽の身分証明書、補給物資）、他の者は逆に困難をもたらし、それらを解決せねばならなかった（ダンケルク地域[11]に潜んでいるイギリス人の集団をただちにその場所から立ち去らせねばならなかった。ドイツの暗号表の印刷の仕事をしていたフランス人の植字工がもたらしてくれた暗号表は、ただちにそれが役立つ所へ届けねばならなかった）。与えられた便宜にせよ、また直面した困難にせよ、どちらともが私たちの行動の範囲を拡大させ、深化させるようつねに強いるものだった。

非合法活動の専門家たちは、専門化が必要だと言っている。情報、逃走、行動のそれぞれを厳密にそれだけを担当する人物に担わせねばならない。一九四〇年、四一年には私たちは何も知らなかったので、すべてのことを同時におこなった。つまるところ、事態はたいへん切迫していたのだ。

組織のさまざまな部門で、全体の構成は一九四〇年の七月と九月のあいだには完成し、十月には私たちの「レジスタンス組織」は「ネットワーク」のようなものになってきた。事実、なすべき諸活動の複雑さに直面して、私が組織図を書き、それについて熟慮し、組織を合理的なものにしようとしたのは、一九四〇年十月中旬だった。その資料は、この熟慮と秩序づけの作業が終わるとすぐに破棄された。

ほとんどただちに私たちのネットワークに加入してきた諸組織は、私たちからの指示が彼らに届く前にすでにその活動を始めていた。それらの組織のいくつかは、非合法のネットワークに加入するずっと以前から複雑な組織をなし、効果的な活動をしていた。このネットワークがほぼ「人間博物館ネットワーク」と呼ばれるものである。それらの組織のいくつかは、休戦条約の以前に結成されてさえいた。

六月十七日にはメッスで（シャリテ修道会のエレーヌ・ステュドレール尼のおかげで）、ほぼ同じ頃にベテューヌで（シルヴェット・ルルー夫人のおかげで）、逃走援助組織が、すでにドイツ側の設けた境界線を越えて、十人ほどの単位でフランス兵、イギリス兵を逃亡させていた。

一九四〇年八月にはドイツ側の捕獲網が厳しさを増したので、もしちょうどいい時に使える手段を増やすためのネットワーク化が進んでいなかったとしたら、その捕獲網はこれらの自発的にできた集団の活動を麻痺させていただろう。それほどに、ふたつの国民がこのように渾身でぶつかり合うときには、進歩、発明はいつも同時に起きるものだというのは真実だ。

一九四〇年六月、私から見て第一におこなわねばならぬように見えたのは、逃亡の方法論的な組織化だった。そのためには、必要なさまざまの手段の全体を集中させねばならなかった。私はその作業にただちに着手した。

自分の住居のほかに、オエ大佐はボワッシー＝ダングラ通りにあるとても狭い事務所を自由に使えた。

その事務所を拠点に、大佐は表向きはスレート加工工場を経営していたのだが、この活動は彼に多くの自由な時間を残していた。私はほとんど毎日ブレゲ通りで彼に会い、ボワッシー＝ダングラ通りではめったに会うことはなく、そうするのは緊急の場合、あるいはブレゲ通りには来させたくない人間と会う場合だけだった。逆に、彼が、軍の同期の友人であるモーリス・デュテイユ・ド・ラ・ロシェール大佐と週に数回会うのはボワッシー＝ダングラ通りだった。ド・ラ・ロシェール大佐は、逆に、私が知る限り、一度しかブレゲ通りには来たことがない。彼がそこに来たのは、オエ大佐に言われて私に会いに来たときだけであり、それはオエ大佐の逮捕に備えるためだった。実際、ふたりの大佐とも数日後に逮捕された。

ふたりの老人は、何年も顔を合わせずにいた後、たまたま一九四〇年六月のある夕べ、マンジャン将軍[12]の記念碑の前で再会した。敵の軍が最初にやったことは、この将軍の記念碑のダイナマイトによる破壊だったのだ。彼らはその日のうちに、情報を集めて流すための組織を作り、協力して活動することにした。それから共犯関係の誓いの印として、それぞれが銅像の基台のかけらをひとつずつ手にした。私はボワッシー＝ダングラ通りのオエ大佐の机の上にあるその大きな石をしばしば見た……。

モーリス・デュテイユ・ド・ラ・ロシェール大佐は、友人のオエ同様理工科学校の卒業生で、やはりスーダン、ニジェール、ヴォルタ[13]での戦闘に参加した。戦場で二度にわたって負傷し、一九一四年から一八年の大戦期にはガス攻撃を受けたこともあった。ドイツ軍がパリに入城したとき、彼は七十歳になったところだった。

一九四〇年の敗北以前に、彼はすでにペタン元帥を凡庸な軍人と見なしていた。またド・ゴール大佐の仕事を知っており、彼をおおいに評価していた。数時間の間隔をおいて、このふたりのうちのひとりが降伏を告げ、もうひとりが戦闘の継続を告げるのを聞いたとき、彼の選択はただちになされ、全面的でもはや変わらぬものとなった。確かに、私たちは皆「ド・ゴール主義者」だった。しかし、私たちはド・ゴール将軍についてほとんど何も知らず、知っているのはその将軍が私たちとものの見方を同じくしていることだけだった。私たちのチームのなかで、ラ・ロシェールは「レジスタンス闘士であるがゆえにド・ゴール主義者である」と同時に「ド・ゴール主義者であるがゆえにレジスタンス闘士である」最初の人物だった。

古い友人を訪ねるほかに、ラ・ロシェール大佐は足繁く人間博物館の図書館に通っており、そこでアフリカを扱った書籍を調べていた。そこでは図書館司書のイヴォンヌ・オドンが彼とひそかに書類のやりとりをしていた。それは私たちの同志ボリス・ヴィルデがまとめていた多くの活動的な集団が集めた情報だった。それから彼は、彼が教育視学官として通っていた特殊教育課の小さな事務所（ビュッシュリー通り一五番地）で、それらの情報を転写し、暗号に書き換えていた。この事務所で彼が人の訪問を受けることは一度もなかった（ドイツ警察はまだこの事務所の存在を知らなかった）。というのも、彼はもうひとつ事務所を持っていたからで、そこからとくにソワッソンのチーム、「フランスの真実」のチーム、そしてオエ大佐と私が「消防士集団」と呼んでいた第三の集団を率いていた。

私のほうは、あちらこちらに設けた「郵便箱」を使ったおかげで、自分が会わねばならない大きな危険に陥っている人々、またとても危険な人々——それはとくに他の組織のリーダーたちである——と一度もブレゲ通りで会う必要はなかった。

このあまり洗練されたものとは言えない用心は、早くも一九四〇年には私たちが形成に貢献した組織の一部が、解放の日まで活動し続けることを可能にした（とくに、ブレゲ通りを本拠としていた人々である）。だがおそらくひとつの事実を確認しておかねばならないだろう。一九四〇年、四一年には、この闇の中を蠢く戦闘者たちにはいかなる希望もなかった。

大佐と私は、おおっぴらに、アフリカとアジア出身の負傷者、捕虜の面倒を見ること、彼らに包みを送ってやること、彼らのために「身元引受人」を探すこと、ドイツ軍が彼らを閉じ込めていた収容所、病院へ訪問するチームを組織することにした。そしてそのために、植民地軍退役兵協会事務所で大々的な活動を開始することにした。この協会は跡かたもなく消滅しており、その会長だけが残っていた。だがこの会長は、自分自身で協会本部の家賃を払っていたので、私たちはなおさら安心していられた。

この表向きの活動が、私たちが計画する兵士たちの逃亡のための行ったり来たりを隠すためにおおいに役立つはずだった。その活動はすぐに濃密なものとなった。またこの表向きの活動は、私たちの情報網のいくつかを隠すのにも役立ったのだった。

次から次への逮捕（一九四〇年十二月）

一九四〇年十二月、私はパリにジャン＝ピエールという将校が、ロンドンからド・ゴール将軍によって派遣されて来ているのを知った。彼は私のずっと以前からの知り合いの家に宿泊しており（ラカス夫人の家だ。夫である画家のラカスはロンドンにいた）、数度にわたって、私の一家の親しい友人である別の人々（モンマルシェ家の人々）にも会っていた。

当時私は、私たちの組織が集め、誰に送られているかも知らずにロンドンに送っていたいや増しにふくらむ情報がどうなっているのかについてとても心配していた（もし、こうしたことが今日起きていれば、私の心配はさらに大きいだろう）。だから、私はジャン＝ピエール少佐との面会に喜んで同意し、私の名で、彼との会合が設定された。この会見はおこなわれず終いだった。

一月十六日、ジャン＝ピエールはなお一度私の友人たちに会った。それから行方がわからなくなってしまった。ドイツの警察が、彼が宿泊していた家の人々を逮捕しにやってきた。この事態から、彼は逮捕されたのだと私たちは考えた。その後、彼の消息はまったくわからなくなった。

一月二十日、エレーヌ尼(6)とセシル尼がメッスで逮捕されていた。三週間後の一九四一年二月十日、人間博物館に赴いた私は、博物館に勤めていたふたりの友人の逮捕を知った。イヴォンヌ・オドンとアナトール・ルヴィツキである。三人目のボリス・ヴィルデは、私たちが願っていたように、逃亡することができた（彼は四十六日後の三月二十八日に逮捕された）。二月十日と三月二十八日のあいだにも次々と逮捕がおこなわれ、四月中もなお逮捕の波は収まらなかった。四月十八日にはピエール・ヴァルテールとリーズ（彼女は今日、パトリック・ケリー夫人である）の番だった。

ほとんど同じ日に（一九四一年四月十五日、十六日）敵の手に落ちたのは、ブロワ地域で私たちが逃がしていた人々の一部の逃亡を担当していた、とても若い人々の集団だった。彼らはロスコーテン(b)によって裁かれ、禁固刑に処されたが、その刑期が終わるとドイツ軍によって釈放された(7)。七月二日と四日のあい

（6） エレーヌ尼とそのチームの逮捕は、彼女たちが住んでいた町でなされた密告によるものであり、それに先立つ逮捕、それの後でおこなわれた逮捕とは無関係だった。ドイツ人たちは、エレーヌ尼たちを逮捕した後にも、彼女のチームと私たちのネットワークの関係を見つけられなかった。この集団を売った男がメッスで裁判にかけられた際、エレーヌ尼の弟は、その姉が抱いていたキリスト教の理想に忠実に、裏切り者の恩赦を要請し、これを獲得した。

（7） この若者たちの集団が、二五〇人の逃亡軍人を非占領地域へ逃亡させた。しかしドイツの軍事警察は彼らの活動の一部しか解明できず、彼らと私たちの組織の関係をまったく見抜けなかった。それで彼らは釈放されたのだ。この集

だにオエ大佐、ラ・ロシェール大佐が、六人の協力者とともに逮捕された。

ピエール・ヴァルテールの知性と冷静さのおかげで、そしてとくに、裏切り者のガヴォーに知られていなかったのが幸いして、リーズはドイツ軍の目には無実の者と見えたので、数ヵ月すると釈放された。そして数週間後に再び逮捕されたのだが、裁判で最終的に無罪と宣告された(8)。シェルシュ＝ミディの牢獄の彼女の隣の房にジャン＝ピエール少佐が収監されていた。彼女を通じて、私は彼の本名を知った。デスティエンヌ・ドルヴである。

私の家族が大きな一軒家を持っていた閑静な郊外で、リーズは私たちの隣人だった。彼女の最初の釈放と二度目の逮捕のあいだ、私はほとんど毎日彼女に会っていた。それで、私たちの同志の弁護のためになすべきさまざまなことについて実際的打ち合わせをおこなえた。まずは、彼らのうちの何人かの家族と連絡を取ることだった。リーズは彼らの住所を聞いており、家族にアドバイスを与え、彼らと連絡を取ることはリーズが引き受けてきていたのだ。

郵便でもたらされる情報、釈放された人々からの情報で、私は囚人たちが自分につけた暗号名、彼らが看守に付けた暗号名、囚人、看守が繰り広げる策略、牢獄のなかでの、原則的には不変の時間割——実際はその時間割は感情を激昂させるようなそして私がその後自分自身細大漏らさず経験することとなったさまざまなできごと、たとえば規律違反、処罰、尋問などによって絶えず乱されていた——を知っていたし、囚人から囚人へと、鉄格子、独房、鍵穴を通して、広大な建物の端から端まで伝えられる言葉を知っていた。それらの言葉は、スープを運ぶ鉄製のワゴンが立てる音が声を包み隠す瞬間、あるいは看守のチームの交替の瞬間などに伝えられるのだ。こうしたすべてをリーズが話してくれ、私はそれにエマオの巡礼者たち〔14〕のように敬虔に耳を傾けていた。

彼女はまた、秘密のメッセージの数々をもたらしてくれた。それらは手から手へとこっそりと渡されてきたのだ。さらには写真もあった。なかでも、ブルターニュの農民の老夫婦の写真があり、彼らの村独特の服装をしていたが、ふたりとも私たちの仲間のひとりを泊めたという理由で逮捕されたのだ（私が思うにそれはデスティエンヌ・ドルヴだった）。田舎の人の顔だが、骨格がしっかりしていて、老人とはいえ美しい人々だった。正直さと素朴さに溢れた高貴な眼差しをしていた。

戸外の空気、絶えず身体を動かして働くことに慣れた老妻は黙って独房の四方の壁と鉄格子が与える苦しみに耐えていた。まるで檻に入れられた森の獣のようだった。私にとっては、迫害された民衆のあらゆる苦しみが、この言葉を奪われた苦しみに体現されており、それは私の心をかきむしった。十五年後、アルジェのバルブルッス牢獄で、私はコロ〔15〕の森林地帯から連れられてきた、カビリア人もアラブ人も理解できない方言を話すふたりの幼い女羊飼いを見て同じような心の痛みを感じた。牢獄のすべてが彼女たちにはおぞましく、恐怖の種だった。重々しい壁、厳しい規律、慣れない食べ物、すべてである。なぜ彼女た

団を率いていたピエール＝モーリス・デサンジュが二度目に逮捕されたのは、私が逮捕されたのと同時だった（一九四二年八月）。私と彼を売った裏切り者は、最初彼の集団に潜り込んでいた。幸いなことに、デサンジュはその後証拠が見つからず釈放された。

（8）　彼女はその後、ゲシュタポが私の自宅に私の逮捕直後に仕掛けたネズミ取りに引っかかり、またもや捕まりそうになった。夏服を着て、帽子も被っていなかったので、彼女は私が飼っていた子犬を連れにきたのだといいわけをした。警察官たちは彼女の名を尋ねることもなく、解放した。もし彼らが捜査資料を手元に持っていたなら、彼女がヴィルデの集団の事件に関係して、一年を牢獄で過ごしてきたばかりなのがわかっただろう。

ちがそこに連れられてきたのか誰も知らなかったので、ふたりを釈放させることができた。

尋問から顔を血だらけにして出てきた仲間として、私が最初に知ったのはルヴィッキだった。

同志たちが逮捕されるとすぐに、私は彼らの家族と接触を持とうとした。とくに私の友人のイヴォンヌ・オドンの妹と接触を持とうとした。私はその日その妹といた。私にはいまだに、パレ＝ロワイヤル[16]の近くのレストランの様子が目に見えるようだ。私は彼女が、牢獄への訪問について語るのを聞いていた。私たちは壁に張りついた長椅子に座っており、私たちの左手に窓があった。隣のテーブルに座っていた見知らぬ人々が私たちへ向けていた顔のぶしつけな表情もいまだに目に見えるようだ……。

私たちの同志が最初入れられていたのはシェルシュ＝ミディの古ぼけた牢獄で、そこでは何世紀もの時間による老朽化によって、房の南京錠をかけられた扉と床面のあいだの隙間が広くなっていた。この隙間から収監者たちは、夜、意地の悪い看守が居眠りをしているあいだに、あるいは哀れを催した看守が収監者に処罰を与えないで済むように居眠りするふりをしているあいだに、言葉を交わしていた。日中には、囚人たちはこの同じ隙間から、廊下でおこなわれることを見ていた。イヴォンヌは彼女の友が手錠をかけられて連れていかれるのを見た。彼女は彼が戻ってくるかどうか窺い、彼が戻ってくるのを見た。それから彼女は、妹と数語言葉を交わすことができた。

その後、私自身も自分の目で、恐ろしい光景を数々見た。絶望し、焼けるような怒りを覚え、心臓の位置に痛みの塊のようなものを感じた。そのときになって、私は民衆が古くから使っている「重たい心」「壊れた心」といった表現が何とよくわかるようになったことだろう……。しかしそうしたすべてを私は涙も流さずに見、そして体験したのだ（ただ夜、眠りにつくときになると涙がこぼれた）。しかし、その日、私は初めて――自分が知っており、友情で私と結ばれていた現実の人間に対しておこなわれた――このおぞましい行為をまざまざと思い浮かべたのだ。複数の人間が、鎖に繋がれた囚人の顔を殴るのだ。その日、思わず涙が流れ始め、私はそれを止めることができなかった。

処刑（一九四一年八月）

私たちの仲間のうち、最初にその命が危険にさらされているのを私が知ったのはデスティエンヌ・ドルヴ少佐だった。

私は彼の顔も知らなかったし、彼がどんな声をしているのかも知らなかった。だが、私たち全員を彼と結ぶ友愛の絆は私にとってまったく明白かつ強固なものだったので、まさか私たちの敵が彼を殺すなどという不用心な愚行をすることなど――私たちの土地で、この人口稠密で熱気に満ちた都会でそうすることなど――私には考えられなかった。だが、私はすぐさま、彼にのしかかっている危険がどれほどのものか知るために、さまざまな複雑な工作を始めた。彼を救ういかなる機会も逃さないようにするためだった。それらの工作の結果は私を安心させるものだった。だがその安心は誤っていた。

一九四一年八月二十一日の彼の処刑が新聞に発表され[c]、地下鉄駅に掲示された。夜明けには、私はすでにその知らせを受けていた。

その日、人間博物館の同志たちはすでに六ヵ月前から敵の手にあった。オエ大佐とラ・ロシェール大佐が逮捕されて二ヵ月が経過していた。

その日の午後、パリの地下鉄駅のホーム……。

私たちは紛れもなく、世界有数の首都であり、傲慢で幸福な国民にとっての宝石であるパリにいる。地下鉄駅ホームの湾曲した白い天井、地下鉄車両の色、勤め人たちの背広がそのことを示している。私は冷たい壁に触る。そこにはわずか数日前には、都会に住む人々を誘惑するあらゆる商品のポスターがその魅力を誇っていた。だがその日は、わずかなポスターのあいだにはむき出しの長い壁面がある。私はゆっくりとそれらのポスターを数える。四枚である……。

最初のものは巨大で（全体を読むには頭を上げなければならない）ドイツ語で書かれており、占領軍の兵士たちが楽しめる数多くのキャバレーを周知させるものである。質の悪い紙にひどい印刷だったのを覚えている。

二番目のものは、小さいが豪華なもので、独仏二ヵ国を表すふたりの工員が描かれている。彼らは嬉しそうに握手している。そこに付された文は、フランス語で、わが国の労働者にドイツに行って働くように勧めている。

三番目のものは黄色地に黒く太い文字でデスティエンヌ・ドルヴ少佐とそのふたりの仲間の処刑を告知している――第四番目のポスターはある代用洗剤の効能の説明をするものであったような気がする。

男たち、女たちが黄色いポスターの前を通り、立ち止まり、それを読む。私はじっと彼らの顔を見ている。口からはどんな声も出てこないが、ひきつりが彼らの思いを伝えてくれる……もし私たちに武器があれば、あの日なら、私たちの仲間に加わる人間が大勢いただろう。

私はそのことを考えた。

この瞬間から、敵に対する攻撃のどんな試みも、私にはやってみる価値のあること、正当なことだと思えるようになった。個人的にテロ行為に加わったことはないが、あの日を境として私はそれを肯定するようになった。そのような機会があったなら、テロ行為にどんな支持でも与えたことだろう。

しかし、仲間たちの運命は、私にとって、絶えまない不安の種だった。直接に、また人を介して、私は囚われの仲間たちの家族、また彼らの弁護士たちと接触した。リーズを介して、また彼女が考えだした秘密の通信手段のおかげで、私は規則的に、牢獄自体から発せられる秘密の、そして直接の知らせをいくつも受け取った……。

同時に、私はネットワークの諸部門の活動を活性化すべく努め、今では私ひとりがその役目を担っている諸部門間の調整に努めた。

一九四一年九月、ラ・ロシェール大佐が口を割らなかったおかげで、オエ大佐が牢獄から出てきた。監視されていると確信していたので、彼はブレゲ通りには戻ろうとしなかったし、彼の住居のひとつで私と会うこともしなかった。しかし、パレ＝ロワイヤル広場のとあるカフェで待ち合わせを設定してきた。私は彼の変貌に衝撃を受けた。わずか数ヵ月のあいだに、二十歳も老けこみ、確かに高齢ではあったが活動的で、陽気で、頑健だった彼が、痩せこけた、両手の震えが止まらない老人になり果てていたのだ。私たちは一緒に彼が逮捕された理由について詳細な検討をおこない、ネットワークに属する各集団の囚人のそれぞれが置かれた状況を綿密に検討した。そのとき私が知ったのは、ドイツの警察がヴィルデの集団が持っていた書類にラ・ロシェール大佐の筆跡を確認し、その結果、ふたつの事件のあいだの関係に気づいたということだった。こうして、どちらの件も重大だと見なされるようになったのだ。さらに私が知ったのは、オエ大佐が助かったのは、仲間であるラ・ロシェールのおかげであること、ラ・ロシェールが罪をひとりでかぶって、オエ大佐の疑いを晴らしたことだった。

オエ大佐は、監視の対象になっていると知っているので自分では面倒を見ないことにした諸部門について、私にいくつかの実際的な情報を与えた。彼の健康は悪化しており、またとても高齢でもあったので、この「引退」ももっともなことだったろう。だが実際はそんなことはなく、一年後私が逮捕されると（一九四二年八月十三日）、彼は私たちに従っていた数々の集団の残存部分を再び率い始めたのだ。彼は自分が何をしているかはっきりわかっていたし、それがどんな結果をもたらすかもよく知っていた……。事実、一九四四年六月十五日彼はドイツ警察に再び逮捕され、ノイエンガンメの収容所に送られ、そこで飢えのため死んだ。生き残った彼の収容所仲間は私に、彼が自分に与えられるわずかな配給食物を若い仲間に分け与えていたと教えてくれた。

デスティエンヌ・ドルヴ少佐の処刑の二ヵ月後の一九四一年十月二十二日、別のポスターが公式に、人質たちの最初の処刑を告知した。

私は処刑される人々のひとりの妹と知り合いだった。奇妙な恩恵を与えられて、彼（イヴリの市長であるテニーヌ）がシャトーブリアン収容所（当時この収容所はヴィシー政府の警察が管理していた）から外出して、イヴリでおこなわれた彼の幼い息子の葬儀への参列を許されたとき、私もそこにいて、彼に一階の小さな台所で再会した。その台所の窓は、郊外の庭を走る道に面していた。私は彼に、窓から飛び出して、直接私の家に赴くよう提案し、そこから彼を自由地域へ逃亡させることを引き受けた。彼は私の申し出を断り、囚人たちのうちからある人々が処刑のためにすでに選抜され、その人々は他の人々と連絡がとれなくなっているのを私に教えた。彼は最初に選抜された人々には入れられていなかった。だが、まもなくこれらの人々のなかからも処刑のための選抜がなされた。当時集められた他の情報（大臣のピュシュー、その官房長シャサーニュ、そして彼らの取り巻きについての）は、四〇名の処刑に数週間先立つこうした選抜にすでに現れていた思惑を示していた。

人間博物館に関する訴訟（一九四二年二月）

二月十日から十九日まで、「人間博物館」訴訟と呼ばれる裁判がおこなわれた。毎夕、私はピエール・ヴァルテールの弁護士であるヴィルヘルムと会い、私たちの仲間を救うために為しうることを彼と検討した。私はまた友人のイヴォンヌ・オドンの妹やリーズの両親にも会っていた。

私たちがおこなったあれこれのすべてをここに書き記してもうるさいだけだろう。そもそも私はその一部を忘れてしまった。しかし、私は後に、収容所から帰還後、宣誓をしたうえで報告書を提出する機会があり、その写しを一部保存している。その報告書は一九四五年八月三十日付のものである。

以下は、その報告書の全文である。

「一九四五年八月三十日に宣誓のうえ提出された、十人の死刑囚に対する恩赦の棄却に関する報告」。

一九四一年十二月末、雑誌『レジスタンス』誌の裁判のひとりの被告の弁護士だったヴィルヘルム氏と数度会った後に、また被告それぞれについてその家族と検討した後に（私はこの件で友人ボリス・ヴィルデの妻、友人イヴォンヌ・オドンの妹、友人アナトール・ルヴィツキの妹、ヴァルテールの弟、ヴェイユ＝キュリエルの義理の兄に会った）、当時ドイツとヴィシー政府間に漂っていた緊張状態からして、それまで恩赦を得るためになされていた活動はむしろ害になるし、効果がないと確信するに至った。私はカトリック研究院に出入りしていて、ボードリアール枢機卿が「対独協力」をしていた二年のあいだに、死刑囚を救うため一度しか介入しなかったこと、この唯一の恩赦が、ドイツ軍への協力的姿勢から彼が引き出せたすべてであるのを知っていた。それに枢機卿のドイツ軍への協力的姿勢は、彼自身の私への言葉によれば、教会関係者のあいだで、またフランス中で非常に評判が悪かった。

私は仲間たちが怪しげな人物に対して借りを作るような羽目に陥るのはできるだけ避けたいと思っていた。しかし、枢機卿は僧侶なのだから、怪しげな人物に巻き込まれることにはならないと思っていた。僧侶がする慈善行為は当然のものであり、それをおこなう人間の立場もそれを受ける人間の立場も損なうものではないと私には思われた。

一九四二年二月九日、私は枢機卿の親族であり秘書であるド・ヴィスム嬢の立会いのもと、かなり長時間枢機卿の謁を賜った。私は枢機卿の身体の状態、精神の状態のひどさを知って、恐怖を覚えた。

以下が、その会見の正確な状況である。

ロラン嬢の仲介で、私はカトリック研究院でジェルマン・ブルイヤール氏に会うことになっていた。彼が私を猊下に紹介してくれるはずだった。

私は十七時ごろに到着した。そこで伝えられたのは、ブルイヤール氏は一日留守だということだった。彼は私が何の目的で来ているかを知っていた。彼の小心な性格を知っていたから、彼が約束をたがえたことにはそれほど驚かなかった。だが、枢機卿に喫緊に介入してもらわねばならなかったので、彼の不在は私を動顚させた。

私は枢機卿の親族であり秘書であるド・ヴィスム嬢については名前しか知らなかった。私は彼女に会いたいと頼んだ。猊下につき添っているから、彼女には会えないという返事だった。私は枢機卿の部屋の呼び鈴を鳴らした。召使いがやってきて扉を開けた。きわめて重要な件でド・ヴィスム嬢に伝えなければならないことがあると私は言った。彼女には会えないと言ったあとで、彼はド・ヴィスム嬢を探しにいってくれた。

状況を説明すると、彼女はたいへん心を動かされた様子を見せ、伯父のもとへ私を連れていってくれたのだが、その前に、言いにくそうに言ったのはおおよそ次のようなことだった。「彼が少し変に見えたとしても怖がらないでください」。この言葉を聞いて私は驚いた。というのも個人的な恐怖などとは別のことを私は考えていたからだ。

私が見出したのは激しく怒る枢機卿だった。彼に会うのは初めてだったし、それ以後も一度も会ったことはない。

彼は頭の上で両腕を振り回しながら、首尾一貫しない、そして怒りにまかせた様子で話していた。私がとくに覚えている言葉はこうだ。「私は哀れな盲人の老人だ……誰も私を哀れだなどと思ってくれない……私は毎日、皆に知られているカトリック聖職者たちから侮辱の手紙を受け取っている……あんたがたは皆私を殺そうと望んでいる……あんたも私を迫害しにやってきたんだろう」。

こうした罵りの言葉がかなり長く続き、私は一言も口をはさむことができなかった。ド・ヴィスム嬢はその間、まったく押し黙ったままだった。

ちょっとすると、彼は突然罵るのをやめ、攻撃的な口調でいったい何が望みなのかとたずねた。私は事実を、できる限り穏やかで、説得を試みるような口調で述べたが、一言述べるたびに、私の話は激しく奇矯な罵りによって中断された。私はヴィルヘルム弁護士の忠告に従い、恩赦を求める文書の文言を用意してきていた。枢機卿が話を聞くときの様子からして、私はそれに署名してもらえるだろうという希望は持てなかった。それでも私は、ヒトラー首相宛のその文書を読み始めた。

この名前を聞くとまた怒りの発作がぶり返した。次の言葉は、私が話すのを彼が遮ったそのままのものである。「ヒトラー首相じゃと！　ヒトラー首相じゃと！　そんな男は私は知らん……」。

私は相変わらず、相手を静めるような口調で続けた。「それでも猊下、ヒトラー首相のほうは間違いなくあなたのことを御存じです。カトリック教会の長老でおられますし、その資格で、どんな国家元首にも話しかける資格を有しておられます……」。彼は私の返答にすっかり喜んだ様子を見せ、儀礼の上で彼に与えられている特権のいくつかについて私に語り始めた。とくに覚えているのは、彼が「一月一日に私はベルギー国王に『わが従弟よ』と呼びかけて手紙を書いた」と言ったことだ。彼は少しのあいだ、この件について子供っぽい喜びを示しながら話を続けた。その話題が彼を喜ばせ、私に好意的にさせる様子だったのでそれを続けたのだが、心は重かった。というのも、このうえなく立派な若者たちの生命が、この浅薄な老いぼれがどのように動くかに全面的にかかっていることを絶えず思わずにはいられなかったからだ。少しすると、彼は話すのをやめ、小さなため息をついて私に言った。「私は疲れた。手紙は書いておこう」。ド・ヴィスム嬢が私に立ち去るよう合図をし、控の間まで付き添ってくれ、その場所で私はなおも彼女と長いこと話し合った。

彼女はひどく悲しそうな様子でとくに次のように言った。「大司教館では、彼らが枢機卿に宛てて出した非難の手紙を私が枢機卿に読まないと非難しています……でも、そんなことがどうしてできるでしょう。枢機卿がどんな様子かご覧になったでしょう。最初の言葉を聞いただけで激昂し、それ以上続けるのを私に禁じてしまうのです」。

彼女は十人の未来の死刑囚の運命に強く心を動かされたように見え、私はなおも彼女にできる限り誠実に、そして完全に彼らのことを説明した。彼女に会うのが初めてだったことは先に書いた。二月のあいだに、同じ件で彼女になおも二、三度会ったが、その後は今日に至るまで会ったことはない。

枢機卿は約束をしてくれたが、私はこの謁見からまったく意気阻喪し、問題の約束をまったく当てにすることなどなく出てきた。約束はまったく口先だけのものに思えたし、まったくどうでもいいようなさまざまな話題についてのおしゃべりの最中に、だしぬけになされたものだったからだ。謁見の続くあいだ、彼は一度たりともごくわずかの共感も、また心を動かされた様子も未来の死刑囚に示さなかったし、この約束はいわば、枢機卿の儀礼上の特権に私が示した関心に対するよい評点のように与えられたものだったからだ。

それに、この約束に何らか期待すべきところがあるとすれば、それはド・ヴィスム嬢がただちに事態を深刻に受け止めてくれたから、そして甘やかされている老人の常に洩れず、枢機卿は身近にいる人々の操るままだったからだ。言葉を換えれば、その手紙を書くことを私に約束しはしたが、もしド・ヴィスム嬢がそのことをせっついてくれるのでなければ、枢機卿はそれを書くことなど考えもしなかったろう。

そして逆に、もし彼がその手紙を書くことを私に拒絶していたとしたなら、多分それを翌日には書いていただろう。それほどに彼は天の邪鬼の精神の持ち主だったのだ。

とにかく、問題の手紙は書かれ署名された。そのような手紙が書かれる際に用いられる紙に、印章が押され、紋章も付され、つまりものものしい装飾一式が付けられその手紙は書かれたのだ。

二月十日火曜日の朝、私はカトリック研究院を再訪し、ジェルマン・ブルイヤール氏が出てくるのを窺っていた。彼は私を見て驚くとともに不快を覚えていたようだ。彼はあらゆる危険、疲労、困難をとても恐れていたからだ。だが、彼は喜んで、手紙が書かれ署名も済んでいることを教えてくれた。私が思うに、何も恐れるべき不快事がないときには、彼も親切で愛想のよい性格だったのだ。私の行動が成功を収めたのに驚きながらも、彼は私に、成功はもっぱらド・ヴィスム嬢のおかげであることを隠さず、その成功はまったく期待を超えたものだったと言った。彼と別れたとき、私は少しは安心していたのだが、枢機卿から受けた印象があったため、すっかり安心していたわけではなかった。

十六時ごろ、私は再びカトリック研究院に赴き、手紙が確かに発送されたか確認しようとした。そこで私はまたもブルイヤール氏に会った。彼が教えてくれたのは、その日の朝にド・ヴィスム嬢が失神し、ちょっとした外科手術のために病院に連れていかねばならなかったことだった。病院に連れていかれる前に、彼女は伯父に、とても切迫した、感動的な様子で手紙を発送するよう頼んでいった。枢機卿はそうすると約束していた。

ボードリアール枢機卿の取り巻きは彼をめったにひとりにはしておかなかった。盲人であり身体付随の状態だったから、何もひとりではできなかったからだ。そのうえ、手術を受けたばかりで、一日に数度彼にゾンデを施さねばならなかった。ゾンデは強い苦痛を与え、ゾンデとゾンデのあいだの時間も彼はおおいに苦しんでいたが、それが彼をとてもいらつかせ、その精神的衰えの原因になっていたに違いない。それまでも毎日枢機卿を訪れていたトリコ司教座参事会員が、枢機卿の傍らでド・ヴィスム嬢の代わりを務めることとなった。トリコはたやすく枢機卿の意見を完全に変えさせ、彼の許可を得て恩赦の請願を破り捨てたらしい。

私はトリコがどんな人間であり、枢機卿の傍でどんな役割を果たしているか完全に知っていた。私と一緒にレジスタンス活動に従事しており、私が死刑囚のためにしていた活動を知っていたオエ大佐は、トリコは単なる対独協力者ではなく、活動的な裏切り者であり、敵の手先であると見なしていた。不幸なことに、すでに手術を受けていたか、あるいはこれから手術されようとしていた病院のド・ヴィスム嬢には近づけなかった。そして彼女の不在中、トリコは枢機卿をすっかり思いのままに操っていた。繰り返すが、枢機卿は盲人であり、自分が書いた手紙を読むのでさえ、周りの人間の思いのままだったのだ。

その日の午後、ジェルマン・ブルイヤール氏が今私が書いたすべてのことを私に語った。それは二月十日火曜日のことだった。それから私は、トリコ参事会員について彼とかなり長いこと語り合った。ブルイヤール氏は自分がトリコにさまざまなことをしてもらったこと、また好意溢れる行為をしてもらったことを認めつつも、トリコの態度を非難していたが、彼の何よりの望みは、どのような方向にであれ明瞭な態度を取って、自分の立場を危うくしたりしないことだった。この会話があったのは一九四二年初めだったから、トリコに害をなそうという考えは微塵も持っていなかったはずだが、私に参事会員のドイツ贔屓について多くの詳細を機嫌よく語った。私はまさしくあの火曜日に、彼と一緒にカトリック研究院のある部屋を横切ったのを覚えているのだが、そこで汚い黒い木製の、田舎の中学によくあるような机を指さしながら彼は言った。「ほら、あそこにあるのは歴史的テーブルだよ。ボードリアール枢機卿が署名したいくつかの記事は、あの机で、トリコ参事会員が書いたものなんだ」。それから、親切に、参事会員を見つけられる場所を私に教えてくれ、姿を消した。

実際、教えられた場所にトリコはいた。二階の、枢機卿の住居に導く、紋章によって麗々しく飾られた扉の正面に、とても小さな部屋に向かって開かれたもうひとつの、とても慎ましい扉があった。その部屋は、二月の日が落ちようとする時刻、暗く、そしてひどく不潔なものに見えた。この扉は半ば開かれていた。

たぶん、この扉はしばしば半ば開かれたままになっていたのだろうか。私はこの部屋の戦略的位置の重要さに気づかずにはいられなかった。この部屋にいる人間に知られずに誰ひとりとして枢機卿のそばには行けなかった。私が行ったとき、参事会員は書類を片付け、出かけようとしていた。会話はこの部屋で始められ、カトリック研究院から参事会員の自宅への道すがら続けられた。私は彼の家の玄関口で彼と別れた。彼は私が誰か知らなかったし、私は自分の名を彼に告げなかった（それに彼は私の名を尋ねもしなかった）。彼は私を死刑囚のひとりの近親者だと想像したはずだ。そのため、また会話を聞いていた人間は誰もいなかったので、彼は仮面を打ち捨てる誘惑に抵抗できず、絶えず、極度の残虐さをもって選んだ表現を使い続け、悦に入って何度も「処刑」「もうすぐ死ぬ男」「殺す」などの言葉を使った。しかしもっとも強い印象を与えられたのは、このかなり長い時間にわたった、しかも彼がさっさと切り上げようなどとまったくしなかった会話のあいだ、彼が一瞬たりとも、微笑みを絶やさなかったことであり、その微笑みがこのうえなく晴れやかな幸福そうなものだったことである。同様の微笑みを見たことはその後一度しかない。それは、ラーフェンスブリュックの収容所長のシュヴァルツフーバーの顔に浮かんだものであり、それは一九四五年四月にガス室行きの収容者の最後の選抜をしているときのことだった。あのとき、女囚の誰もが、選抜がガス室行きのためだと知っていたし、収容所長は彼女たちがそれを知っているのを知っていた。私が彼が微笑むのを見たのはあれ一度きりだが、あの日彼は、トリコと同じようなまったく晴れ晴れとした、幸福そうな微笑みを絶えず浮かべていた。このドイツ人収容所長が、私が語っているまさにその微笑みを浮かべながら、私たちに語りかけていた文句を覚えている。「落ち着いて歩きなさい……心臓の鼓動を感じるだろう、そうじゃないかい?」私たちは脚を剝き出しにして、しかも裸足だった。脚が腫れている者、顔つきが彼らの気に入らない者はガス室行きにならねばならなかった。これらの細部を強調しすぎているかもしれない。それほどに、私は強い印象を受けたのだ。

問題の微笑みは、下手くそな役者や画家が残酷な顔に身につけさせるあの悪魔的な作り笑いではまったくなかった。それどころかそれは、食物を消化している子供、酩酊し始めている酔っ払い、自分が愛している男を前にした内気な恋する女が浮かべる幸福感に満ち満ちた微笑みだった。内心の幸福に対応するこの微笑みは俗に「天使の微笑み」と呼ばれる。だがこの微笑みは、不幸なことに、一般にサディズムという名で知られている内心の状態にも対応しており、私はその後、そのような内心の状態が、危険を感じさせるほど広範に広まっているのを知った。とにかく、その日、私は生まれて初めてそのような微笑みを直接に目撃し、そのときにはきわめておぞましく感じながらそれを記録するだけで満足したのだが、ラーフェンスブリュックでその微笑みを再見して以来、しばしばこれについて考えを巡らした。

私が感じた嫌悪感、反感が、顔にはっきり現れたかどうかはわからない。だが、もしそうだったとすれば、おそらくそれこそが、参事会員が会話をさっさと切り上げようとせず、それどころかすでに言ったように、満悦で、あのはっきりした喜びを見せながら、それを続けた理由だったのだろう。また、彼が私を犠牲者のひとりの近親者と見なしていたのは間違いないと先に言ったが、彼が発した言葉のひとつひとつは、空しい奔走と、つねに裏切られる期待の苦行にすでに疲れ果てた女性を、極度の絶望と、あらゆる落ち着きの喪失へと導くべく入念に選ばれていた。ドイツ人に逮捕されたすべての人々の家族は皆このような苦行を強いられていた。だが、十人の被告がまだ生存している限り、まだ彼らを救う可能性はあると私は考えていたし、そのためのいかなる道も閉ざしたくなかったので、最後まで冷静を失わず、おとなしい、敬意に満ちた口調を保ち続けた。

会話は一般的な話題で始まった。参事会員はまず、ドイツに反逆するような仕業に与したいかれた連中に対する怒りを私に語った。私はたいへん控えめな言葉遣いで、参事会員はドイツの判事たちよりもドイツ人的だ、というのもドイツの判事たちは裁判中ずっと、被告に対する尊敬、共感、賞賛を口にしていたからと答えた。彼は続いて言った。「猊下は方針をすっかりお決めになられた。私は猊下のお考えを変えるために何もできません」。

それどころか、彼の影響力が枢機卿が考えを決めるに当たってどれほど大きいものかは誰もが知っていると私は答え、彼が恩赦の請願を破り捨てた状況を私がすっかり知っていることを彼に理解させた。この瞬間から、彼は枢機卿の話をするのをやめ、一人称で、自分こそが今回の方針を決めた張本人であり、枢機卿の政治的立場を決められる唯一の人間だと言ったが、それはその通りだった。とくによく覚えているのは、彼の次の言葉だ。

「この件のために、猊下の影響力を衰えさせることを私は望まない」。

またこんなことも言った。

「私には無駄にできる時間はまったくない。たとえそれが死刑囚のためであってもだ」。またさらにこんなことも言っていた。「私は仕事に忙殺されている。しなければならない授業があるし、ドイツ人たちと毎日何百件もの書類を検討しなければならないのだ」。

私は話題を変えようとし、この恩赦を得るために実際に祈りを捧げている数多くの修道院について彼に語った。彼はまったく投げやりな調子で、あのご立派な修道女たちは他にすることもないし、祈るのは彼女たちの仕事だと言った。

私は結局トリコ参事会員と彼の家の玄関口で別れたが、なお何をなしうるかを考えていた。(d) その後彼に会ったことは一度としてない。

その日の夕方に、この会話のすべてをヴィルヘルム弁護士に報告したから、彼はそれを覚えているに違いない。またこの会話について、ロラン嬢、オエ大佐とも語り、さらにさまざまの教会関係者、大学関係者と語った。

ド・ヴィスム嬢が病院を出た後、処刑がおこなわれる少し前、私は彼女と再会し、その同意を得て、一九四二年二月二十三日の月曜日の朝、再び行動を起こした。ひとりのフランス人司祭によって破られた恩赦について、今度はフレンヌの監獄付きドイツ人司祭であるシュトック師が請願する手紙を、ロラン嬢の手で枢機卿に届けてもらったのだ。シュトック師はこの請願によって、きわめて大きな危険を冒していた。

ド・ヴィスム嬢が私たちにしてくれた申し出――手紙を書き直し、ボードリアール枢機卿には話さずに、枢機卿の代わりに署名しようかという申し出――を受け入れなかったことを、私は苦い思いで悔やんでいる（彼女は枢機卿の用いる便箋と封印を所持しており、しばしば枢機卿に代わって署名していた）。しかし、最初に書かれた手紙の後でトリコが介入したこと、[e] そして彼がドイツ人たちと頻繁に連絡を取っていることから、この試みが成功する見込みはほとんどなかった。死刑囚を救うこともできずに、ド・ヴィスム嬢を破滅させる危険が大きかったのである。実を言えば、彼女の申し出を受けることをためらった大きな理由は、私たちに最後の可能性、すなわちシュトック師の手紙をロラン嬢を通じて渡すという手段が残されていたことで、それがいかにまずいものではあっても、偽署名ほどまずいものではなかったことであった。だが結局、この手段はうまく行かなかったのであり、もうひとつの手段を取っていたら事態がどうなったかは知りようがない。

判決は二月十七日に出され、死刑となることが二月十九日に確認された。死刑判決を受けた十人のうち七人は二月二十三日月曜日の午後に処刑された。処刑されたのは、人間博物館に所属する民族学者であるボリス・ヴィルデとアナトール・ルヴィツキ、ピエール・ヴァルテール、ジュール・アンドリュー（彼にはふたり子供がいた）、ジョルジュ・イティエ（子供がひとりいた）、ルネ・スヌシャル（彼は十八歳だった）、そして弁護士アンドレ・ノールマンである。

死刑判決を下されたが執行が猶予されたのは、シルヴェット・ルルー夫人（子供がふたりいた）、人間博物館の図書館司書であるイヴォンヌ・オドン、そしてアリス・シモネである。

私はこの一九四二年二月二十三日以後起きたことの多くを忘れてしまった。だが、この一九四二年二月二十三日についてはよく覚えている。

夜が明けるずっと前に、電話の音で真っ暗闇の夜中に起こされた。電話してきたのはノールマンの友人で弁護士だった。――彼が私に告げたのは、その日のうちに処刑がおこなわれるということだった。私はすぐに、友イヴォンヌ・オドンの妹と義弟に電話をかけ、情報を伝えねばならない家族について彼らと相談した。

その後は何をすべきだろうか？　ただ待つしかないのか？　そして次のように考えているしかないのだろうか？「ああ、今だ！　今なんだ。連中は彼らを今殺しているんだ……」。

何かまだやってみようと家を出たときにはすっかり夜は明けていた。彼らを救うことができる可能性はもうまったく残っていないということを私は知っていた、あるいは知っていなければならぬはずだった。しかし、私の気持ちは、彼らの死に同意などできなかった。「彼らはまだ元気に生きている、それなのに、今晩には彼らは死んでいる」と考え、そしてその瞬間をただ待つことなど私にはできなかった……。

ガラス窓にぶつかる蠅のように、私の思考は、何度も何度も障害に衝突し、打ちのめされた。あの七人の男性には多くの愛する者がおり、家族があり、未来の計画がある。つまり、ひとりひとりの人間にとってと同様彼らを取り巻く世界がある。ところがそうしたすべてが一分で破壊されてしまうのだ。それも病気によってでも、事故によってでも、戦闘の偶然によってでも、怒りによって突発的に起こされた犯罪によってでもなく、これについてゆっくり考え、議論した数人の人間の落ち着いた冷静な意志によって破壊されてしまうのだ。

こうしたことを考え、ありありと思い浮かべると、それがまったく理解できず、怒りがあまりに強いので、私は自分自身の生命に対する配慮も忘れてしまった（現在でもそれはまったく変わらない）。

私は人が私になしうる反対意見のすべてを知っていた——敵が私たちを力ずくで支配していたのだし、敵が処刑された人々を断罪していたのは、彼らが敵に対して実際攻撃的な行為をはたらいたからだ。だが、結局のところ、「強硬手段」を支持する人々は、効率という概念に準拠していたのだ……。ところで、死刑をもって罰せられたこれらの行為はまだある線よりこちら側に属していた——そしてその線の向こう側にある、別の種類の行為が今や私には必要であるように思われてきた。より重大な行為、より重みをもった行為である。

外では、雨が凍りついたせいで、転倒せずには一歩も進めなかった。刃物のように滑らかな、鋭い雨氷だった。駅は私たちの家から歩いて七分のところにあり、一九四二年二月のすべてが破壊されたフランスでは、列車の他にはいかなる交通手段もなかった。一時間にわずか一本の列車だった。私は靴を厚いウールの靴下で覆って歩けるようにしようとしたが、さして効果はなかった。私は走っては転び走っては転びしていた……。

大通りにも、裏道にも人っこひとりいなかった。犬一匹、鳥一羽いなかった。だが、駅が見えるところまで来てみると、車道の真ん中に真新しい大きな血溜まりがあり、それを見て私は息が詰まった……。

もうその日どんなことをしたか覚えていないが、さまざまなことを試みた後で、夜が更けると、自分がシルク通りの建物の居間にいたのを覚えている。それはポール・オエ大佐の住居だった（大佐の逮捕後、私はそこに行くのを避けていた。というのも、私も彼もその住居がドイツ警察によって見張られているのを知っていたからだ）。私たちは一言も発せずにいた。鉛の外套が突然私を押し潰していた。

何年も後に聞いた話では、ヴァレリアン山の斜面に畑を所有していたある男性が、一九四一年から四二年の冬のあるひどい雨氷があった日に自分の畑を耕しに行った。遠くから、彼は、いつもは死刑囚を処刑場まで連れて行くトラックがその日は、氷のせいで、砦に続く急な坂を登れないでいるのを見た。彼は、兵士が囚人たちをトラックから降ろし、囚人たちが手錠を填められて、滑る坂を一歩ごとに転びながら登っていくのを見た。彼は囚人を護送していた兵士たちが、囚人が転ぶたびに、彼らを足蹴にし、銃床で殴りつけるのを見た。囚人たちが歩くのをひとりの司祭が助けていた。

翌日の午後、私はヴァルテールの弁護士であるヴィルヘルム弁護士に、いつもは出かけていかない界隈のあるカフェで会ったが、そのカフェがどこであったか今ではもうわからない。そこで彼から、「奇妙な戦争」の時期の最初のクリスマスのためにあるデパートが景品として出した手帳を渡された。それは小説本よりも若干大きなもので明るい茶色の厚い表紙が付いており、その表紙には明るく陽気な色で、青赤白の巨大なリボンの結び目が巧妙に配置され、お菓子箱のような結び模様によってそれがなお複雑にされて描かれていた。

あの時期の私たちの子供じみたフェティシズムを知っているので、私は、くだんの手帳を誰かがピエール・ヴァルテールの手まで届けたのは、あの結び目のためだと想像する。また私は、ピエールがこの手帳を受け取ったときに感じただろう喜びもまた想像できる。彼が喜んだだろうと考えるのはまずこの結び目が象徴となっているからである。また、この手帳を所有することで自分の存在がわずかでも確認できるからである。次いで、それは手帳が見せていた色のためである――何ヵ月か牢獄に閉じ込められていれば、灰色と汚い白しか目にできず苦しむことになるのだ。最後に、彼が毎日、独房に閉じ込められた囚人の生活のできごとをその手帳に書き記せるからだ。そして、書き物ができるということは、独房に入れられている場合、自らを取り戻し、自らの生活を秩序づけ、自らの生活を規則的なものにする助けとなるのだ……。

今、私はその大判の手帳を眼前にしている。四月二十五日までのすべてのページは破り取られている。「一九四〇年四月二十五日木曜日」の日付のページの、「四月」という語の下に、ヴァルテールは「二十五日金曜日」という訂正を施している（これは一九四一年四月二十五日金曜日と理解しよう）。そしてその後に「今日で一週間になる」と記されている。これに続くページに、彼はほとんど毎日数行ずつ、年末まで記入を続けている。

一九四二年、処刑まで残された七週間、日付を付された彼の記述は、十二月に当てられた部分の空白部に記されている。たとえば、十二月五日に割り当てられたページの一番下、広告文（「当店のお菓子、高級食料品売場は、どんなに要求の多い食通をも満足させられます」）の下に彼は記している。「一九四二年一月三日土曜日。済んだ空。穏やかな日。幸福だ」。

そして二月六日にはこう記している。「私が欲しいと思うのは少量のサッカリンだけだ……。私は憎しみを抱くこともなく死んでいく。私が言いたいのは喜んで死んでいくということだ……。許せないことは何もない」。

彼はまた他のことも書いていた。それは私が弁護士を通じて、また囚人たちが送ってきた包みに隠されて持ち出された秘密の通信のおかげで知っていたことを補ってくれた。それらすべては、彼らを死へと送ったばかりの裏切りについての詳細を明瞭に述べていた。

逮捕*

裏切り者ロベール・アレシュ

ロベール・アレシュは一九三五年、すなわちドイツによる占領の五年前、「フランス＝自由」のグループに潜り込む七年前に、ラ・ヴァレンヌ＝サン＝ティレール教区の副司祭に任じられた。彼はルクセンブルクのアスペルトで一九〇六年三月六日に生まれ、フライブルクで神学を学び、一九三三年に叙階された。一九四一年末に（正確な日付は彼の裁判書類に記されているはずである）、ゲシュタポに手紙を書き、協力を申し出る。ゲシュタポは彼を国防軍情報部へと紹介し、彼はそこでスパイ一六二となり、月額六〇〇マルク、すなわち当時の金額で一万二〇〇〇フラン[f]受け取っていた。

だから一九四二年にはロベール・アレシュは七年前から同じ教区の副司祭を務めており、両親と一緒に司祭館に住み、青少年会を指導しそこでレジスタンスを説いている。だがまたその数ヵ月前からドイツ警察から給与を受けていた。

彼にとっての最初の「大事業」——あるいは彼自身が使っていた表現によれば「しっかりものにした事業」——の機会が、一九四二年の中頃に訪れる。それは一九四〇年に「フランス＝自由」という名を採用した、とても若い人々の集団に潜り込むことだった。

「フランス＝自由」のグループは、人間博物館のネットワークのある部門に属する逃亡者たちに占領地域と非占領地域の境界線を越えさせていた。この部門は「ブレゲ通り」部門と呼ばれていた。ところが一九四一年を通じて、ネットワークは一連の逮捕によって壊滅的打撃を受けていた。逮捕の原因のすべては五十年後になっても明らかにはなっていないが、それでも最初の何回か（一九四一年二月、三月の逮捕）については、ネットワークの生き残りは誰が裏切り者なのかを完全に見抜いていたし、それは一九四一年の末にはわかっていた。

一九四二年二月、七人の仲間のヴァレリアン山における処刑に先立つ裁判のあいだに、私は彼らと連絡が取れ、彼らから、彼らをひとりひとり警察に売り渡したアルベール・ガヴォーという裏切り者について多くの詳細を知らされた。それらの詳細な情報によって、私は裏切り者の痕跡を見出し、まずは彼の行動を止めたいと考え、ロンドンの責任部局に警戒を呼びかけたいと思った。

同僚たちのところで出会ったレイモン・ビュルガール教授（ヴァルミー・ネットワーク）の仲介で、私は、私と同様に国立科学研究センターに属しているジャック・ルグランと関係を持つようになった。ロンドンのイギリス情報機関ＩＳ（グロリアＳＭＨネットワークはこの機関の指示に従っていた）の指導部が当時重視していたのは、フレンヌ監獄から二人のヴォメクール兄弟、すなわちヴォメクール男爵とその弟フィリップを逃走させることだった。彼らの弟の三人目のヴォメクールは逮捕されておらず、リヨンでロンドンとフランス国内のレジスタンス組織の連絡に当たっていた。ジャック・ルグランは当時とても心配していた。というのも彼はロンドンから、フレンヌに監禁されていたピエール・ド・ヴォメクールを逃走させるよう指令を受けていたからである。

ジャック・ルグランは私に信頼感を与えたし、彼も私を信頼してくれた。多少の時間をかけて、自分たちがそれぞれ出会っているさまざまな困難をふたりで検討した。それから彼は私の家で私のレジスタンス仲間の何人かに会った（この仲間の誰ひとりとして、その後身辺を脅かされることはなかった。ジャックが会ったのはとくにマニピュル・ネットワーク、CDLR運動の頭《かしら》であり、全国レジスタンス評議会CNRの創立者のひとりであるジャック・ルコント＝ボワネだった）[g]。

ロベール・アレシュはラ・ヴァレンヌでは愛国者と見なされていた。彼は「フランス＝自由」のグループに協力し、ピエール＝モーリス・デサンジュに絶えず「頭《かしら》に会わせてくれるよう」頼んでいる。ピエール＝モーリス・デサンジュは彼を私の自宅であったサン＝モール公園のグラン＝シェーヌ大通り四〇番地に送ってよこす。

彼が僧衣を着て現れたとき、私はその訪問の予告を受けていなかった。一目見て私は彼が二重スパイだと思う。そして私は彼が言ったことのすべてを、エルネスティーヌ尼という名の訪問看護婦である修道女を介して確認させる。残念なことに、アレシュが私に語ったことはすべて正しかった……。

そこで、アレシュが私にある若いフランス女性について語り、彼の自宅で彼女が婚約者であるフレンヌ牢獄のドイツ人看守に会うと言ったとき、私はその話をジャック・ルグランにする。ジャック・ルグランはアレシュに会いたいと言い、彼は（自分の助手ジルベール・Tとともに）アレシュに私の家で会う。その後、ジャック・ルグランとジルベール・Tは、私抜きでアレシュに会う。

一九四二年八月十三日、国防軍情報部は私たちの逮捕を始める決定をする。これがアレシュのふたつ目の「大事業」となる。

一九四二年八月十三日はいい天気である。アレシュは私たちとバスチーユ駅の下のカフェ・デ・ヴートのテラスで待ち合わせをする。私が最初に自転車で到着した。ジルベール・Ｔは地下鉄でやってきた。アレシュは列車でやってきて、私たち三人は徒歩でリヨン駅を目指して出発する。そこからアレシュはマッチの箱に隠したマイクロフィルムを持って非占領地域に出発することになっている。マッチ箱は私の目の前でジルベールからアレシュに渡された。

リヨン駅に到着する数メートル前で、私はつけられていると感じる。そしてジルベールに私たちからすぐさま遠ざかるように言い、ジルベールはそのようにする。私はアレシュに改札口までついていき、さようならを言うために手を差し伸べる。そのとき、私は彼の表情に気がつき反感を抱くとともに、改札口を通過している旅行者が彼だけなのに気づく。

彼がホームのほうへ遠ざかっているのを見ていると、誰かが私の肩に触り言う。「ドイツ警察だ、私たちの後についていきなさい」。私はすぐ、アレシュが尾行されたのだと思った。そして内心誰も彼の後をついていかない様子なのに驚く。

同じ時刻に、母がサン＝モール公園の私たちの家で、そしてピエール＝モーリス・デサンジュはラ・ヴァレンヌ＝サン＝ティレールの自宅で逮捕されていた。

私がアレシュと一緒に駅に入っているあいだに逮捕されたジルベール・Ｔは拘禁され、その日の夕刻には独房にひとりでいた彼はドイツ人看守に紙とインクを要求し、すべてを敵の警察に白状してしまった（この事実はロマンヴィルの強制収容所で彼自身によって語られた。そのとき、彼はこのようにして自分が密告してしまった同志たちとともにいて、許しを乞いながらすべてを告白したのだ。私はこの事実をその場に居合わせたジラール博士〔17〕から聞いた）。

グロリアＳＭＨネットワークは、ジルベール・Ｔのとんでもない密告によってほとんどすっかり壊滅してしまった。だが、人間博物館ネットワークで逮捕されたのは母と私だけだった。というのもピエール＝モーリス・デサンジュは、四ヵ月間独房に監禁され、それから一九四二年十二月十六日にひどく殴りつけられた後で、四三年一月十五日に釈放されていたからだ。

裏切り者ガヴォーに関する私の探索について語ったのはもちろんジルベール・Tだ。アレシュはそれについては何も知らなかった。一方、ジャック・ルグランは私の探索について詳細に知っていた。だが、彼はまた他にも多くの詳細を、とくに私たちの友人ジャック・ルコント＝ボワネの本名を知っていた。この人物は一度も身辺を脅かされず、その後全国レジスタンス評議会の創設に加わった。だから、ジャック・ルグランが自分の知っていることを一言も国防軍情報部に漏らさなかったことは明瞭である。

私に対する本尋問の際（これはソセ通りでおこなわれた）、私をドイツ語で尋問した軍服を着た大尉は、（確信がないままに）、私をドイツ警察の構成員とフランス人の裏切り者たちを「無害化しよう」としたと言って非難した。

この時期には、私はジルベール・Tの信じられない精神的崩壊を想像するどころの話ではなかったし、「ドイツ警察を無害化し、ドイツ警察にその無垢を返してやる」などという考えは私には突飛な、いかなるおかしみもないものと思われていた。だから私は一九四三年一月に裁判所に宛てて手紙を書いたのだ。この手紙によって（たぶん）ピエール＝モーリス・デサンジュは釈放された。それにジルベール・Tの告白はまったくの精神的混乱のうちに、そしてまったく支離滅裂な形でなされたに違いない。だがこの支離滅裂な告白はそれでも、国防軍情報部が私をガヴォーを「無害化しようとした」と告発する唯一の根拠だった。

アレシュのおかげでグロリアSMHネットワークと人間博物館ネットワークに対してなされた逮捕は、

彼にとってふたつ目の「大事業」だったが、それが最後ではなかった。アルベール・ガヴォーと同様に、アレシュも解放の日までレジスタンスに害をなし続ける。つまりそれらの逮捕の後なお二年間以上である。

彼の犠牲になった他の人々の人数を知るには、その裁判書類を見なければならないが、また国防軍情報部の書類も見なければならないだろう（もしそれが破棄されていなければの話だが）。自分自身ではそれができなかったので、私は歴史家たちや記録保管人たちを、この有力な情報源を探索するようにと励まし続けてきた。

一九四五年七月二日、フランスの予審判事ドンシモーニの要請により、裏切り者ロベール・アレシュはついにブリュッセルで、アメリカ軍犯罪調査指揮部ＣＩＣの九七〇―一〇五部門特別調査官チャールズ・ガベリーニによって逮捕された。

調査は三年近く続き、被告はようやく一九四八年五月二十一日月曜日に裁判長ルドゥーが主宰するセーヌ県裁判所に出廷する。アレシュはふたりの愛人、ジュヌヴィエーヴ・カアン＝ギユマン、ルネ・マルタン＝アンドリとともに裁かれる。アレシュはこのふたりの愛人をも国防軍情報部の工作員として登録させ、ふたりに月決めで手当を受け取らせていたのだ。彼女たちと一緒に、アレシュはスポンティーニ通りの豪勢なマンションに住んでいた。

検察は十七人の証人を出廷させ、弁護側は二八人の証人を出廷させた。アレシュの弁護士（ルノット弁護士）はとくに国防軍情報部においてアレシュの上司だったシェーファー少佐の証言を求めたが、少佐は告発事項のすべてを確認した。そのため陪審団はアレシュに死刑を宣告し、彼は一九四九年一月二十六日に銃殺された。

ジュヌヴィエーヴ・カアン＝ギユマンは十八ヵ月の禁固刑に処せられた後に釈放された。ルネ・アンドりも同様である。

学問的仕事*

一九四〇年六月にフランスに戻ってから、四二年八月に逮捕されるまで、レジスタンス活動に参加していたにもかかわらず、私は民族誌学を放棄していたわけではなかった。民族学研究院から刊行するために、この時期に私は自分が書いた三つの原稿の多くの章を整えていた。(9)

私は自分の師であるマルセル・モース教授(10)とマシニョン教授に定期的に会っていた。ふたりとも、私の学問的仕事の進展を見守ってくれていたが、同時に私が他に何をしていたかも知っていた。

当然のことだが、危険のゆえに、私は今度はふたりの奉公人を連れてきていなかった。モハンドは貯金をしていたので、自分の好みにあった女性と結婚したばかりで、部族の有力者への道を歩み始めていたが、これは彼の立派な性格からして当然与えられるべき地位だった。バシルはスポーツに関する免状と軍人に

(9) すでに状況は逼迫していたが、リヴェ嬢(リヴェ教授の妹)のおかげで、刊行に必要な紙は確保されていた。

(10) モース教授はデュルケームの近親者であり、デュルケーム同様ユダヤ系であり、黄色いダビデの星印を服に付けねばならなかった。彼は、通りで侮辱されたり、逮捕されたりするのを恐れて外出しなかった。(偽の身分証明書を作るので逃走しないかという私の申し出を、病で倒れた妻から離れまいとして彼は断った。)彼は私にしばしば、十四世紀以来エピナルに定住していた彼の一族について語っていた。この一族はだから、フランスにかなり古い時代に定住したユダヤ人集団に属していた。エピナルのユダヤ人は、ボルドーのユダヤ人、アヴィニョンのユダヤ人と並んで、フランスのユダヤ人中の貴族とも言うべき存在だった。

なるための免状を獲得した後、軍に志願していた。彼は下士官としてモロッコにいた。この間、私はシャーウィア族となお関係を保ち続けていたが、それはまさしく、私の民族誌学者としての仕事外の活動によるものであり、その活動とは戦争捕虜（フランス人、イギリス人、アフリカ人）の逃走経路の確保だった。この場合にも、民族誌学研究の際の団体組織の方法を私は使い続け、言語集団ごとにそれぞれ自立した専門のチームを組織した。マダガスカルチーム、アルジェリアチーム、スーダンチームといった具合である。私たちが面倒を見た逃亡者は、私たちの世話で平服と偽の身分証明書を受け取り、非占領地域への逃亡手段を得た。彼らがフランス語を一言も解せず、ひとりで切り抜けるのが不可能だとわかった場合には、私たちは彼らを占領軍部隊に見張られた戦争捕虜専用の病院へと導いた。そこでは病院長を務めていたフランス人医師が私たちに協力していたのである。彼は私たちが逃亡させようとしていた身分証明書を持たない兵士を引き受け、彼らに重病人としての偽の身分証明書を作成し、病気を理由として動員解除し、非占領地域へと送っていた。彼らは、境界線まで、武装したドイツ人兵士たちによって丁寧に付き添われていった。このようにして逃亡させるために、私たちは自分たちに何が起きているかまったく理解できず、したがって危険なおしゃべりで私たちを危険にさらすことなどありえないアフリカ人たちを選んだ。こうした用心のおかげで、この逃亡経路はさしたる事故もなく解放の日まで機能し続けた（アフリカ人たちを逃亡させるために私が作り出した他のいくつかの逃亡経路も同様である）。

一九四二年八月まで、状況によって引き受けねばならなかったあまたの義務（この義務から私は逃げなかった）のただなかで、私は自分がアルジェリアで取ったノートを清書し、それらを互いに突き合わせた。

なかでも、私は「伯父・叔父たちを探し」続けていた。そのために、ベルベル人のさまざまな部族の方言の辞書をいくつも一ページ一ページ繰り続けた。とくに一所懸命調べたのはフーコー師によるトゥアレグ語の——すばらしい——辞書である。[h] 私が考え続けていたいくつかの疑問への解答を垣間見たのはこの辞書を調べていたときだった。

この間にもさまざまなできごとが続いていた。一九四二年の夏、逮捕の数がどんどん増えてきているのに危機感を抱き、私は、自分がそれまでに分析したすべての逮捕を検討し直して、それらの逮捕の原因のいくつかを（可能ならば）取り除こうとした。検討の結果得られた大雑把な結論は、不注意や愚かな行いやおしゃべりによるものはせいぜい一〇パーセントを少し越えるくらいというものだった（だが、私たちのあいだに不注意な人間や口の軽い人間も少なくなかったことは神様がご存じだ）。測角術[i]によって通信機が発見された場合が一五パーセント近くあった。だが、残りのすべて、すなわち七五パーセント近くは裏切りによるものだった。

数週間後、正確には一九四二年八月十三日に私は逮捕された。逮捕は裏切りによるものであり、統計の正しさを確認させるものだった。しかし予測することと生きることは人生の異なったふたつの局面に対応するものであり、私が思うに、たとえ想像力に富む人間であっても、自身の死が眼前に現れたときには驚くだろう。それは何も、ある人々が考えるように、適応するには時間が長くかかり、難しいからではない。またそれは他の人々が考えるほどやさしいことでもない。そうではなく、すべてが、驚きを隠しているかもしれない領域において起きるからだ。現実的なものと想像されたもののあいだに、自身についての私たちの無知が占める厚みがある。この厚みはあるときは大きく、あるときは小さい。

逮捕に続く三日のあいだ、尋問を受けるたびごとに、私は新たな一連の破局について知った。ある組織全体（その構成員のかなりの部分が私と同時に逮捕されていた）が崩壊し、ひとりひとり逮捕されるのだが、いったいどのような害毒がその組織を冒しているのか私には見分けがつかなかった。

私は休みなくいくつもの説明を想像してみた。だが、私の精神は正しい説明に行き着くことなくその前で躓いていた。それは金銭ずくの裏切りであり、長いこと時間をかけて準備されたものであり、本物の司祭によるものであり、その司祭を私はフレンヌ牢獄から囚人を逃亡させるための協力者としようとしていたのである。この裏切りに付け加わったのが、彼の犠牲者となったふたりの人間の即時の精神的崩壊であり、彼らは完全に白状し、それが組織に致命傷を与えたのである。今では、当時しばらくのあいだゲシュタポが何でも知っているように見えたのはそのためだったことを私は知っている。

ドイツ警察は、私の自宅に「ねずみ取り」を仕掛けてあると私に告げていた。だから私は、今にも、自分が作り出したいくつかの組織が、トランプで作った城のように崩れ去るのではないかと思っていた。今にも、ほとんどが私の友人である多くの人々が逮捕されたと知らされるのではないかと思い込んでいた。そのうちの何人かが、生命を失うことになる行動に移ったのは、私を知っていたから、私のおかげで、そのようにする機会を得たからにすぎなかったのだ。

犯罪を目の前にして中立の立場を守る人間はその罪を犯した人間と同じぐらい罪深いと人が言うのを私はしばしば聞いた（そして私もそのように言った）。フランスでドイツが犯した巨大な罪を前にしては人々は行動しなければならなかった。私はそのように考えたし、そのように言いもした。そして今でもそう考えているし、そう言いもする……。

だが、肘掛け椅子に座って紅茶を飲みながら道徳的教訓を垂れるのと、原則としてそこから出るときには死ぬと決まっている独房にいて、人々——生き生きとして幸福で、彼らを愛する家族に囲まれた人々——が、あなたの言うことに耳を傾けたがゆえに、ためになるあなたの教訓話に耳を傾けたがゆえに、本当に拷問を受けた後に本当に死ぬことになるのだと考えるのは、まったく違ったことである。

数日、激しい尋問が続けられた後で、まったく何も話を聞かれなくなった。想像力は空虚のなかを旋回し、希望と絶望が互いを排除することもなくぶつかりあう。なぜなら希望にしても絶望にしても、それがぶつかるのは沈黙であり不在であり無だからだ。そして希望と絶望が繰り返され、ある仮説の後にそれとは反対の仮説を繰り広げ、肯定的な観測の後に否定的な観測を持ち出す。なぜならそうしたすべてが可能であり、しかも無限に可能であり、無限に矛盾しているからである。しかしそうしたすべては自分に制御できるものではまったくなく、自分の行為によって変えられるものではまったくないのだ。ドストエフスキーの『ボボーク』で、死者たちの対話を読んで、私はあの時期に似ていると思った。あれはまったく地獄そのままだ。

一分一分、一時間一時間、一日一日、このような時間は他の時間と同じように過ぎていく。何ヵ月かして、私はソセ通りに連れていかれ、そこで最後の尋問を受けた。この尋問のあいだ、ゲシュタポの警視は――確かに彼自身は知らずにそうしたのだろうが――私と直接に一緒に働いていた組織の運命について私を安心させてくれた。[11] それから彼は私に関する告訴状を読み聞かせたが、その訴状には五つの「罪状」が記されており、そのすべてが死刑に値するものだった。その訴状は行きすぎたものだと思った。というのも、私の観点からすれば、私の場合であれば、ふたつか三つの死刑判決で十分だと思われたからである。だが私はそれでも自分の将来について悲観主義的な見方に陥った。たぶん、牢獄のドイツ人所長も同じ見方をしていたのだろう。なぜなら、彼は七ヵ月か八ヵ月にわたる拘禁の後（したがって、一九四三年の春

(11) いくつかあった組織のどれひとつとして彼らは発見していなかった。

だが）、私に独房で原稿を手元に置いて仕事を続けるのを許可してくれたからだ――私は自分の民族学者としての同僚であるヴィルデとルヴィツキも処刑のときまで同様の許可を与えられていたのを知っていた。この不在の深淵のただなかにあって、このうえなく面白い仕事がどれほどすばらしい麻薬となってくれたか想像していただきたい。私に返されたのは一宇宙全体だった。ひとつの宇宙の全体の組成が、私が取りためたカードに閉じ込められており、私の目の中にはなおその宇宙の骨組み、色合い、動きが残っているのだった。

私は一行ずつ、自分の原稿を読み返し、まだ使用されていなかったノートをそれに挿入し、またたっぷりと時間を取って、図表を清書した。同時に、私は自分がこしらえていた道具を働かせてみようと試み、そこからその道具が可能態として含んでいた多くの和音を取り出してみた。そして私は、牢獄で二十年過ごしてもそうした和音を使い尽くすことはないだろうという安心感を得た。私は新しい章をいくつか書き足した（そのうち一章はアイデンティティと固有名詞についてのものだった）。

その一節をちょうど書き終えた頃、十四ヵ月にわたる独房暮らしの後に、私は一九四三年十月十九日火曜日に、すべての原稿とともにラーフェンスブリュックへと移送された(j)。

私が、自分の「人間学の」《ユマニスト》教程を再び学んだのはそのときだったし、ようやくそのときでしかなかった。私は罪と罪人について、苦しみと苦しむ人々について、卑劣さと卑劣漢について、恐怖、飢え、恐慌状態、憎しみについて学んだのだ。だがこうしたものの理解なしには、人間的なものの理解の鍵は得られない。というのも、こうしたすべてのことがらは、幼生の状態でどのような社会をも這いずり回っているものなのだが、それらがはっきりそれとわかるには、成虫になってすっかり身体ができあがった状態で長いこと観察してみなければならぬからだ。

私がとくに注意を促しておきたいのは、「学問を可能にすると言われる」関係――他者を対象とする観察に基づいたものということだが――は、偽りのものでありまがいものだということである。ある人間集団を知るためには、それを「生きる」と同時に「見る」のでなければならない。これがその集団を生きている者は見る術を知らねばならぬ――あるいはそれを見つめている者はその集団を生きる術を知らねばならぬ理由である。どちらかをなさねばならぬのである。

そもそもの犯罪について言うならば、私が書くものを忍耐強く読んでくださる方々に切にお願いしたいのは、それらの犯罪の広がりと重大性について調べてみていただきたいということである。それは、この問題が私に関わるのと同様にそうした方々にも関係するからである。ジャン・ド・ラ・ブリュイエールが三世紀前に言ったように、「不正な裁きにより無実の罪を着せられた罪人は、あらゆる正しい人々に関係する問題である」。それらの犯罪に関心を持たなかったのである以上、人類全体によって犯されたあらゆる犯罪について、われわれは連帯責任、共同責任がある。無知や臆病は言いわけにはならない。

牢獄*

尋問*(12)

逮捕後、私はサンテ牢獄（第一区画、九六房）に収容され、その後ドイツ軍管理下にあったすべての種類の囚人とともに一九四二年十月十三日にフレンヌ牢獄（第三区画、三二六房）に移され、七回にわたって尋問を受けた（八月十三日、十四日、十七日、二十五日、十月九日、二十一日、二十三日）。まだ誰が私たちを裏切ったのか知らなかったので、敵に何か教えてしまうのではないかと恐れ、私は一切合財を否定した。

一九四二年十月二十三日金曜日、ソセ通りの四二九号室で、軍服姿の大尉が私の眼前で、私に対する告発状を口述した。通常私を尋問していたヴァインベルガーという名の警視が、告発状の作成が進むにつれてそれを翻訳した。段落が終わるごとに、私は訂正を許されたので、訂正をおこなった。彼らは私の言うことに皮肉っぽい様子で耳を傾けたが、それでも私の発言を確認した。私は彼らの言葉を注意深く聞き、礼儀正しく、陰気な様子でいた……この尋問は長く、弁護士がその場にいないことを除けば、まるで「本物の」予審判事の目の前でおこなわれる最後の尋問であるかのようだった。ときおり、ドイツ語で口述していた大尉はちょっと言葉を止め、思いに耽るように私を見つめ、言葉を探していた。彼による告発の諸条項を言い終えた後、彼は私に何かを誘いかけるかのような様子を見せて言った。「われわれはフランス警察とは違うし、イギリス人とも違う。われわれは女性には寛容なんだ。とってもね。だから、われわれを少し手助けしてくれれば、スパイ行為を働いた女性を釈放することだってある……」。彼は態度が定まらない様子でそこで言葉を切ったが、あまり確信を持っているふうではなかった。その間、ヴァインベルガーがずっと大尉の言葉を翻訳し続けていた。私は、彼らの言葉に突然関心を抱いたという様子を見せようと努力した。彼らはそれを見て文字通り、息を止めた。「それなら、スパイ行為など働いていない女性たちをあなたがたはどうするのですか」。ふたりの男はそれ以上何も言わず、ほとんど、親愛の情を示すかのように笑った。

告発状には、私を死刑に処すに足る五つの「罪状」が記されていた。そのうちひとつは（それは「イギリスの手先を宿泊させたこと」と呼ばれていたが）、母の身を直接的に脅かすものだった。この告発状が読まれるのを聞いて、ドイツ人たちが知っていることをあらまし推測できた。残念ながら、彼らは多くのことを知っていたが、彼らが思いこんでいるようにすべてを知っているわけではなかった。私には以前として、彼らがそれをどのようにして知ったかはわからなかった。まだアレシュが裏切り者だったことも知らなかったし、アレシュによるさまざまな告発のいくつかが、私と同時に逮捕された可哀そうな男性によって確認されていたことも知らなかった。（独房にひとりで押し込められ、すっかりパニック状態に陥った彼は、自分が知っていたすべての人々の名を言ってしまった。母が獄に繋がれたのは彼の自白のせいだ

（12） *RAV3* に含まれた文章。p. 24-26.［編者注］

った。私と同様に、母も一切合財を否定した。）

ドイツの裁判所への書簡[13]

一九四二年十月二十三日金曜日、最終尋問の最中に、告発状を口述していた将校は、私を尋問していた警視に言った。「これで書類を裁判所に送れるな」。

一件書類が、確実に彼らとは別の人々の手に渡るように、たっぷり二ヵ月待ってから、私は彼らの告発に応えた。私が「裁判所に手紙を書くために」紙とインキを要求したのは一九四三年一月二日である。私の房があった階の女性看守が大急ぎで紙とインクを持ってきた。その手紙を書いた後すぐ、私は赤十字によって与えられたシャツにその手紙の写しを取った。私が独房を出された後、その写しは服の裏地に隠され、フレンヌ牢獄の外に持ち出され、私たちに送られる包みの世話をしてくれていた友人[14]によって保存された。

フレンヌ、一九四三年一月三日

拝啓

ご存じのように、私は、逮捕対象地域にたまたまいたという理由で一九四二年八月十三日に逮捕されました。いまだに、どのような理由で私を罪に問えばいいかわからず、私自身が何らかの考えを示唆してくれるのではないかと期待して、私を捕えた人々はおよそ三ヵ月間、私の想像力を刺激するために、私に対し特別な扱いを続けました。不幸なことに、この扱いは結局は私を痴呆状態に陥れてしまい、私を担当していた警視は、自分自身の才能で満足せねばならず、次に述べるような五つの告発条項を考え出したのです。そのうち四つはとても重大なもので、ひとつだけは事実に合致するものです。

一、社会福祉。事実、私は個人的にひとつの機関を創設し、それを一年間率いていました。その目的は、わが国の植民地の出身者の戦時捕虜で、休戦の直後に釈放された人々を援助することです。公的な援助も与えられ、私の機関の活動領域がたいへん広大なものになったので、私はこの機関を率いるのをやめるか、それとも学者としての私の仕事をあきらめるかしなければならなくなりましたが、私は仕事をあきらめられませんでした。幸運なことに、一九四一年七月に、病院訪問と援助物資梱包のチームを適任の方に委ねることができました（植民地軍の司令官だった方です）。それ以後、私はもっぱらベルベル人を対象とする民族学についての著作に打ち込んできましたが、それでも（完全に私人として）偶然、私の進路に連れてこられた不幸な人々を助けるのを完全に放棄したわけではありませんでした。ですから私はお尋ねします。いかなる点で、こうした行為は占領軍の法に、あるいはそれがいかなる法であれ、何らかの法に触れるのでしょうか。

二、スパイ行為。きっぱりと否定いたしますが、私はこのような名で呼ばれるべきいかなる行為にも手を染めたことはありません。一九四〇年に私がパリに戻って以来、私はセーヌ県の外に出たことはありません。このことはドイツ警察も否定しないはずです。そのうえ、私は軍事的な事柄に関していかなる能力も有しておりません。もし、私がこうした方面に好奇心を抱いていたとするなら、あなたがたは私

（13） *RAV3* に含まれた文章。p. 35-40.［編者注］

（14） 人間博物館ネットワークで積極的にレジスタンスに参加した後で、マルセル・モンマルシェはマニピュル・ネットワークとジャック・ルコント＝ボワネによって創設されたＣＤＬＲ運動の「郵便箱」になっていた。

の家で何らかの痕跡を発見できたはずです。というのも、あなたがたは、私が持っていた膨大な紙の山によって、私が強く関心を抱いていたものが何であったかすっかりお知りになることができたはずだからです。また、ドイツ警察は、私が地理学者ジルベール・T氏に会ったのが、私の逮捕に先立つ数ヵ月前とあるカフェにおいてだったという事実を把握されています。彼とは六年ほど前に少しばかり知り合いになり、その後会うこともなかったのです(15)。六年前の彼の親切に感謝を示せるのが嬉しくて、私は彼を友人として家に招き、その後三、四度会いましたが、彼に会うのがさほど重要なことだとは思っていませんでした。というのも、私にはパリに多くの知り合いがおり、私の社会的活動、学問的活動のために多くの人々が私を訪問してきていたからです。忘れないでいただきたいのですが、私は二年のあいだ、地中海のこちら側にいる、ベルベル人を対象とするほとんど唯一の民族学者だったのです。ベルベル人を対象とする他の民族学者たちは皆アルジェかモロッコに居住していました。私は担当の警視に、もし彼がスパイ組織の長であるなら、カフェで知り合い、二、三度会っただけの女に、大事な秘密の数々を打ち明けるかどうか尋ねました（そのような打ち明け話をされたとして、大急ぎでやったとしても、「スパイ行為を働く」ために私に与えられた時間はせいぜい一、二週間だったでしょう。それにそもそも何をスパイするというのでしょう）。私は次のことも付け加えたく存じます。もしカフェで出会い、その後二、三度会ったにすぎないこの男性がそのような告白をしたとしても、私にはたいへん疑わしく思われたことでしょう。一九四二年には、そのようなでたらめをする不注意な人間は狂人か、あるいは挑発をおこなう敵の手先としか見なされえないでしょう。ところがそれどころか、ジルベール・T氏は、私にこのうえなくよい印象を与えました。とても親切で、善良で、心根がまっすぐで、献身的だったのです。彼の友人、ジャック・ルグラン氏もまた教養のある、育ちのよい、穏健な、判断力のある、きわめて人間的な男性に私には見えました（そのうえ、彼らは愛国者であり勇気ある人々だったのですが、それを知ったのはあなたがたに教えられたからです）。

アレシュ師のことは彼らよりは多少よく存じています。彼は少し前から私に英語を教えてくれていましたから。(16) 私は彼を立派な司祭であり、賢く、キリスト教精神に満ち溢れていると思っていますが、詩的で夢想を好む精神の持ち主であり、自分の人生を夢見ている（彼が自分の夢を生きているのではないとしてですが。この場合もっと危険です）とも思っています。

ですからお尋ねいたします。私はどのような種類のスパイ行為を働いたのでしょうか。また誰のためにそれをおこなったのでしょうか。カフェのテラスでビールを一杯飲んだだけで、あなたがたには十分な証拠となるのでしょうか。

三、逃走。（もし告発状に書かれたことを信じるなら）私は、自分がほとんど知らない人々と協力して、まったく知らない人々を逃走させたことになっています。「どうやって、私はそのようなことをしたの

---

(15) ここで言われていることはすべてでたらめだが、すっかり動顛していた可哀想なジルベールは嘘のことも本当のこともごちゃまぜにして言っていた。そして（私を怖じ気づかせるために）尋問中に警視がこの（でたらめの）情報を私に語っていた。実際は、私がジルベールに会ったのは、彼の集団の頭《かしら》であったジャック・ルグランを介してであり、ジャック・ルグランにはヴァルミー・ネットワークを介して会っていた。

(16) これもでたらめである。しかし、このように言うことは、アレシュと打ち合わせてあった。そしてこの時点では、私はアレシュを口の軽い人間で、卑怯者で、そそっかしい人間だと思っていたが、まさかドイツ警察から手当を受けている裏切り者だとは思っていなかった。私が彼を知ったのは、ピエール＝モーリス・デサンジュを介してであるが、デサンジュは私たちが逃がそうとしている人々を、占領地域と非占領地域の境界を越えて逃走させていた。デサンジュを私のもとへ寄こしたのはポール・オエ大佐である。

でしょう」と私は尋ねました。しかしこの質問に答えは与えられませんでした。だから私の結論は、警視は（もっともなことですが）私が何も知らないと推測して、私に何も知らせないほうがいいと思ったのではないかということです。それならそれで構いません。

ですから、私がお尋ねしたいのは、私は告発されているのか、そうではないのかということです。そしてもし私が告発されているならば、どのような理由で告発されているのか詳細に知らされていないのに、どうやったら自分を守ることができるかということです。

四、パラシュート兵。もしパラシュート兵がわが家の庭に降りてきていたとするなら、私は間違いなく、とても困ったでしょう。というのも、近所に知られずに、誰かを家に泊めることなど私にはできるはずもないからです。九十三歳になる祖母は今でも近隣の商店に買い物に行き、行った先々でおしゃべりを楽しんでいます。そのうえ、私たちの家には二十五年前から仕えているすばらしい女中がいるのですが、この女中は県内一のおしゃべりで、しかも県内一の怖がり屋なのです。問題のパラシュート兵を見たら、彼女たちがどんな反応を示すか想像もできません。唯一確かなのは、そんな危険に身を晒すなどという大胆なことは私には決してできないだろうということです。しかも、彼女たちに巧みに、そして穏やかに聞いてみれば、彼女たちはあなたがたに、休戦以来男性は誰ひとりとしてわが家に迎えられなかったと証言するでしょう。

ですからお尋ねいたします。問題のパラシュート兵というのはどこから持ち出されてきたものなのでしょうか。私がどこで彼らに会ったというのでしょう。私がどこに彼らを隠したというのでしょう。というのも、まさか私が自分の良心の襞に彼らを隠したなどということはありえませんから（このように言うのも良心に襞があるとしての話ですが）。

五、ドイツ警察に対する陰謀。私が皮肉を言っているのだと思われたりするようなことがあれば、たいへん残念ですから、この最後の、そして途方もない告発に関して私に通告されたことを一語一語詳細に引用することが是非とも必要だと考えます。

（ちょっと大雑把すぎる仕方で）辞書を引いた後で、警視は私に言いました。「あなたはドイツ警察とフランス人の裏切り者を無害化させようとした廉で告発されているのです」。私の顔を見て、彼はこの表現が「適切ではないこと」を理解しました。というのも彼は語彙を選び直したからです。単なる言い間違いだったのです。しかし、無害化とは何と優雅な、そして血を見ずに済ませられる解決法でしょう。あなたがたを「パウアン族」として無害化し、あなたがたの敵対者を「シノク族」[18]として無害化するなら、われわれのあらゆる困難をすべて終わらせられるでしょう。というのも、このふたつの部族は幸いにお互いを知りもせず、平和に共存しているからです（確かに、思うに、このふたつの部族には多少ながら人肉食いの風習がありますが、それはわれわれが犯している罪に比べれば可愛らしいものです）。この主題について私が考えているあいだ、ようやく辞書から顔を上げた警視は私に言いました。「今度こそ私にはわかった。あなたに与えられていた任務は、ドイツ警察の構成員に、無垢を返してやることだったんだ」。

この解釈にもおそらく（まず間違いなく）取り違えがあります。でもその時点では、この何とも偉大な企てのことを聞いて呆然として（そして嬉しくなって）、すぐには説明を求めようという気にはなれませんでした。それでも、私はこのうえなく法外な要求を受けるのには慣れていたのです。というのも、ご存じのように、私はたったひとりで、何年ものあいだ、アフリカで野蛮人と言われる多くの部族のあいだで生活したからです。悪魔と結婚した女たちが、私に悪魔と「離婚させてくれ」と懇願しました。

（青髭〔19〕よりもたちのわるい）老爺は、彼の言によれば、それまで結婚した八人の妻を食べてしまったのですが、九人目の妻を食べずに済ます方法を教えてくれと私に頼みました。戦争をしていた両部族が、相互に同意して、彼らの領地の境界を決めてくれと私に頼みました。私は血で支払いがなされるのを見ましたし、秘密の「長老会《ジェマア》」を見ましたし、一年に一度魔法使いたちが月に照らされた聖なる山で踊るのも見ました……。興奮状態で真っ赤に燃えた石炭を飲み込む者たちや、マムシと戯れる者たちの話などいたしますまい。あまりにありきたりの話ですから。このように私はさまざまの能力に恵まれてはいます。しかしはっきり申し上げますが、もしドイツ警察の皆さんが本当に無垢を失われているなら、私にはその無垢を返して差し上げることなどできません。それでも、もしドイツ警察の皆さんが本当に無垢を取り戻したいとお望みなら、絶望なさるには及びません。というのもフランスの古い歌の数々は、それは可能だと確言しているからです。ひとつだけ引用してみましょう。

娘さん、どうしたの？　どうして泣く必要があるの？
私が泣いているのは、水夫さんが私の無垢を盗んだからよ。
美しい娘さん。泣かなくてもいい。無垢は返してもらえるから。
ロワール川の岸辺に行けば返してもらえるんだよ。

私にできるのは、あの有名な川の岸辺に巡礼に行くよう警視にアドバイスすることだけです。そこから彼がパルシファルの優美さに飾られて戻ってくるよう期待しましょう。しかし私が強く願うのは、この話がどんな意味なのかを、またこの話がいかなる点で私に関係するかを私に言うのに、警視が幸いにも無垢を返してもらうまで待ったりなさらないでほしいということです。

以上が、私になされた告発について私が知るすべてです。あなたがた自身、告発がささいなものであること、そしてそれが見たところまともな話とは思えないことをお認めくださると存じます。知っておいていただきたいのですが、私は自分が拘禁されていることに抗議などしておりません。というのも、最近おこなわれた一斉捜索はかなり大雑把なものであらざるをえませんでしたから、理由なく逮捕された者が当然多くなることを私は理解できるからです（そして反面、逮捕されるべき理由があるのに逮捕されていないさらに多くの人間がいるのでしょう。ラ・フォンテーヌが言うように「おまえでなければ、私はおまえの兄弟だ」というわけです）。率直に申し上げますが、私にしか関係しないことであれば、私は恐れることも、機嫌を悪くすることもなく受け入れます——せいぜい、多少の好奇心を抱くだけですが、この点については、私はもう六ヵ月も牢獄に入れられているのですから、あなたがたもそれが理由のないことでも、そそっかしさに由来するものでもないと見なしてくださると思います。そのように期待しながら、私の親愛なる感情の表明をお受け取りいただきたくお願い申し上げます。

敬具

牢獄学(17)

「牢獄学」というこの多少大仰な言い回しで表そうとしているのは、あらゆる囚人が少しずつ彼らの周

---

(17)　*RAV3* に含まれた文章。p. 50-54.〔編者注〕

囲から集めてくる情報のかけらのことである。彼らはそれらのかけらを集め、それらを互いに突き合わせ、それらを一貫するようにつなぎ合わそうとし、絶えず省察を加える。だからそれはほとんど学問といってもいいものなのだ。

ナチスが作り上げた信じられないような機構の歯車装置を解明するために、私が当初自分のものとして持っていたのは、囚人なら誰でも知っているようなものだった。しかし、それらの情報は数多く、しかも確かなものだった。私たちの看守が裁判官に答えねばならなかったとき、彼らの言葉から私たちが知ることのできた重要な事実はそう多くはなかった。しかし、それでもそうした事実がないわけではなかった。

私のレジスタンス仲間は一九四〇年の十二月と四一年の二月に、ドイツ軍事警察（国防軍情報部）から月々の手当を受け取っていた裏切り者によって売られた。私が知っていた他の組織の数多くのレジスタンス闘士も同様に売られていた。私はそのことを四一年にはすでに知っていたが、それを知っていたからといって、私が逮捕されなかったわけではまったくなかった。しかも彼らとほぼ同じ状況下で、すなわちドイツ警察から月々の手当をもらっていたある裏切り者によって売られて逮捕されたのだ。ドイツに管理される牢獄内部で何がおこなわれるか詳細に知っていたことも、それ以上に、監禁された当初の日々の辛さを和らげてくれるわけではなかった。しかし、日にちがたつと、囚人は必ず彼を閉じ込めている四方の壁を綿密に調べ始める。

時間の感覚を失わないように、「存在し続ける」ために、周囲の状況に反応できるようになるとすぐ、私はサンテ牢獄の自分の房の壁の漆喰に、日付を刻み込み始めた。そのために、私は与えられていた金属のスプーンを用いた。

私は独房に入れられていた――本も、包みも与えられず、週に一度の散歩も許されていなかった。だが独房の窓の桟は、そこに私以前に入れられていた囚人たちによってすべて丁寧に壊されていた。そこに入れられた最初の数日、私は何も食べる気がしなかったので、地上のあらゆる囚人がその敷布の端切れを使って作る紐を用いて、まもなく自分のパンを、自分の房のすぐ下の階の房にいる囚人に送る術を学んだ。ある日、私を喜ばせるのが嬉しくて、彼女は同じ方法を用いて、自分の部屋の藁のなかに見つけた鉛筆を送ってきた。

この貴重な、とても短いが私の親指ほどの太さのある鉛筆で、私は壁に記していた日付をフレンヌ牢獄のドイツ人牢獄付き司祭がくれた信心書に書き写した。

私は日付とともにでたらめにいろいろなことを書き付けていた。たとえば、八月十八日「少しものを食べる」、八月二十二日「百匹ほどの床虱を殺す」、九月三日「初めて少し眠る」……といった具合だ。(18)(実際、サンテ牢獄では、時計が十五分おきに鳴り響いていた——おそらく今でも鳴り響いているのだろう。確言できるが、八月十三日から九月三日まで、私は毎日九六回この音が鳴り響くのを待ちわび、聞いていた)。九月二十日、私たちがいた建物の向かいの建物にいた、死刑判決を受けていた十七人の若者が、彼らが家族の訪問を受けること、荷物をひとつ受け取ることを許されたばかりだと私たちに知らせてきた。彼らのひとりはデデという名前で、三十歳で、五人の子供がいた……。

---

(18) 三十年後、全身麻痺に陥った後数時間生き延びたある人の死を知って、私は数週間のあいだ、おぞましさと不安で凍りついたようになった。自分がなぜそのような状態に陥ったのかを理解できたのは、ドストエフスキーのある中編小説(『ボボーク』)についての注釈を読んだときだった。「自分の身体に生きたまま閉じ込められる」という考えが、私に逮捕直後の数日間を再体験させたのだ。『ボボーク』では、墓から墓へと互いに語り合っている死者たちもそもそもが囚われの人々である。だが彼らは逮捕に続く最初の衝撃からすでに立ち直りかけている囚人たちなのだ。

十月五日月曜日十一時、毎日配られるスープの時間の後で、私は別れを述べあう声を聞く。最初、誰かが釈放されるのだと思うのだが、それは処刑前に房を替えられる十四人の死刑囚の声だった。彼らはアンジェ出身だった。そして三時に彼らは牢獄を後にする……。今、彼らがそのとき「ラ・マルセイエーズ」を歌ったなどと私は言う気にもなれない。それほどに、そうしたことは時代遅れのように思われるからだ。でも実際起きたことはその通りだったのだ。

牢獄に入れられてからちょうど二ヵ月後、つまり一九四二年十月十三日に、サンテ牢獄のドイツ軍管理区域に入れられていたすべての女性囚人はフレンヌ牢獄の第三区画に移された。その際、身体検査はなされなかった。だからそうしようと思えば、貴重なスプーンを持って行けたことだろう（というのも、フレンヌ牢獄ではスプーンは与えられなかった。何も嫌がらせによってそうなったわけではない。フレンヌ牢獄ではスプーンが不足していたのだ）。反対に、フレンヌ牢獄には床虱はいなかった。そしてそこに到着した最初の日に、扉の金具についているネジのひとつが、他のネジより強い輝きを放っていること、そしてそのネジが簡単に外れ、また元に戻せることに気がついた。私以前にその房にいた囚人の繊細で忍耐強い作業の賜物だった。近くの房では、やはり独房に入れられた女囚は、同様にして、一見したところわからないが、すっかり脇にずらせるガラス窓を以前の囚人からの贈り物として受け取っていた。

数ページを、つまらない、意味のない詳細に割くことをお許しいただきたい。だが、「牢獄学」はそうした詳細によって始まるのだ。牢獄でさえ、一日では学べないのだ。

私たちの入獄に先立つ時代は、私たちに解読すべき多くの署名を残していた。無名でも、また遠慮深くもないならず者たちは、いたるところに彼らの名前の略号を書き記していた——壁に、扉と窓の木製部分に、トイレの陶器部分に。地上を彼が通過したという印を残すのにもっとも熱心だった人物は、「向こう傷のアルマン」という人物だった。しかし、彼の名前の周囲には、彼ほど見栄えのするものではないが、リヨンっ子ジャン、ラ・シャペルのミミル、ドゥー＝ムランの小ピエール……の署名があった（真似したわけではないが、それでもかつての「レジスタンス闘士」や「女レジスタンス闘士」が再会したとき、彼らは子供たち、ならず者、王家の人々と同様にお互いを財務省のデデ、モルレのベベ、ションション、ザザと呼び合っていた）。小ピエールとアルマンはそのうえ、ベッド代わりに用いられていた折りたたみができる板の金属の骨組みに深く次のように刻みつけていた。「ここにギャング誰それが眠った……」。残念なことに、彼がこれを刻みつけた記念すべき日から、敷布が替えられていないのは明らかだった……。

「向こう傷のアルマン」のネジは、まず壁の漆喰に私が付けていた日録を書き写すことを可能にしてくれた。その後、私が壁に記していた書き付けは、小さな『キリストに倣いて』に書き写された。その本は三九〇ページあったが、その一ページ一ページが私が拘禁されていた最初の三九〇日に対応した。それに続く二年間、私はもはや、自分にとって重要であると思われたことしか記録しなかった。死んだ人々の名前である。

ベッドと同じように、小さなテーブルもまた折りたたみになっており、壁にしっかり固定されていた。窓もまたしっかり釘付けされていた。だが、背もたれのついたしっかりした椅子があり、それを天井ぎりぎりに付けられた暖房用の穴の真下、その穴よりわずか下の部屋の右の角に固定された棚から遠くないところに置くことができた。椅子の背もたれに攀じ登り、暖房口にしっかり摑まると、あっという間に棚の上に腰かけられ、私の房の真上の房とだけでなく、さらに私の房の下にある三つの房と会話できた。このようにして連絡を取れた数多くの見知らぬ女性のなかにはエヴリーヌ・アレル（上の房）とミシュリーヌ（下の房）がいた。ミシュリーヌは本物の補強材の入ったコルセットを持っており、そこから薄い鋼板を取り出して、すべての階でそれを研いだ。その鋼板は研ぎ上げられて、フレンヌ牢獄のパンを、その後にはラーフェンスブリュックのパンを切るのに役立った……。一階には当初、あまり口を聞きたがらない女囚がいたが、その後「ジャネット」が入れられた。私を二階に閉じ込められていた「ダニエル」[19]に紹介したのはジャネットだ。ダニエルの暖房パイプは私の暖房パイプとは繋がっていなかったのだ。

ジャネットはとても若く、チェコ人で、ユダヤ人で共産党員だった。彼女は爆弾を運んでいて逮捕された[20]。何度か殴られ、そしてもちろんのこと独房に入れられた彼女は、真夜中に窓の釘を抜き、ダニエルとおしゃべりをしていた。ダニエルは彼女と同じ二十歳で、指物師が「固定枠の下框」と呼ぶ窓の部分に裸足で攀じ登り、口を窓の上の開閉小窓の位置まで持っていく。彼女は、BBCが放送するニュースを受け取るとすぐに、そこからそのニュースをいつも叫んでいた。

およそ六ヵ月後、もう独房に入れられてはいなかったので、私は一ヵ月に二度、包みを受け取ることを許されたが、その包みの中には（貴重な食糧に加えて）汚い布でできた袋の裏地に、私たちの友人[21]が紙の上に縫い付けた四角い縮緬《ちりめん》が隠され、そこにロンドンからもたらされるあらゆる知らせがタイプできるようになっていた。音がよく響くパイプを使って、私はそのようにして受け取った知らせをジャネットに囁き、夕方ジャネットはそれをダニエルに繰り返し、ダニエルが開閉窓から牢獄全体に向けてそれを叫んでいた。

このように女囚同士で会話が交わされていたからといって、牢獄が生きるにたやすい場所であると思ってもらっては困る。というのも、その果てには死が控えており、誰もが、看守たちさえもが、それを知っていたからだ。しかし、毎日会っている人々であり、憎むべき人々でもなく、死の危険を冒している人々を憎むのは難しい。フレンヌ牢獄のドイツ人看守たちは私たちを憎んではいなかった。

牢獄のエミリー・ティヨン(22)

私がはっきりと母の逮捕を知ったのはようやく一九四三年一月十二日のことだった。それを知らせてくれたのはフレンヌの牢獄付きドイツ人司祭で、その後、私が今でも持っている小さな『キリストに倣いて』をくれたのと同じ人だ。その本に、私はそれまで房の壁に釘で刻みつけていた日録を写したのだ。だから、「裁判所に手紙を書くために紙とインク」を要求したとき(このふたつのものは大急ぎで与えられ、私は五ヵ月も完全に独房にひとりきりで閉じ込められた後にペンでものを書くことができて非常に嬉しかったので、書きながら手が震えるのだった)、私はまだ母の逮捕は知らなかった。

母は二階の中庭側に収容されていた。私はその向かい側の五階にいた。スープが配られる時間、私のいた部屋の扉が開けられたとき、私は毎日母の部屋を見ようとした。四月十一日、ふたつの扉が同時に開き、

(19) アニーズ・ポステル゠ヴィネ。
(20) ジャネットは、爆弾を持っていて逮捕されたおかげで、アウシュヴィッツに送られず、ラーフェンスブリュックに送られていた。彼女は二年前に私に電話をしてきたが、元気だった。
(21) マルセル・モンマルシェ。
(22) *RAV3* に含まれた文章。p. 26-29.［編者注］

初めて母の姿を再び見た。母は私に合図を送り、微笑もうとする。私も合図を送り、微笑もうとする。ドイツ人の女性看守は私を突き飛ばしたりしない。彼女は私たちをかなり長いあいだ放っておいてくれる。私たちを見ながら彼女は泣いていた。私たちはまだまだラーフェンスブリュックからは遠いところにいたのだ。

　フレンヌ牢獄では、独房に入れられていない者は月にふたつの包みを外から受け取ることを許されており、その包み紙はそのたびごとに外部に戻していた。その包み紙に時には短い伝言を隠せた――たとえば、ボール紙でできた筒の底に敷かれていた二枚の丸いボール紙のあいだに入れるのだ。私たちはまた、その伝言への返事も受け取っていたが、そうしたものは伝言が伝えられた後必ず破棄されることになっていた。だが、そうした包みを送ってくれていた勇気ある女友達が、破棄の指示が出ていたにもかかわらず、母から送られてきた伝言と私の伝言を保存してくれていた。

　一九四三年七月四日日曜日の伝言に、彼女は書いていた。

この五月、六月には何か起きるのではないかとおおいに期待していました。［…］もし、七月も決定的なことが何も起こらずに終わってしまえば、さらに新たな一年を耐え忍ばねばならないだろうと思います。というのも、大陸の敵地への上陸は不可能なことがほぼ明らかになったからです。まだロシアという希望が残るでしょう。しかし、まだロシア軍はドニエプル川を越えていません……。安心してほしいのですが、私はまったく意気阻喪していません。しかし、まだ新たな一年を始める覚悟もできておらず、少し嫌な気持ちになっている感じです……。

ひどく辛いのは、親しい人々がそばにいないことです。あなたたち皆がいないこと、母がいないこと、ジェルメーヌがいないこと、そしてまたさらにフランソワーズ(k)がいないことです。時とすると、それがあまりに耐えがたくなり、自分が牢獄にいることなどどうでもよくなるほどです。なぜなら、牢獄に入っていることで、辛さがそれ以上増すわけではないからです。でも、気が弱くなったりしてはいけませんね。気をしっかり持ちましょう。それが、耐え忍ぶための唯一の方法です。そうしなければすっかり挫けてしまいます。今いっときだけ、感情のままに振る舞いますが、それはあなたたち皆を無限の愛情をもって抱擁するためです。

この一ヵ月後、一九四三年八月十八日、私は母がもうフレンヌ牢獄にはいないことを知った。四日のあいだ、私は彼女が釈放されたのではないかと、気も狂わんばかりに期待していた。八月二十二日、私の階を担当していたドイツ人曹長の言葉で、彼女がロマンヴィルの牢獄にいることを知った。そのときには、もう独房に入れられてはいなかったので、私も包みを受け取ることが許され、外部に洗濯に出すのを許されていた服の縁に隠して、ハンカチの切れ端に書いた伝言を送り出せた。

イレーヌへ(23)
愛する人よ。今日は九月十六日木曜日です。いつもあなたのことを思っています。あなたがここを出て

(23) 窓越しにメッセージをやりとりするために、母は「牢獄名」を自分につけ、イレーヌという名を選んだ。それはフランソワ・コペの詩におけるのと同様、彼女の髪が一夜にして白くなってしまっていたからだ。この詩はかつて、私たちのあいだで冗談の種になっていた。

いったのは釈放されるからだと心から期待していました。そうした噂が流れたのです。［…］ですから、私は弁護士が、自分の働きを吹聴するために、事態を少し深刻に語りすぎているのではないかと考えていました。私が絶えず期待しているのは、昨日は現実になっていなかったことが、今日は現実になるのではないかということ、自由なあなたのもとに届けるために書かれた二通の手紙の後で、牢獄に宛てて書かれた三通目の手紙が自宅にいるあなたのもとへ届くのではないかということです。本当にそうなれば嬉しいのですが。［…］外部で起きていることをあなたにお知らせする必要はありません。あなたは私と同様にそれを知っていますし、なるようにしかならないからです。［…］涼しくなって以来、私の仕事は前より順調に進むようになり、私の著作のかなりの部分には、「校了」と記せます。(1) 愛する人、愛情を込めてあなたを抱擁します。あなたのこと、あなたの健康のことを本当に心配しているのです。その点について詳細を書き送ってください。私のほうは岩のように頑健です。

一九四三年十月二十一日、私が収容所送りになったとき、母はNN集団(m)の二十人ほどの囚人を運ぶ列車には乗っていなかった。この集団にいたのは、私と同じ事件に関係した他の女性たちだった。

私はまたもや、母は釈放されたのではないかと期待し始めた。このように考えると、自分が収容所へ送られるのはそれほど辛いことではなくなった。

III 強制収容所送り*

（一九四三—一九四五年）

解題

フレンヌの牢獄から引き出されたジェルメーヌ・ティヨンは一九四三年十月三十一日にラーフェンスブリュックに到着する。彼女は「夜と霧」集団の収容者がいる居住区に入れられる。この居住区に入れられた収容者は、中央収容所から決して外に出ることはなく、厳重に監視され、他の収容者たちとは別立てで点呼を受ける。彼女の母エミリーもまた一九四四年二月三日にラーフェンスブリュックに送られるが、ジェルメーヌとは別の居住区に収容される。

ジェルメーヌ・ティヨンは強制収容所がどのように機能しているのかを理解しようと努め、四四年三月には、自分と不運を共にする仲間、彼女と同様に土木作業に従事させられている仲間に、この主題について「講演」をおこなう。この講演の目的は彼女たちが逆境からよりよく身を守る手助けをすることである。四四年秋、一時的に荷造り用の木箱に隠れて、彼女は『地獄の待機班』と題された一編の「オペレッタ・レビュー」を書き上げる。この劇は、喜劇的パロディーの形で、収容者たちが出会う数々の災難を物語る。四五年の春、ラーフェンスブリュックで過ごす最後の数週間はとりわけ辛い。四五年三月二日、エミリー・ティヨンは「選抜」がおこなわれた際に引っ立てられ、ただちにガス室で殺されてしまう。この間、エミリーの娘は病にかかり、医務室《レフィーア》にいる。

彼女を含むフランス人収容者のグループが、スウェーデン赤十字の仲介によって一九四五年四月二十三日に解放される。収容者たちはスウェーデンに送られ、そこで数ヵ月を体力回復のために過ごす。

ジェルメーヌ・ティヨンは、一九四五年にはもう、ラーフェンスブリュックについての彼女の最初のテキストを書いている。彼女はその後の著作においても、この主題を数度にわたって取り上げるだろう。

ラーフェンスブリュック、一九四三年十月三十一日(1)

ドイツの牢獄

私たちは四三人だった。全員がパリから来ており、パリの北駅で列車に乗せられていた。移動中一度エクス＝ラ＝シャペルの牢獄にとどめられ、そこでおよそ二十人からなる第一のグループは、ほぼ同人数からなる第二のグループを一週間待った。第二のグループも第一のグループと構成はほぼ同じだった。つまり、ある者はフレンヌから直接やってきていたし、他の者はロマンヴィルとコンピエーニュからやってきていた。そのうえ、全員が国防軍情報部に逮捕され、全員が「夜と霧」集団に分類されていたのだが、そのことを私たちは知らなかった。

このふたつのグループは互いにそれまで会ったことがない者が多かったが、フレンヌにおいて暖房パイプを使って数ヵ月間会話を交わしていたおかげで、声によって互いを知り、友情と信頼を抱き合っていた。だから、それは私たちが出会うや否や、互いに語り合うべき多くの話題を持つ立派な理由になった。しか

(1) *RAV3* に含まれた文章、p. 145-148.［編者注］

し、私たちはそれに加えて、今回収容所に送られるこの小規模な集団の構成は偶然のものではまったくなく、「案件」ごと、すなわちそれぞれの収容者が関係した案件による選別を経てなされたのを知った。したがって、私たちは当然おおいに警戒せねばならぬはずだった。だがヒトラー帝国の行政機構の習慣についての無知ゆえに、そしておそらくは警戒するのにはもう飽き飽きしていたので、私たちはまったく警戒心を持っていなかった。

パリからエクス゠ラ゠シャペルへの移動、エクス゠ラ゠シャペルからフュルステンベルクへの移動はどちらも、通常の列車の後ろに連結された旅行者用の客車でなされた。武装したドイツ兵はドイツ兵に監視されてはいたが、あからさまに乱暴な行為がなされることはなかった（少し経つと、ドイツ語が話せる女たちと言葉を交わしさえした）。フランス領を走っているあいだは、いくつかの語と住所を書きつけたメッセージを窓から投げるのも難しくはなかった。それらはすべて、私たちが持っていたもの、つまり手帳の小さく折りたたまれたページに書きつけられていた。こうしたメッセージの大半が宛名人に届いた。このことはパリとライン川を隔てる四五〇キロにわたって、毎日あらゆる列車に注意を払う習慣を持った鉄道員やそれ以外の人々が一九四三年にはいたことを証明している（私たちの列車は「収容所送り」の専用列車ではなかった）。彼らは紙切れを拾い集め、解読し、その重要性を理解し、写し直し、切手を貼った封筒に宛名を書き、すべてを郵便局まで持っていったのだ。多くの列車があり、その列車には多くの人々が乗っており、そしてそれらの人々の様子を窺い彼らを助けた多くの人々がいたのだ。収容所送りの人々を助けたこうした人々は、レジスタンスをおこなった人間として記録にとどめられてはいない。少なくとも、しっかりした事績を残したレジスタンスに属していた人々としては記録されていない。しかしそうした人々は確かに存在していたのだ。

エクス＝ラ＝シャペルで私たちは、ドイツ軍によって運営される「通常の」牢獄に連れていかれた。つまりフランスの牢獄と似たような牢獄であり、女性看守は、私たちを房のひとつに入れ、新たに敷かれた藁と清潔な毛布を与えてから、牢獄が満杯であるのを「詫びた」……。そして私たちは荷物を何ひとつ取り上げられず、気ままに自分の寝る場所を決めることを許された。一週間後、同じような旅をして、同じ時刻に第二のグループが到着し、その翌日私たちは、やはり通常の客車に乗って、しかし今度は監視人《アウフゼーリンネン》(a)と帽子に髑髏のマークを付けた親衛隊によって監視されて再び出発した。

　ラーフェンスブリュックへの導入となったエクス＝ラ＝シャペルでの滞在と、その前後のふたつの行程で、私に強い印象を与えるのは、その間に私たちが経験した、どちらかと言えば丁寧な取扱いであり、それとラーフェンスブリュックでの扱いのとてつもない違いである。丁寧な取扱いを受けたのは、私たちを護送していた兵士たちとエクス＝ラ＝シャペルの女性看守たちが、私たちの行き先を知っていてそれに敬意を払ったのだと思いたい。それに加えて、その行先が彼らに憐れみの念を抱かせたのかもしれない。しかし礼儀と憐れみは、まず何より、私たちの見てくれ、すなわち服装や話し方によって引き起こされた機械的な反応に由来していた。私たちは全員、どちらかと言えば優雅な良質の服を持ち、持ってきた荷物も快適な暮らしを許すものだった。もっとも年嵩の者でもまだ十分若く、他の者はとても若かった。髪をしっかり整え、清潔で礼儀正しい「寄宿生」の一団のようであり、パリからやってきた、ドイツ語を理解するデデによれば、刑務所長は私たちについて大声で「おやおや、俺たちのところに送られてきたのはパリそのものじゃないか……」と言っていた。

強制収容所が発する雰囲気

不幸にも強制収容所の生活を経験した者は、男でも女でも、その後に彼らをそこで待ち受けていることを詳しく知る以前に、直ちに激しい予感を抱いたと、後に述べている。それはいきなり顔面に浴びせかけられる何かであり、これから殺されようとしている家畜を唸らせる死の「予感」と同じほど完全に明瞭なものである。

怒声と拳骨によって五人ずつの列を作らされ、立ち並ぶ陰気な建物の前で立ったまま待たされる。やつれて、襤褸をまとい、骸骨のような、血走った様子の幽霊の行列を目にする。墓の匂いがその行列にはつきまとっている……。こうしたことを経験すれば、その行列に加わっている人々にとってはすでに、そして私たちにとっては今や、すべては終わってしまったのだと、この深淵から私たちは出られないのだとすぐにわかった。

次いで、ラーフェンスブリュックにいた全期間でたった一度だけだったが、私たちはシャワー室に入り、このシャワーの後で、仲間のひとりが、理由もなく丸刈りにされた。だがおそらくは、作業班が仕事をしていることを示すため、ひとりは丸刈りにする必要があったからだろう。なぜ彼女が選ばれたのだろう。それは私とともに送られてきた集団で、彼女が一番若かったからだろう。

この間、私たちの持物は歯ブラシ一本と櫛を除いてすべて部屋の一角に乱雑に積み上げられた。

私たちはフランスから、家族が送ってくれた小包のおかげで牢獄で集めておいた、ささやかな快適さを与える品々を持ってきていた。文明生活を許してくれる、よい服、練り歯磨き、石鹼、爪磨きブラシといったものである。私たちは、自分たちにはなおいくらかの権利が残されるだろうと思いこんでいた。とにかく、文明国であれば、死刑囚にさえも認められる権利は認められるだろうと思っていたのだ。裁判を受ける権利、弁護士に弁護してもらう権利、病気になれば医者にかかる権利、司祭と話をする権利、一日に二度食事をする権利、死の際に着る清潔なシャツを持つ権利などといったものである……。夜が来る前に、私たちはそうしたすべてを取り上げられていた。私たちにはもはや何も残されていなかった。たったひとつのものも、ひとつの権利も、ひとつの希望も残されてはいなかった。私たちにあったのは、私たちのものではないぼろ着一着で、その左袖には番号がひとつと赤い三角形が縫いつけられていた。

三角形が示していたのは、原則として、各人が所属している類別だった。赤の三角形は政治犯を示していた（国籍は関係なかった）。紫の三角形はビーベルフォルシェリンネン（「エホヴァの証人」）に対応していた。緑色の三角形は通常犯罪に対応していた。ナチが非社会的と呼んでいた奇妙な類別は黒い三角形を与えられていた。その類別にはジプシーが含まれていたが、だが彼らだけがそこにいるわけではなかった。私には、その類別は今日フランスで「第四世界」と呼ばれている人々にも対応しているように思われた。

*強制収容所の生と死

*医務室《レフィーア》で(2)

到着のわずか数日後、私と一緒に収容所についた収容者のひとりが病気になり死んだ。そしてその後いくつか伝染病が発生した。とくに猩紅熱とジフテリアが深刻だった。私がかかったのはジフテリアだった。記憶では、まずかなり長いあいだ、話すことも食べることもできなくなった。そしてその後、ある朝居住区長が、私を含む五、六人を医務室に連れていかせた。そこに着くと、長いあいだ廊下で待たされた。親衛隊の医師がやってきたときには、私は疲れ切り、地面にしゃがみ込んでいた。彼は私を立ち上がらせるために、乱暴なやり方でではなかったが、足先で私を押し、気のない様子で私を眺め、そして言った。猩紅熱じゃない《ニヒト・スカルラーティヌ》……連れ戻せ《ラオス》！　確かに猩紅熱にかかってはいなかった。

私は居住区に連れ戻された。その後のことは覚えていない。後に私は、隔離居住区のチェコ人の居住区長がズデンカ（チェコ人の女性医学博士であり、伝染病の責任者だった）と相談して、私の措置について決めたのを知った。その日の最後の点呼の後で、真夜中の人気《ひとけ》のなくなった収容所で、彼女たちは私を担架で医務室に運ばせた。

（ズデンカから後に聞かされた話では）私は「ひどいジフテリア《シュヴェーア》」にかかっていた。幸運なことに、一九四三年のラーフェンスブリュックでは、その少し前からジフテリアの治療をするようになっていた。そこには治療用の血清さえあったのだ。

ジフテリア患者を収容する小部屋

ジフテリア患者を収容する部屋は小さく、二段の板ベッドが付いており（居住区でのように三段の板ベッドではなかった）、各患者にはそれぞれ藁蒲団と清潔な敷布が配給されていた。自身収容者だった医師たちは薬品を使用でき、ジフテリア患者は全員ズデンカとその助手たちによって朝早くから夜遅くまで丁寧に見守られ治療された。ジフテリア患者のなかにはフランス語を話す者はひとりもいなかったが、明らかに同じような様子の隣の部屋には猩紅熱の患者がいて、同じひとつのストーブがふたつの部屋を暖めていたので、管が通っている穴を使ってわずかながら隣の部屋と言葉を交わせた。ところで、猩紅熱の患者のなかには、私と同じときに収容所送りになったフランス人が何人かいた。私は意識を取り戻すとすぐにそのことに気がついた。

この時期――一九四三年十月、十一月――には、私たちより以前に、三つの集団が収容所に到着していた。しかし最初に到着した集団は、すぐに「通常犯罪」の居住区に散り散りばらばらにされており、三番目の集団はノイブランデンブルクに送られていた。つまり、フランス人たちは、強制収容所でおこなわれ

（2） *RAV3* に含まれた文章、p. 150-152.［編者注］

ている不可思議な身分差別の一番下の階層、悲惨な人々の階梯でももっとも悲惨な階層に位置づけられていた。そしてフランス人女性の誰ひとりとして、収容所内を歩き回り、たとえ言葉だけによるものだとしても他のフランス人女性に助けを与えられるような地位を占めてはいなかった。フランス人女性でドイツ語を話す者はほとんどいなかったし、ドイツ人女性でフランス語を理解する者もほとんどいなかった。一方、中等教育を受けたチェコ人は第二言語としてドイツ語を学んでいた。したがって、フランス人以外でフランス語を話せたのは、「政治犯」に分類されているわずかの数のポーランド人女性だけだった。

ジフテリア患者の部屋には、親衛隊は決して姿を見せなかった。だから、ズデンカの女友達は医務室にいわば「保養に」やってきて、とても可愛くおとなしい、二歳半の愛らしいデンマークのユダヤ人のおちびさんの世話をしていた。彼女はまた、スウェーデンカブの輪切りが浮かんだ熱湯の椀を私が盗まれないように見張ってくれた。この椀は、他の居住区でと同様に、医務室でも収容者に配られていて、一切れのパンが付いていたのだが、私にはそれを食べる力はなかった。

（その数日後、あるいは数週間後に）私は、自分から数メートル離れたところで、親衛隊の医師トライテが、穏やかに、デンマークのおちびさんを診察しているのを見た。彼はおちびさんにりんごを持ってきてやっていたが、その日おちびさんの名をアウシュヴィッツ行きのリストに書き入れていた——だが、おちびさんにとってアウシュヴィッツが何を意味するか彼が知らないはずはなかった……。

こうした思い出を強調するのは、それらが私がラーフェンスブリュックに着いた直後の思い出であり、しかもそこにすでに、ラーフェンスブリュックでおこなわれていたことがどれほど一貫性を欠いていたかが読み取れるからだ。というのもこの医務室で、私が語っている時期のちょうど一年後には、病人が数十人ずつまとめて意図的に毒を盛られ、他の者はベッドからシャツ姿のまま引きずり出され、仲間の目の前で、強制収容所と火葬場を隔てる壁の向こう側に連れていかれたのである。その二年前には、不用意にも医務室に治療を受けにきた者は、石油やエヴィパン(1)を注射されて死んでいた。しかし、私たちが医務室にいたのは一九四三年十月、十一月で、その時期には、すばらしい医師である収容者たちが、親切に病人を治療しており、そのために彼女たちは薬品も使えたのである。

すでにこの時期には、互いに連帯した小集団の――限られた、秘密のものではあったが――力が感じられるようになっていた。これらの小集団はときとして失われようとしていたひとつの命を救いさえした。しかもしばしば、命を助けられた人が話す言葉を理解できないので、その人と一語も交わせなかったのだ。一九四四年には、フランス人女性もいまや、いろいろな策略を駆使する「古株」の収容者になっていて、ハンガリーのユダヤ人女性がチフスや飢えで死にかけているテントにまでたどりつけるようになっていた。しかし一九四三年の時点では、私を助けてくれたのは、お互いが知り合いである三人のチェコ人の女性で、私は彼女たちを知らなかった。

待機要員《フェアフュークバール》であること(3)

夜間労働要員《ナハトシヒト》(b)でも、医務室、隔離居住区に受け入れられる者でも、労働班に登録される者でも、内部労働《インネンディーンスト》従事者(c)でもない者は、「待機要員」の班に入れられて行列していかねばならなかった。この班に入れられると、いつ何どき、作業班長によって、土木現場、不意の重労働で欠けている人員の補充の

(3) *RAV3* に含まれた文章、p. 160-162.［編者注］

ために徴用されるかわからなかった。

だから――もし待機要員のままでいたければ、そして愛国心のゆえに多くのフランス人女性がそうだったが――告発されずに、他の班に紛れ込む術を見つけねばならなかった。また、Schmuckstück（字義的には「金細工」「宝石」を意味する）――親衛隊員たちが使い物にならない者を指すのに嘲って使っていた呼び名――を装い、自分を動員しにきた班長をうんざりさせようとすることもできた。「金細工」であるとは、ガラスのような目つきをして肩を落とし、ラーフェンスブリュックでこの名で呼ばれていたぼろぼろになった人間の錯乱した様子を装うことだった。こうしたやり方をするのは危険でもあった。こうした人間を見ると、作業場の班長は、その人間を動員から外すか無視しがちであり、そうすると他の収容者たちは彼女を殴りたくなることもあるからだった。男性の収容所では、このようなぼろぼろになった人間は「イスラム教徒」と呼ばれていた。

作業前の点呼の後、屑の班（すなわち待機要員）のうちどこの作業場にも動員されていない残りの人員は、土木作業をしに出かけていた――解放の日までこれが私がおもに従事していた作業だった。いくつかの明確な日付を伴ったできごとを目安として、私が実際はっきりと知っているのは、ジーメンスの職工長が一目見て私をお払い箱にしたのが一九四四年四月十日であることだ（私はその日、純粋な愛国心から、ジーメンスに採用されないように、とくに念入りに「身なり《ルック》」を整えた。愛国心から、というのは、私は実は細かな組み立て作業が大好きだったからだ）。一九四四年八月には、私の居住区の意地悪な居住区長《ブロコヴァ》が、毛皮の作業所《ペトリーブ》(d)に私を採用させるのに成功した。だが、私の無能さだけで、九日後には他の補助手段なしに私をそこから追い出させるのに十分だった（四四年八月十六―二十五日）。秋になると、フランス人待機要員の全員が列車からの荷降ろし作業班の運搬人になった。「夜と霧」集団の仲間に、包装用木箱の中に隠してもらい、私が『地獄の待機要員』と題される喜歌劇のオペレッタを書いたのはこのときだった。そのオペレッタの主題は、「待機要員の観察記録を書く博物学者」であり、「作業所での作業に駆り出されないための、待機要員たちの策略」だった。そこで歌われるいくつかの歌は、収容者たちの合作であり、運搬作業をしていた女性たちのそれぞれがひとつの詩句を作った。最終幕で主人公の待機要員は作業所に駆り出される。彼は『地獄のオルフェ』の曲に乗せて嘆きの歌を歌う。

私は収容所内での楽な作業を失った
これ以上の苦しみはない

長いこと待機要員にとどまるには、アジアの一地方を治めるのに必要なのと同じほどの策略、仲間の助け、秘密の隠れ場が必要だったが、多くの仲間が助けてくれたおかげで、私はおりおり第一五居住区（「夜と霧」集団に分類されていないフランス人収容者の居住区）に隠れられた。そこでは密告される恐れはなかった。実を言えば、すべては居住区長にかかっていたのだが、彼女は彼女でスパイに用心せねばならなかったのだ。フランス人収容者には、一般犯罪の収容者にもスパイはいなかった。

『地獄の待機要員』で与えられている数々の忠告のうち、ある寓話に述べられたものをあげておこう。その寓話のリズムはラ・フォンテーヌから取られているが、使われている語彙は収容所のものだった。

重労働に嫌気のさした哀れな待機要員、
荷物の重さと、辛い歳月に耐えかねて

呻き声をあげ、身を折り曲げて、重たい足を引きずって歩いていた。
居心地のいい居住区か
医務室にたどり着こうと考えながら。[…]
彼は自分に襲いかかる数々の不幸を思い、自分の悲惨な生活を噛みしめる。
夕食にはスープの沈殿物《ナッハケレ》(4)も配られないし、昼食にはジャガイモもない。
収容所内の作業場の点呼は日に日に厳しくなり、
寝室へ戻ろうとしても、そこの見張りもどんどん厳しくなる。[…]
ああ、それなら作業所のほうがまだましだ、彼は呻くように言う。
作業所からの呼び出しがあり、彼を捕まえる。
哀れな待機要員は、自分の傷を見せ
絶望して暴れまわるが無駄なこと。

作業所が彼を捕まえた。とてもしっかり捕まえたので、
翌日から彼はそこへ送られた。

教訓
自分からひどい目にあおうとすることなどない。ひどい目は向こうから勝手にやってくる。
顔を殴られるために走り回るなど無駄なこと。

ラーフェンスブリュック*でのエミリー・ティヨン(5)

一九四四年二月三日、私の母は「二万七〇〇〇」と呼ばれた移送によってフランスから到着した九五八人の女性たちのあいだにいた。

その直後の点呼のあいだに、私は彼女が収容所にいるのを知った。その知らせは、複数の投光器の光の下に不動の状態でいた一万八〇〇〇ないし一万九〇〇〇人の女性の押し黙った行列のなかを口伝えで駆け巡った。今考えてみると、あれは朝の点呼のときだったと思うが、そのことに完全に確信は持てない。私は苦しみで身体が石のように固まり、もはや目の前には夜しか見えなかった。

ようやく私が母に会って抱擁したとき、母が示したのは喜びだけだった。彼女とともに移送されてきた人々は第一五居住区に入れられた。もし私が「夜と霧」集団に入れられていなければ、おそらくその居住区に紛れ込むこともできただろう。そこに入り込んでも密告する者は誰もその居住区にはいなかったからだ。しかし「夜と霧」集団の居住区を率いていた居住区長であるドイツ人収容者のケーテ・クノルは意地悪な女で、私は「夜と霧」集団に分類されていた。それでも私は、数多くの助力のおかげで、毎日わずかの時間でも母に会え、彼女の身の回りを気遣うことができた。

---

(4) Nachkelle　スープが配られたときに、バケツの底に残る沈殿物。作業所で働いている者たちに再分配された。彼女たちにはほかに、昼食時にジャガイモが二個与えられた。

(5) *RAV3* に含まれた文章、p. 278-293.［編者注］

「夜と霧」集団に分類された者は、収容所から遠く離れた場所の作業班で働く権利はなかった。だから、その大部分は「被服備蓄《ベクライドゥング》」と呼ばれる労働班に入れられた。ここでおこなっていたのは、ヨーロッパのあちらこちらでドイツ警察が手に入れてきた雑多な略奪品の一部が雑然と積み上げられた車両からの荷降ろしだった。被服備蓄の作業に携わっていたおかげで、身体検査はおこなわれていたものの、多くの役に立つ品物、とくに薬品が強制収容所内に持ち込まれていた。私は、とくに多くの布切れと、そして少しずつ鳥の羽を持ち出し、母のために小さなクッションをこしらえることができた。彼女のために、タオルや温かい下着も手に入れた。

日が経つにつれて、私も母も、もっとも事情に通じた収容者がラーフェンスブリュックの陰気な裏側でおこなわれていることについて知るに至ったことをやはり知るようになった。まず――これは一九四四年の一年中なされていたことだが――数々の処刑がおこなわれ、数々の「夜間移送」がおこなわれた。そして四五年の一月以後にはラーフェンスブリュックに一種の付属施設が設置され、そこでは皆殺しがおこなわれていた。この付属施設とはユーカーマルクの小収容所だったが、この名よりもむしろ若者収容所《ユーゲントラーガー》の名で呼ばれていた……。

一月、二月を通して、恐怖は日に日にはっきりとしたものになってきた。人がいなくなるのは、もはやユーゲントラーガーにおいてのみでなく、中央収容所の医務室《レフィーア》でも同じだった。

秩序だった、そして人目をはばからない殺戮が開始されたのは三月一日だった。母が連れ去られたのを知ると、私は、母がどこにいるのか知ろうとして、自分の耳に入ってきたことを日付を付して記録し始めた。その記録は「収容所からの解放直前の日々」と題された章で後ほど読んでいただく……。

まず、「夜と霧」集団の居住区が、三月一日の午後に取り囲まれた。そこにいた収容者は懲戒居住区《シュトラーフブロック》(e)に連れていかれた。私は重い病に苛まれながら、三月一日から二日の夜をそこで友人であるアニーズ・ポステル＝ヴィネと、母とともに過ごした。

三月二日の朝、チェコ人の友人（アネシュカ）が、私を何とか医務室に連れ出すのに成功した（その数日前から、顎の咬筋痙攣と高熱のため、話すことも食べることもできなくなっていた）。だから、午後に強制収容所全体の一斉点呼がおこなわれる――これはまったく普段とは違っていて、きわめて不吉なことだった――という知らせが午後一時ごろに入ってきたとき、私はまだ医務室にいた。私が医務室にいたのは規則違反であり、しかも自分でその場を切り抜けるにはあまりに身体が衰弱していた。私たちの共通の友人、グレーテ・ブーバー＝ノイマン[2]に急を知らせたのは、多分アネシュカだったのだろう。グレーテは彼女自身病気で、古くからの収容者として、また秘書《シュライベリン》として、医務室の隠れた片隅に自分の場所を持っていた。彼女は私を自分のベッドの毛布の下、彼女が寝ると両足が来る場所に隠してくれた。親衛隊員たちは皆彼女を見知っていた。親衛隊員プフラオムが点呼のために入ってきたとき、彼はグレーテの姿を認め、他には何も気づかずに戸を閉めた。

午後五時になると、収容所内の移動が再び可能になり、友人アニーズが窓からやってきて、グレーテにドイツ語で告げた。点呼の際、母が連れ去られていたのだ。

どうやって自分の居住区に戻ったのか、母の行方についてたまたま何かを知っている友人たちをひとりひとり次々にどうやって見つけ出したのか、今ではもう覚えていない。ただ私が知っているのは、他の日にはラーフェンスブリュックの中央収容所とユーゲントラーガーの小収容所を往復していたオーストリア人の秘書たちが、その日はそうできなかったということだ。

これに続く数時間、私は動顚しきっていたので、どうにか掻き集めた数々の相互に一貫しない情報を秩序だてて検討するため、情報が得られた日付を付して、それらを記録し始めた——というのも、ユーカーマルクからやってきた情報（当時収容所ではそうした情報が山のようにあった）はどんなものでも、得られてから一時間後にはまったく誤った情報であると判明することがよくあったのだ……。

続く数日間、私はほとんど希望がないのに母の行方を探り続けた。そして私に関することがこうして、私たち全員に関わることと混じり合ったのだ。

収容所からの解放直前の日々(6)

強制収容所で過ごしたこの最後の時期、すなわち秩序だった殺戮がおこなわれていた時期、私はその日その日に起きたもっとも重要なことども、自分の記憶だけを頼りにはできないことどもを書きつける日記をつけていた。私は自分が記録したよりずっと多くのことを知り、ずっと多くのことを見た。記録したのは直接に私の心を揺さぶったことども、正確に私が定着させておく必要があったことどもである。以下の書き付けが、何人かの友と私自身が一九四五年三月と四月にラーフェンスブリュックで蒐集、整理しようとしていた情報がどれほど正確か、また不正確かを示してくれるだろう。それらの書き付けは、三月一日から四月二十三日までの期間にラーフェンスブリュックで実際に犯された罪のごくわずかの部分しか反映していない。しかし、それらには、その場で、語られたできごとの当日あるいは翌日に書き付けられた目印に依拠しているという長所がある。

一九四五年三月一日、木曜日
今夜、およそ一〇〇〇人の女性が夜を懲戒居住区で過ごす。

(6) *RAV3* に含まれた文章、p. 278-293.［編者注］

そこにいるのは原則として「夜と霧」集団に分類された収容者全員（しかし多数の者が姿を隠した）、ジプシー女性全員とその子供たち、「夜と霧」集団（この大部分はフランス人女性だった）に分類された収容者とともにいたいと望んだフランス人女性収容者、および「数合わせ」のためにでたらめに収容所内から掻き集めてこられた他の収容者である。何の数合わせなのだろう。おそらくは、何両かの車両を一杯にするための数合わせだろう。

送り先はマウントハウゼンだということはわかっている。だが、私たちはアウシュヴィッツについては全員とてもよく知っているが、マウントハウゼンについては親衛隊員が言っていることしか、すなわち不吉だが漠然としたことしか知らない。フランス人の「政治犯」全員が固く心に決めているのは、自分たちの集団と切り離されないでいようということである。私はと言えば、母と離れ離れにならないことだけを望んでいる。そしてそれを除いては、ある場所より他の場所のほうが好ましいと言えるためには、私の病は重すぎる（数日前から、私は顎の骨の強い痛みと高熱に苦しんでおり、もはや歯を嚙み合わせられない。したがって、話すことも食べることもできない）。

子供を連れたジプシー女性がそこにいたことは、最悪の事態を予想させる。というのも敗走の最中に、親衛隊員がジプシー女性たちをチロルでの保養に送るために列車を調達したりしないのは明らかだからだ。

チェコ人の友人アネシュカは、懲戒居住区の見張りをしていた「赤部隊」（親衛隊員たちは他の用に忙殺されていた）と話をつけ、私が医務室で治療を受けられるようにしてくれる。アネシュカは私の母とアニーズも懲戒居住区の外へ連れ出してくれ、彼女たちは第二七居住区に隠れる。

医務室で、午前の終わり頃、突然、午後に一斉点呼がおこなわれることがわかる。午後におこなわれる点呼は、収容所全体にとって危険である。私は規則違反を犯して医務室にいる。しかしそこにも親衛隊員はほとんどいない。グレーテ・ブーバー＝ノイマンはたまたま病気で、秘書室で使われている収容者が治療されている小部屋に寝かされていた。グレーテはたいへんな危険を冒して、私を自分の両足の下に隠してくれる。

私が医務室にいて、グレーテの毛布に隠れているあいだに、トロマー医師とヴィンケルマン医師が奥の諸居住区から収容者を「選抜」する。彼らはその日、一〇〇〇人ほどの女性を引き抜いたらしい。収容者たちはすでに、夕刻にユーカーマルクで五〇人単位でおこなわれる連行のことを知っている。彼女たちはまたユーカーマルクでは収容者が飢えで死んでいるのを知っている（配給される食糧は「十分の一のパン」すなわち一日一〇〇グラムのパンである）。何人かはこの連行を免れようと試みるが、私の母は捕えられる。

夜になるとアニーズが医務室の窓に来て、まずグレーテにドイツ語で知らせ、それから彼女たちは何が起きたかを私に伝える。恐怖に駆られた私は（チェコ人、ドイツ人の友人を介して）毎日ラーフェンスブリュックとユーカーマルクを往復しているオーストリア人女性秘書たちと連絡を取ろうと試みる。私はその晩彼女たちに初めて会う。彼女たちのひとりはイルマという名である。

三月二日、金曜日

また「選抜」がおこなわれるが、今度は第二八居住区である。すぐに、捕えられた女性（とても数が多く、おそらく一〇〇〇名ほどである）は徒歩でユーカーマルクのほうへ向かう。

前夜以来、死を与えられる者はユーカーマルクから五〇人単位で出発するのではなく、少なくとも一七

○人、多い場合には一八〇人の単位で出発しているのを私は知る。

翌日の土曜日には、彼女たちのひとりに頼んで、母に、警戒するよう、そして「頑張って耐えるよう」伝言してもらえることになった（また伝言とともに、トランプより小さいぐらいの小さな荷物を届けてもらう。すべてチェコ人の友人たちが私にくれたスルファ剤二、三粒、一切れのパン、三かけらの砂糖と乾パンである）。五日月曜、六日火曜に、私はもうひとりの秘書にも会えることになり、二通目、三通目の手紙、二箱目、三箱目の荷物を託した……。三月八日、強制収容所内でただひとりのフランス人秘書ミッキー・ポワリエが三通の手紙と三箱の荷物を私に返した。まだ希望を失わずにいるのは狂気の沙汰だった。私にはそれがわかっていたが、信じることはできなかった。

スウェーデン赤十字によって私たちが解放されたおりに、私が強制収容所から持ち出した書き付けのなかに、結局宛先人に届かなかったこの短い手紙の一通がある。おそらく最後に出した手紙である。折りたたまれたその手紙は、郵便切手ほどの大きさもなかった。

月曜日

愛するお母さん、こんなに心配した後で、今夜か明日にはあなたの消息がわかるように願っています。もし何か困ったことがあれば、居住区長のベティに相談してください。彼女はマリー＝クロードの友達ですから。とにかく、あなたがいるのをベティにすぐ知らせてください。健康には気をつけてください。そして、元気で陽気でいてください。エヴリーヌとバイイ夫人の消息はご存じですか。こちらの状況はうまいぐあいに運んでいます。私は回復しつつあります。今夜には小さな手術が受けられるのではないかと期待しています。フランソワーズが言うように「全員健康で、平穏な生活」です。あなたを強く強く抱きしめます。

火曜日

エヴリーヌが戻ってきました。愛するお母さん、私たちはあなたを待っています。私の腫れは昨日切開しました。炭を飲む必要があるときには、腸を刺激しないように細かく砕いてください。

三月五日、見知らぬ、穏やかな、とても年若く、フランス語を理解できず、見るからに自分が使っているメスに恐怖を抱いている女性収容者が、医務室で、私の顎の腫れを手術した。彼女がメスを入れるのをためらっているあいだに、親衛隊の歯科医ヘリンガーが医務室を通りかかった。それで彼女はすっかり狼狽してしまった——というのも、私がそこにいたのは当然規則違反で、私は居住区長の許可も、医務室への患者の受け入れの責任者である親衛隊の医師の許可も得ていなかったからだ。そのうえ、ヘリンガーの仕事として皆が知っている唯一のものとは死人からの金歯の抜き取りであり、彼の周囲には、いつもハイエナや禿鷹の周囲のように人が恐れて近づかぬ空間があった。彼は立ち止り、私に近寄ってきて、もっとよく見ようと身体をかがめさえした。私は自分がまったく彼がいることを気にかけなかったのを覚えている。たぶん、私のこの態度が、彼の注意をいたずらに引き付けないで済むのに役立ったのだろう……。その後数日、医務室の看護婦のひとりが、ときおりこっそりと私の包帯を換えてくれた。というのも、医務室は当時収容所内でもっとも危険な場所のひとつだったからだ。三月十五日木曜日、私が立ち上がろうとしたとき、立っていられず、友人たちは私に熱を計らせた。四一度あった。身体の痛みは相変わらず激しかったが、誇張でなく、そのときにはその痛みは私にはほとんど慰めだと思われた。身体が痛めばものを考えなくて済むからだ。

三月六日

この日付の、ミットヴェルダへの出発者のリストには七〇〇名の名が記されている。友人たちが、すぐ確認の手助けをしてくれて（そして私はすぐさま彼女たちの調査の結果を書き付けるが）、このリストは実際は複数の日の総計、その日に先立つ三、四日になされた殺害を合わせたものであろうと推測される。このリストは、現在は行方知れずである。少なくとも私はそのように思っている。

三月七日水曜日

今晩、一八〇人ちょうどの女性が連れ去られる。自身で彼女たちを数えた女性から直接、私はその当日にこの事実を聞かされる。そのうえ、この日には一二〇〇人の女性がどこかわからぬ場所に向けてユーカーマルクを出発したということだ。だがこの情報は疑わしい（おそらく、やはりこちらも、これに先立つ数日間におこなわれた殺害を合わせたリストなのだろう）。

三月九日金曜日

昨日の点呼では、ユーゲントラーガーに実際には八七〇人の女性がいたが、公式にはそこに二八九五人の女性がいることになっている。このふたつの数字は確実なものである。

三月十日土曜日

労働課《アルバイツアインザッツ》(f)長と部下たちが議論をしている。彼は怒って電話をする。彼によればユーゲントラーガーにはまだ二八九五人の女たちがいるはずだ。

労働課の責任者である下劣な乱暴者プフラオムは前日におこなわれた点呼の際の人数を知った。直接確認したわけではなく、私たちの居住区に住んでいた、彼のフランス人秘書を介して知ったのだ。その秘書は、すぐ私にそのことを伝えてくれた（彼女はミッキーと呼ばれていた。ド・ガネー夫人の家政婦の姪だった）。よく知られていたことだが、収容者の人数の把握は各部署ごとにおこなわれていた（政治犯《ポリティシェ・》部門《アプタイルング》、医務室、労働課、司令部《コマンダントゥール》、焼却炉《クレマトリウム》）。ところが、その日プフラオムが受け取った数字は、他の部署が受け取った数字と違っていたのだ。そしてこの一九四五年三月十日、ユーゲントラーガーにはひとり当たりの量が半分に減らされた二八九五単位のパンが渡されていた（パンの配分単位は強制収容所の貨幣単位であり、パンの配分は信じられないような横流しの機会であって、この横流しには親衛隊員が関わっていた）。プフラオムはおそらく「二八九キロのパンはどこにいったのか」と考えたのだ。彼の怒りの真の理由はこのようなものである。

したがって、ユーカーマルクはその日二〇〇〇人の死者と八七〇人の死を運命づけられた女性たちのための二八九キロのパンを受け取っていただろう。(g) そして後者に（たぶん）八七キロのパンが配られた。そして残り（二〇〇キロ）はサルヴェガルトとノイデック、あるいはサルヴェガルトの助手だったふたりの乱暴者がおこなっていた横流しに使われた。

そこには八七〇人の女性が残っているとなると、労働課の名簿ではまだ生存していることになっているが三月九日の夕方の点呼の際にはそこにはいない二〇二五人の女たちはどうなってしまったのか。というのもいっときは彼女たちは確かにそこにいたのだ。私はこの数字を、自身で点呼をおこなったオーストリア人の居住区長《ステューボーヴァ》から得た。

三月十一日日曜日

朝の点呼の際、私はポーランド人の老女の傍に居合わせた。彼女はユーゲントラーガーからやってきたところだった。彼女は私に、オセンドフスキ夫人と名乗った。彼女は、『獣、人間、神』の著者(h)であるポーランドの有名な作家の最初の妻だった。彼女は収容者ではなく、「退避者」だった。ワルシャワを離れる際にドイツ人が連れてきた女たちのひとりだった。その際、ドイツ人は彼女たちに、「ロシア人に取られないように」お金も宝石もすべて持ってくるよう勧めていた。彼女たちはラーフェンスブリュックに連れてこられ、すべてを剝ぎ取られ、髪を刈られ、番号を付けられ、若くて健康な者は塹壕掘りに従事させられ、他の者はユーゲントラーガーに連れていかれ、何百人単位で殺害された。それから、生き残った者をもともとの収容所に戻すよう命令が出された。可哀そうなオセンドフスキ夫人はそのおかげでまだ生き残っていたのだ。

彼女は、その地獄で過ごしてきたばかりの数週間に彼女が見たことを断片的にわずかに語ることしかできず、話しながら文字通り表情をひきつらせていた。その証言が真実であることは私には疑いの余地がないように、そしてあまりに凄まじい真実を伝えきってはいなくても、それを歪めていることはおそらくないと思われた。

以下が彼女が私に語った話である。

冬のあいだに(一九四五年一月、あるいは二月)、親衛隊員たちは、居住区の洗面所《ヴァッシュラウム》の窓と扉を釘付けにした後、そこに収容できるだけの数の女をぎゅうぎゅう詰めにし、扉を厳封し、彼女たちをそのままの状態で閉じ込めた。（この部分に、オセンドフスキ夫人が私に正確に語った詳細があったのだが、彼女に迷惑がかかるのを恐れて私はそれを記録しなかった。だからこの点については、今日では私はもはや断言はできない。それは、この実験がなされた正確な日付と、この実験が続けられた日数、そして閉じ込められた女たちが問題の実験がおこなわれた日々、受け取っていた、あるいは受け取らなかった配給された食事量に関わるものだった）。

いずれにせよ、実験が終わったとき、親衛隊員は実験の対象にならなかった収容者をすべてそれぞれの居住区に戻したうえで、外へ出たり、窓から外を見たりしてはならないと厳命した（むろんこの命令に従わない者はいた）。それから彼らは洗面所の扉を大きく開き、哀れな生き残りが出てくるのを撮影するために撮影機とともに陣取った。閉じ込められた女たちは、空気を得るために暖炉のレンガをはぎ取り、服をすべて脱ぎ捨てていた。死んだ者もいたし、意識を失っている者もいた。他の者も一見して気が狂っているのが見て取れた……。

親衛隊員はこの情景を長々と、そして詳細に撮影した。そして撮影が終わると、一台のトラックがやってきて全員を――死者も生き残った者も全員――積み込み、直接焼却炉へと向かった。

オセンドフスキ夫人は、犠牲者がどの国籍の人々かは正確には知らなかった。彼女の考えでは、フランス人もそこにいたらしい。

すべての状況からして、この演出のすべてを長い時間をかけて準備したのは、ただただ数メートルのフィルムを撮影するためだったと思われる。しかしこの映画は何だったのだろう。「娯楽」映画だったのだろうか。宣伝映画だったのだろうか。これについて正確に知るには、第三帝国のすべての映画資料を点検してみねばならぬだろう（それらが破棄されていないとしての話だが）。

また、この実験はズーレン(i)あるいはその上司によって、そうした条件のもとで人間がどのくらいの時間で死ぬかを見るためになされたとも考えられる。とにかく、その後同種の実験が繰り返されることはなかった。

午後に居住区長(やはりいつものイルマ・トゥルクサクだ)に会う。彼女は私に、ポーランド人で生き残った女性について話す。夜間、初めて何度か嘔吐を催す。

イルマはユーゲントラーガーで残酷な情景を目撃したが、この情景についてはまた生き残ったふたりのフランス人女性も証言してくれた。ある晩、数台のトラックが選抜された収容者たちを連れてきた。いるはずの収容者の何人かが欠けていた。人間狩りが始まった。不幸な女たちは、汚れた藁山の下で見つかった。彼女たちのなかに「二万七〇〇〇」集団に属していたフランス人女性アリーヌ・アレールがいたが、彼女は親衛隊の看護師たちが彼女を引きずり、打ちすえているあいだずっと、大声でわめきながら爪を立てて地面にしがみついていた。彼女は他の人々とともに、トラックに投げ上げられた。

十一日の日曜日、アネシュカの居住区に隠れていた私は、点呼のために両収容所のあいだを行ったり来たりしている秘書のひとりであるイルマにかなり長時間会うことができた。得られた目印を失わないよう、私はそれらを記録した。三月十二日月曜日に私は次のように記した。

お母さんの名前は六日火曜日に出発した七〇〇人のリストにあった。お母さんには二七九九三という誤った番号が付けられていたが、それはおそらくあるロシア人(オシェフスカ)の番号だったものだ……。私は上の収容所には七〇〇人の女性がとどまっているが、そのうち五〇人は昨日そこにやってきた……。私はJ・Aに会ったが、彼女は親切にも、私に上の収容所についてはよい知らせがある等々と言ってくれた。

私は彼女の言うことを信じられない。私はあちこち駆け回り、秘書たちを見つけ出そうとした。十二時にふたりの秘書に会ったが、私が希望を失いかけながらもこしらえた小さな包み（三かけらの乾パン、わずかの砂糖、炭、心臓の薬）を引き受けるのを彼女たちはおぞましそうに断った……。

　この時期には、不吉なトラックを満たすための人間狩りが収容所全体でしょっちゅうおこなわれていた。トラックは今やおおっぴらに、医務室のいくつかの居住区と焼却炉のあいだを往復していた。看護婦たちは、自分たちが世話していた病人がシャツ姿のままで連れ去られるのを、トラックが発進するのをその目で見、トラックが焼却炉のある場所まで進んでいくのを耳で追っていた。それから彼女たちはトラックが空で戻ってくるのを、そして新たに人々を積み込むのをその目で見ていた。私たちにわかっているのはそれだけだ。ある看護婦は、トラックが医務室と焼却炉のあいだを進み、荷を下ろし、戻ってくるまでの時間を計測した。七分だった。私たちにはまた、炉の煙突が昼夜を分かたず煙を吐き出しているのも見えた。

　もはやまったく希望がなくなっても、私は必死に痕跡を、誰か母を見たかもしれない人を、ユーゲントラーガーに集められた六〇〇〇人の女性のなかにいた人を探し続けた。その女性たちの何人かはたぶん母に出会っていたはずだし、その六〇〇〇人の女性がすべて死んだわけではなかった（というのも、ときどき労働班の欠員を補うため、空間を空けるため、あるいはまた別の理由で、そうした人々の何人かが戻ってきたからだ）。そして、当然、これこそ私が「二万七〇〇〇」集団の再点検を試みた理由だった……。[j]

三月十二日月曜日

三月六日に出発した七〇〇人のリストがある……。しかし、この数字は合計であって、この数字によって彼女たちが全員火曜日に出発したと証明されるわけではない……。

上には七〇〇人がまだ残っているが、そのうち五〇人は昨日到着した……。

（三月八日の点呼には八七〇人の女たちがいた。十一日の点呼には七〇〇人がいたが、そのうち五〇人はその日到着したばかりだった）。

この期間、ユーゲントラーガーには何陣もの到着があり、彼女たちが何人いたのかを正確に推計はできない。毎晩、点呼の後連れ去られた集団を除いては、ユーゲントラーガーから他の場所に移送された集団はない。

何人かの収容者が、理由はわからないが、ラーフェンスブリュックに戻ってきた。そしてわずか数人だが、ドイツ人女性が実際に解放された。

三月十五日木曜日

午後に、私はリタの体温計（被服備蓄班から盗んできたものだ）で体温を測った。四一度あった。夜にわずかながら胆汁を吐いたが、とても苦しかった。今度の土曜あるいは日曜に、健康な者はここからよそに移される（当然、この移動は徒歩でおこなわれる。ついていけない者はその場で殺される）。

私の体温を見て、友人である医師たちは敗血症だと思い、もはや治療法はないと判断した。自分では、チフスだと思っていた。

両脚で立つことはもはやできなかった。しかし、自分が正気を失っているという気はしていなかったし、眠れない長い時間、落ち着いて、状況の全体をざっと振り返ってみた。状況の全体が、奇妙な明晰さで、俯瞰的に私に現れ、さまざまな事実と論証がおのずから、夢の中でのようにたやすく見えてきた。私は潜水者が水の中にいるように、死の中に浸されていると感じていた。「今となっては、大西洋のような広大な死が押し寄せてくるには、注射針の一刺しで十分だろう……。死が口いっぱいに、鼻腔いっぱいに広がってくる……」。死を呼び寄せていたわけではなかった。しかし、死がこのように近づいたことは私にとって静かな喜びだった。それもかなり長い期間の後に初めて訪れた静かな喜びだった。この夜、私はよく考えた後、さしたる感動もなしに、自分次第で何とかできると想像するような厚かましさを自分自身に嘲笑いながら、生き抜こうと決意した。とにかく、さまざまなできごとが起きてくるのに合わせてその都度もっとも賢明と思われることをしようと決意したのだ。この決意が、私を解放の日まで、すなわち一ヵ月以上にわたって支えた唯一のものだった。このため、私たちの多くにとって、解放は恐ろしいことだった。というのも、この危険という支えが突然、生命を支えるすべての原動力を断たれていた人々から取り上げられたからだ。(7)

三月十六日金曜日

人間狩り。

この狩りはアウシュヴィッツでは「選抜」と呼ばれていたが、労働時間のあいだに収容所全体を対象と

---

(7) 帰還の際に遭遇した、不可避の無理解がもうひとつの理由かもしれない。全体的な統計を示すことはまだできないが、ミッテルバウ＝ドーラの強制収容所に送られたひとりの友人が、私に次のような断片的数字を与えてくれた。彼がその後も連絡を取り続けた三〇人の収容所仲間のうち五人が解放の後で自殺した。私に関することを言えば、強制収容所に入れられたフランス人女性のうち、解放の後で自殺した女性をほとんど知らないし、解放前に自殺した女性はひとりも知らない。実際、強制収容所で死ぬためには、何も自殺する必要はなかった。だがそれでもこの事実は強い印象を与えるものだ。

しておこなわれた、まさしく狩り立てであり、そのあいだに、親衛隊員たちがガス室送りにするために、私のように作業場で働いていない女たち全員をかき集めるのだった。折よく事前に知らされていた場合には、人々は身を隠した。

人間狩りの前後には、私は立つのも困難だったが、医務室に行く（看護婦だった仲間に包帯をしてもらうため）。

三月十七日土曜日

人間狩り。午前中に、居住区に警報が出される（つまり、私たち自身の居住区で総点検があり、身体が不自由になっていたすべての仲間を天井と屋根のあいだ——そこを私たちは「五階」と呼んでいた——かベッドの下に隠さねばならなかった）。

三月十九日月曜日

朝、正面にトラックが来た（第二三居住区）。

数日前から、ガス室送りを集めるための狩り立ては、医務室で直接におこなわれることはなくなった。トロマー医師とヴィンケルマン医師は相変わらず、病人居住区への不吉な訪問を続けていたが、彼らが指名した者はただちにトラックに載せられ焼却炉がある囲い地に連れていかれるのではなく、「医務室からの退出者」として登録され、第二三区に集められた。そこが「医務室からの退出者の居住区」となり、そこに毎日、トラックが女たちを載せにやってきた。何人かの女は恐怖でわめいていた。というのも、収容所では、トラックの行き先を知らぬ者などもはや誰もいなかったからだ。

午後に第三〇居住区と第三一居住区で選抜がなされる。
三月十九日月曜日に、私は次のようにも記録していた。フランス・オドゥルとマルグリット・ソラルは金曜日の夕方第七居住区からお母さんが通り過ぎていくのを目撃した。彼女たち自身、お母さんと一緒に誰がいたか思い出せない。

三月二十日火曜日
朝、五階に隠す。午後、トラックが正面にやってくる。

三月二十二日木曜日
太っちょの鬚オヤジが第二三居住区、第六居住区、第七居住区、第九居住区を訪れる。
ここで太っちょの鬚オヤジと言われているのは、病人がいる居住区に犠牲者を選びに来るおぞましいヴィンケルマンだ。彼が話しかけた病人が全員体調が良かったこと、休息も薬も必要としていなかったこと、たったひとつの望みしか持っていなかったことは言うまでもない。たったひとつの望みとは、労働に復帰することだ。われわれの同国人のひとりの、若く美しい金髪の学生（ジャニー・ド・クララン）は、肺を重く患っており気胸症で、ずっと高熱があり、とくにその日は気分が悪かったのだが、彼女が私にした話では、彼は彼女のベッドに近づき、とても愛想よく、笑いながら言ったそうだ。「とても気分が良さそうだね、そうじゃないかい？」「ええもちろんです」「すっかり良くなったかい？」「ええすっかり良くなりました」「それじゃあ、第二三居住区に行けるね……」。それから彼は自分の手帳に小さな印を付けた（彼女は、そこに行くあいだに逃げ出した）。

三月二十三日金曜日、午後十一時

第二三居住区に数台のトラックが来る。

三台のトラックが第二三居住区からユーカーマルクに向けて出発する。

三月二十五日日曜日

第二四居住区の引っ越し。私たちは新たな居住区である第二六居住区で点呼を受ける。個々人の名を呼ばれての点呼が収容所全体でおこなわれるのかと思っていたが、それはおこなわれなかった。

「夜と霧」集団のかつての居住区（そこは今はワルシャワからの退避者の居住区になっていた）にいたとき、私たちは人数が多すぎたせいで、五〇人ばかりのあまりにも衰弱した女たちになっていた。そのうえ、ひっきりなしに脅かされ、ネズミ捕りにかけられたネズミにされたような感覚のせいで、雰囲気は耐えがたいものとなっていた。十二人ほどの仲間と私自身は、毎日収容所の外に出て、夕方戻ってくる木樵隊に紛れ込もうと決意した。われわれの友人のチェコ人たちと、労働課の秘書のミッキー・ポワリエが協力してくれたおかげで、また収容所全体を支配していた無秩序も助けになって、私たちはそれに成功したが、これによって、労働に携わっていた女たちの（したがって安全な）居住区に行くことも、収容所の外に出ることもできた。

三月二十六日月曜日

労働の初日。

三月二十七日火曜日

私たちの留守中に選抜のための点呼があった。夕方戻ってみると、一〇〇〇人の女が第二四居住区の前にいて、ユーゲントラーガーに出発しようとしていた。彼女たちは、夜になると連れられていった。

これと時を同じくして、レヒリンから到着する移送隊が収容所通り《ラーガーシュトラーセ》にいた。

労働から十八時に戻るとき、私たちは彼女たちのそばを通ったが、彼女たちのなかにとくにベルナールのネズミの姿が認められた。女たちは、シャワーの向かい側に横たわっていた。すでに、そこに置きっぱなしにされた数時間のあいだに、五、六人は死亡していた。生き残った者たちも、痩せて、日焼けして真っ黒で、しかも血の気がなく、追い詰められたような、錯乱したような目つきで、見るも恐ろしかった……。

三月二十八日火曜日

（珍しいことだが）労働から十四時に戻る。「いいから落ち着いて歩きなさい……心臓の鼓動がわかるだろう?」

その日、一斉点呼があった。そして居住区ごとに、全員がシュヴァルツフーバーの前を行進した。女たちは、踵が腫れているかどうかを見るために、裸足で歩かねばならなかった。当然、選ばれた者たちがどこへ連れていかれるかについて幻想を抱いている人間はもはや誰ひとりいなかった。そして皆がそれを知っているのをシュヴァルツフーバーは知っていた。彼は文字通り有頂天で、まったく人が良さそうで、陽気そのものだった。そして私の列が彼の前を「五列縦隊《ツー・フュンフ》」で通り過ぎるとき、彼は私たちのほうへ穏やかに身をかがめ、ドイツ語で私たちに言った。「いいから落ち着いて歩きなさい……」。それから、変質的な暗黙の了解を示すような目つきで付け加えた。「心臓の鼓動がわかるだろう？……」

三月二十九日木曜日

労働から十八時に戻るとき、私たちは、多くの老女を載せたトラックがユーゲントラーガーのほうへ上っていくのとすれ違った。今日は似たようなトラックが三台第二七居住区から出ていった。通りすがりに、小柄な老女が手で合図を送ってきた。彼女はフランス人のようで、とても悲しげな目つきをしていたが、それでもしっかりしていようとし、前方をしっかり見つめていた……。あんなに歳を取っているのに！

三月三十日、聖金曜日

もっとも多くの人間を殺した「ガス室殺人」（犠牲者はおよそ三五〇人で、そのうち五〇人ほどがフランス人女性）がその日におこなわれた。トラックは、そのために、小収容所と焼却炉のあいだを七往復したらしい。初めて、犠牲者たちは闘おうと試みた。九人は身を隠し、劇的な人間狩りによって再び捕えられ、それから親衛隊員たちは、不幸な犠牲者たちをいつもそうするように隠し部屋に閉じ込め、そこで服を脱がせた（この汚らしいぼろ着を焼いてはならなかった。まだ使えるからだ）。彼女たちをトラックの荷台に上らせるために、連中は彼女たちにパンのかけらを差し出したが、積載が終わるとパンは取り上げられた。パンもまたもう一度使えるからだ。だが何人かの女にとっては、恐怖のほうが、パンを見せられて覚える魅惑よりなお強力だった。彼女たちは暴れ、わめく。そこから数メートル離れたところでは、彼女たちの仲間が恐怖に怯え、自分たちの居住区に閉じ込められて、窓からその情景をじっと眺めている。

ちょうどそのとき、ジュネーヴの国際赤十字から遣わされた白塗りのフォードが収容所の入り口に止まる（使節団の長であるスイス人の医師は、三〇〇人のフランス人女性収容者を解放させるための作業を開始する。しかし、彼は多忙な収容所長官ズーレンには会えない）。

三月三十一日土曜日

労働から戻る際に、私たちはニコル(8)の居住区（第六居住区）の後ろを通る……。彼女は私に、速く行くようにと言う。トラックが居住区の前にいるからだ。居住区の角に、私たちにはトラックが見える（だから私たちは足を速める）。

通常の半分の量のマーガリン、通常の五分の一の量のパン、スープはなし。

夜更けに不吉なトラックが第一〇居住区の前で、載せられるはずの死に運命づけられた人々を待っていた。だからガス室はまだ動き続けているのだ。

ユーカーマルクでは、前日の情景を窓から見た女のうち数人が、辛い仕事のために指名された。死刑に処された女たちから剝ぎ取られた服を保管庫まで運ぶのだ。彼女たちは自分の仲間が着ていた服を認める。ドイツ人たちは、自国の兵士の遺骸も焼いていたが、彼らの服を脱がせてから焼いていた（ラーフェンスブリュックには服を治す作業班があったが、それらの服は血や汚物にまみれており、そのような状態で回収されたものだった）。収容所では、死を運命づけられた者は、殺される前に服を脱がせられていた。

（8） ニコル・ミショーは十八歳で、結核にかかっていたが、前回の選抜のおりに第一〇居住区の窓から外に飛び出していた。彼女はソヴィエトの女性医師アントニーナ・ニコフォロヴァにかくまわれて、第六居住区に潜んでいた。

四月一日日曜日、復活祭

通常の五分の一の量のパン、通常の半分の量のマーガリン、スープはなし。点呼はなし。明日は労働がないとのことだ。夕方、フランス人女性は全員、ジーメンス作業班、工業班《インドゥストリーホーフ》に属する者も含め、九時に収容所通り《ラーガーシュトラーセ》に集合するようにとの告知がある。皆何があるのだろうと訝しがる。

毎日一七〇人単位の殺害がおこなわれたのだろうか。そうだ、皆そのことを知っている。

ユーカーマルクにいたフランス人もこの点呼に含められ、彼女たちは中央収容所に戻ってきた。しかし、それでも小収容所が空になったわけではない。そこにはポーランド、ロシア、チェコ、ドイツ、オランダの女たちがまだ残っていた。それにドイツ人たちがこの最初の解放には含めなかったベルギー、ルクセンブルク、ザールラントの女たち、さらにはロレーヌ、アルザスの女たちさえ残っていた（三週間後の四月二十三日、生き残っていたフランス人女性は、「夜と霧」集団に属していた者も含め、スウェーデン赤十字によって救出される）。

四月二日月曜日

九時には全員が揃っている。解放がおこなわれるのだ。その日とその前日に五〇〇の nghen[9]（連中は五〇〇人の女を殺した）。

二日間で殺されたこの五〇〇人の女という数字は、最高の数字には違いないが、これは現実の数字だ。一日で一八〇人の女が殺されたが、この一八〇という数字も現実の数字だ。これらの数は、数を勘定する役目を与えられた収容者が、犠牲者の連行を目的として、親衛隊がおこなった計算のために数えたものなのだ。彼女たちはこれらの数を直ちに私に伝え、私はそれを直ちに記録した。ガス室で殺された四九六人の女性のリストが私たちが唯一所有しているもので、それは四月六日火曜日付だが、数日間にわたっておこなわれた殺害の全体数を示しているものと思われる。

一九四五年四月二日、[10] 二九九人のフランス人女性がジュネーヴの国際赤十字の仲介によって解放された。しかし「夜と霧」集団に属する女たちはこの解放から除外されていた。四月二十三日、彼女たちは、ベルナドッテ伯爵がおこなった交渉のおかげで、スウェーデン赤十字による解放に含まれた。

収容者たちは、今回は、身につけていた服を着たまま出発した。当然、出発に当たっては一連の身体検査がなされたが、それは秩序だったものではなかった。というのも、身体検査が済んだばかりの者が、これから身体検査を受ける者が収容所から持ちだしたいと望んだものを手渡しで受け取れたからだ。他のものに比べて特に目立った、検査を逃れてもぐりで持ち出された「品物」は、フランス人のふたりの赤ん坊だった。赤ん坊として生き残ったのはこのふたりだけである。[11] 友人たちが、私の書いたものを分け合って持ちだしてくれた。数多くの日付を付された私のノートが書き記された私の『キリストに倣いて』は、ダニエル（アニーズ・ポステル＝ヴィネ）のポケットに入れられて身体検査をすり抜けた。先の秋に私が、被服備蓄班の木箱に隠れて書いたオペレッタ（それは『地獄の待機要員』という題だった）は、ジャクリー

（9）「彼らは殺した」を意味するベルベル語の動詞。
（10）*RAV3* に含まれた文章、p. 32-33.［編者注］
（11）他にもふたりの赤ん坊がいた。ひとりはフランス人の男の子であり、もうひとりはポーランド人の男の子である。彼らは作業班にかくまわれて生き延びた。

ヌ・ダランクールが引き受けてくれた……。私はと言えば、まず収容所を出る直前の日々に付けていた記録、そして収容所にいた主要な親衛隊員の名簿（この名簿は、料理のレシピを装って書かれていた）を、またゲプハルト医師が生体解剖した若い女子高校生たちの脚を映した現像前のフィルムを持ち出した。私はそれを一九四四年一月二十一日から自分のポケットに入れていた。だが、検査の際注意を引き付けないように、それを艶のない汚れた毛糸の切れ端の周りに巻きつけていた。

(12)出発するために五列縦隊で並ぶよう命じられたときにはすでに夜になっていた。それからトラックの列は長いこと走り続け、最終的にデンマークの小さな町であるパッドボルグに私たちを降ろしたが、そこでは私たちの到着を、清潔なベッド、白くて、濃い、忘れられないスープを用意し待っていてくれた……。

翌日、スウェーデン赤十字の責任者たちはおそらくはなおも、私たちをスウェーデンへと運ぶ列車の車両を確保するために闘わねばならなかったらしい。そう思うのは、一夜を過ごしたデンマークの小さな町の駅で、私たちが列車に乗せられたときには、かなり遅くなっていたからだ。この列車は長いこと、ホームに留まったままだった。

ホームの反対側には兵士でいっぱいの別の列車が止まっていた。ふたつの列車のあいだのホームには、兵士でいっぱいの列車に背を向け、私たちに大きなケーキ、花、キャンディーなどの感動的な贈り物を差し出す人々がいた。しかし私はこれらの人々を見ていない。自分から三メートルの所にいる親衛隊士官をじっと見ているのだ。彼は怒りで顔を蒼ざめさせているが、彼の怒りに私は自分たちの勝利を読み取る。それは私がそれまで受け取ったなかでもっともすばらしい贈り物である。

私が生き延びたのは[13]、まず第一に、そして間違いなく、偶然のおかげである。そして次にあげられるべきは、怒り、あれらの犯罪を暴きたいという意志のおかげであり、最後に、友情による協力のおかげである。というのも、私は内臓に発する生きたいという願望はなくしていたからだ。

友情のごく細い糸は、しばしば、エゴイズムの裸の暴力の下に覆われてしまったかのように思われた。だが収容所の全体が目には見えなくてもその細い糸によって織りなされていたのだ。その糸が、「いくつもの家族」の構成員のあいだを結びつけていたのだ。それらの家族はたいていの場合、とても小さなものだった。同じ村出身のふたり、三人、四人の女、同じ「事件」に関係した女たち、あるいはたまたま同じ収容室に入れられた女たち、あるいはまた連れてこられた際に同じ車両に乗り合わせた女たちといった具合だった。しかし彼女たちはその後、沈み込んでしまわないために、互いが互いに必死に結びついたのだ。しかし、収容者たちを互いに隔てた、国籍、政治信条、宗教よりさらに大きい最大の障害は言語のそれだった。しかし、国籍を越える相互援助のいくつもの連携が存在し、観察、推測、そして要するに友情を収容者たちのあいだに駆け巡らせていたのだ。

---

(12) *RAV3* に含まれた文章、p. 99-100.［編者注］

(13) *RAV3* に含まれた文章、p. 33.［編者注］。

Ⅳ　強制収容所出所後の時期

（一九四五—一九五四年）*

解題

ジェルメーヌ・ティヨンは一九四五年七月十日にフランスに戻る。自宅は空っぽになっている。母は強制収容所で殺され、祖母は大戦中に亡くなっていた。ここに彼女が「恐ろしい時期」と呼ぶ日々が始まる。帰還直後、彼女はペタン元帥の裁判に立ち会う機会を得る。その年のうちに、ラーフェンスブリュックについての最初の研究を執筆する。この研究は「真実を求めて」と題され、四六年に『カイエ・デュ・ローヌ』の特別号に、他のかつての収容者たちの手になるテキストや研究とともに発表される。その直後、彼女は自分が属していたレジスタンス組織の行政上の整理の任務を負わされる。そのため組織の正確な組織図、行動記録を作成する必要に迫られる。

国立科学研究センターから、北アフリカに再び調査旅行に出かけるよう提案された彼女はこれを拒否する。最初の二度の調査旅行の資金を出してくれたロンドンの国際アフリカ研究所からの求めに応じて、彼女は民族学者としての活動についての七四ページの報告書を執筆する。この報告書は結局出版されることはないが、後に彼女が執筆するいくつかのテキストの基礎になる（それらのテキストは本書において初めて公刊されている）。

一九四七年、彼女は民族学研究をいっとき脇におくことを決め、国立科学研究センター内の部門を移動し（民族学部門から近代史部門に移る）、直近の過去の研究に没頭する。強制収容所送りについての広範な資料を収集する。彼女は強制収容所についての白書の、収容された女性と子供についての部分の執筆を任される――この白書は結局公刊されない。彼女はまた「二万七〇〇〇」集団の移送についての研究を執筆する。この移送によって彼女の母はラーフェンスブリュックに送られたのだ。一九五〇年から五三年まで、彼女は他にもいくつかレジスタンスと強制収容所についての大部の研究を準備する。

一九四六年から四七年にかけて、ジェルメーヌ・ティヨンは（自身が証言をすることはないが）ラーフェンスブリュックの看守たちの裁判に立ち会う。この裁判はその後の彼女に深いところで大きな影響を与える。個々人の経験をかき消してしまう司法および歴史の限界を発見すると同時に、かつての死刑執行人たちに対し心をかき乱すような憐れみを覚える。一九四九年、ダヴィッド・ルッセによってなされたアピールに応え、彼女は相変わらず稼働し続けている強制収容所、とりわけ共産主義諸国の強制収容所との闘いに身を投じる（ルッセによって創設された組織内で、かつての女性収容者にしてレジスタンス女性活動家を代表する役職に就く）。一九五〇年から五一年にかけて多くの集会、調査に参加する。

一九五四年の八月から十月までアメリカに滞在し、大戦についてのドイツ側の資料を研究する。

帰還[*]

スウェーデン赤十字によって私たちが解放された日に続く数日間、私は当初、自分が経験したばかりの深淵についてじっくりと、そして絶望を覚えながら考えた。

一九四五年七月、フランスに帰ってきた私は愛する者を失っており、再び目にした自宅は略奪を受け、荒され、空っぽになっていた。そして一九三四年から四三年まで私が熱中していた研究も失われていた[(a)]。

強制収容所に収監された女性たちの果てしのないリストを復元せねばならなかった……また彼女たちを処刑した死刑執行人たちのこれまた果てしのないリストを復元せねばならなかった……そして私たちの仲間であったパラシュート兵たちがどこで、どのように処刑されたかを知らねばならなかった……また注射のためにどのような毒が使われたのかを知らねばならなかった……また窒息させるためにどのようなガスが使われたのかを知らねばならなかった……。実際に起きた真実を追い求めるこのような絶望を催させる、ひどく疲れさせる、拷問にも比すべき、できごとについての探究は、やはり同じくらい心につきまとい続ける、同じくらい劇的なもうひとつ別の探求と、すなわちそうしたことを引き起こした原因の探求と結びついていた……。突然のものだったのか、突然のものではなかったのかはわからないが、ドイツ文明において炸裂したあの腐敗は何だったのか。文明を冒す病というものが存在するのだろうか。どのようにしてそれらの病と闘うべきだろうか。死の孤独に包まれた数ヵ月、数年にわたる囚われの日々は、修道院でなされる深淵についての瞑想よりもなお心の内奥でおこなわれる深淵についての瞑想である。

すっかり軽くなり、彼らの骨までも空洞にしてしまった飢えによって乾ききったあれらのすべての死体。毎日荷車に満載されて運ばれていく裸の、折り重なり、すでに緑色を帯び、大きく両眼を見開き、黒い穴のような口が空に、人間に向かって、この世のそしてあの世の正義を求めて叫んでいるあれらの死体……そして何ひとつとして慰めも得られず、ひどい侮辱を数々受け、苦しみと絶望でゆっくりと死んでいったあの哀れな女性たち――ある女性は負傷者を隠したという理由で、また別の女性は逃亡者たちに羊を一頭売ったという理由で、また他の何千という女性たちは何の理由もなく。


強制収容所には人気《ひとけ》はなかった。まだ立つことのできる女たちは全員、機械の前で、あるいはシャベルを手にして、作業に従事していた。目に入るのは、雪、数羽のカラス、いっぱいに燃料を詰め込んで昼夜を通じて燃えており、炉から人ひとりの身長分ほど飛び出ている焼却炉のふたつの大きな炎、そして大きく口を開けた死体を積載した荷車だけだった……。

何と言うことだろう。ドイツ全体、ヨーロッパ全体、宇宙全体、さらに宇宙を越えたところにも、この呼びかけに耳を傾ける者は誰もいない。赤十字、慈善団体、善意に溢れた婦人たち、中立者たち、司教たち、教皇、誰ひとり彼らに耳を傾けない――これらの人々がするのはせいぜい敗れた者たちに説教を垂れるぐらいのものである。それに神自身、彼女たちに耳を傾けただろうか。

深淵の底から私たちはあなたに呼びかけた。なのにあなたは応えては下さらなかった。

しかし、犯罪が全能であったとき、犯罪がその悪意の絶頂を示していたあのときにこそ、犯罪が歩みを進める道筋に身を横たえ、その進路を妨げねばならなかったのだ……。ところが、犯罪に敵対する者たちが姿を見せるのは、それが打ち負かされ、破砕され、踏みにじられ、犯罪がもはや悪をなしえず、犯罪が押しつぶされほぼ無害化されたときになってからである。正義の人々が数多く姿を見せるのは、まさにそのようになってからなのである……。犯罪が全能だったときには、これに対立する諸勢力の連合は成り立たず、司法が犯罪に対して苛立ちを見せることもなく、犯罪が進む道を塞ごうとしたのは、誰も救おうとしなかったあの哀れな虫けらたちでしかなかった……。

また苦しみもしなかった人々が、苦しみの、そして死の価値について書いたり発言したりするのは、まったく不潔なことである。

もし私たち自身が苦しむことを選んだのだったなら、苦しみだけでは何の役にも、あるいは悪をなすことにしか役立たないと考えねばならないとは何という失望だろう。もし私たち自身が死ぬことを選んだのだったなら、死を選んだのでないときと同様、人はたやすく死ぬと考えねばならないとは何という失望だろう……。だが私を失望させるのはそのことではない。というのも、幸いなことに、私は苦しみや死よりも生命や幸福を好むのをやめたことは一度もないからだ。だから私が苦しみや死にかかずらったのは、それらのものに対する共感からではなく、そうすることが私にとってはそれらのものとは別のものへと導く通路だったからだ。

私のレジスタンス仲間のひとり(b)は、処刑される前に書いた書簡でおおよそ次のように書いていた。「私が死んだことを惜しまずにいてほしい。というのも、私は死への道をとても遠くまで進んでしまったので、そうしようと思ってもどうやって引き返したらいいのかわからなかっただろうから……」。人が死ぬ覚悟ができているとき、何年ものあいだ死について考え続けたとしても、かといってそれ以上、その覚悟以上にあなたを死に対してよりよく準備させるわけではない……。そして死の覚悟をするためには、そのような厳しい対決において、そのような生命の濃密な掘り下げにおいて、それほど長い時間が必要なわけではない。生命はあなたから突然に奪い去られ、あなたが生命において死ぬ前に、生命があなたにおいて死ぬのである……。

それでも、ある種の苦しみは人を高めると言えるのは、速度が流れ星の明るさを増すようなものである。しかし何も得られてはいない、決して得られてはいないのだ。不動の完璧さというものはない。完璧さへの到達などというものはない。あるのは自己の忘却だけであり、それがどんどん大きくなるのだ。この忘却が増大するのをやめるとすぐに、精神生活は速度を失い、その本質もろとも空虚へと失墜する。その本質とは、完璧を求める精神であり、そのような精神が与えてくれる褒賞である内面の平穏さである。ちょうどよいときに死に対し「馴染む姿勢を取る」に至らなかった英雄にとっては残念なことだ。残念なのか、幸いなのかは議論すべき点だが、私個人はそのことに関心はない。死ぬだけでは十分ではないし、生きるだけでも十分ではない……。

違うのだ。私たちは視線を、英雄的なものを構成するつまらぬことどもの彼方に、そして絶望のエゴイズムの彼方に向けねばならないし、私たちが支えを見出したいと考えているのは、私たちをはるかに超えた地点にである。だが何と残念なことだろう。私たちの彼方にあって、不易のもの、現実のものと私たちが考えていたもの――すなわち単に正義という観念――は、私たちの重みの下で撓んでしまった。

正義を求めるために、迫害に苦しんだ人々は不幸である。というのは、彼らは正義が自分たちの心以外のどこにも存在しないのを知っているからだ。

しかしすべてが失われたときになっても、まだなお救うべきものが残っている。闘いのためにまだなせるほんの小さなこと、部分的な勝利をもたらしてくれるかもしれないほんの小さなチャンス、目の前にあるなすべきことのうち、より良きもの、そしてより悪いものがある。そして短い人生のあいだに、このより良きものとより悪いもののあいだでたっぷり頭が壊れるほど悩まねばならない――私はこれを文字通りの意味で言っているのだが、また映像的な意味でも言っている。すなわち頭を両手で抱え、良きもの、堅固なものを見分けようとし、そうしたものの力を強めようとせねばならないのだ。そして悪しかない場所では、自分の力が尽きるまで闘わねばならない。

「より良きもの」と「より悪いもの」のあいだのこの争闘に触れる前に、私が当初どのようにしてこのような争闘と接触を持ったのかを理解させるいくらかの説明を加えておかねばならない。

逮捕の衝撃がいかに激しいものでありうるかを理解するには、もっとも濃密な活動に、生命力を数倍にもする未来への跳躍をもって浸りきったのでなければならない。突然、数秒で、すべては石に変わってしまった。あらゆる道は塞がれ、あらゆる可能性が閉ざされ、自分が愛するすべての人は危険に陥り、一秒一秒、彼らに迫る危険は切迫してくる――そして彼らにはそれが見えないのに、あなただけにはそれが見え、しかもあなたは独房に閉じ込められて恐るべき無力のうちにある。思考をどちらの方向へ向けてみても、そこにはもはや苦しみしかない。

監房から連れ出される人々に対する耐えがたい憐れみを、憎しみも怒りもなしに耐え忍ぶことは私にはできなかった。誰を連れていくか落ち着いて考えた後、彼らを処刑の場所へといかなる心の動きも見せずに引きずっていくのだ。しかし、牢獄内に広まっていた噂によれば、処刑される人間の数は減っているということで、それにも多少の根拠はあった。だから、私が捕まって六ヵ月が経過した頃には、祖国と殺された同国人に対する義務は果たしたと感じ（だって、私は闘いのためできる限りのことをしたのだ）、私はドイツ人たちが犯す罪に対する憎しみ、その罪のことばかり考え続けることから自分を解放するしっかりした権利があるという、深い心の安らぎを感じた。こうした平穏と喜びの感情を、仲間の多くも経験したし、レジスタンス活動に参加して最初に銃殺されたふたりの人物の監獄日記に、死のゆえに固定された形で、そうした感情をその後再び見出しもした。ふたりとも、若く、幸福で健康だったが、その若さの盛りで、世界との調和のうちに、心安らかに自ら同意して生命を犠牲に捧げ、憎しみを乗り越えていたのだ(1)。

もちろん外面的に言えば、私たちには、自分の看守と距離を取り、彼らから遠ざかったままでいなければならないという義務があった。しかし、彼らに対して自由な精神を保つというだけで、私たちが祖国に対して持つきわめて要求の多い、そして苦しみに満ちた愛と、人間的なものを何ひとつとして打ち捨てたりしないという必要を和解させ、釣り合わせるには十分だった。

個人的な差異は多少あるものの、それを除いて考えれば、ここで述べているさまざまの感情は、仲間たちが何ヵ月もドイツ警察の牢獄や独房に幽閉中ずっと抱いていた感情だった（友、マリー＝クロード(2)が言っていた。「牢獄では人はイエス＝キリストに似てくるのよ」）。仲間の何人かは私に、苦い感情、自分自身に対する感情的失望を打ち明けた。そうした失望が、強制収容所に彼らが押し込められたとき、収容所のおぞましさに付け加わったのだ。牢獄では、飢え、尋問の際の拷問、眼前の死が、崇高な雰囲気を作り出し、もっとも凡庸な者たちをさえ、彼ら自身の真の姿より高める。――強制収容所では、この同じ飢え、さらに近いものとなった死、他の数々の拷問が、多くの人々を信じられないほどに卑しい者としたが、それらはこの品位の下落と闘おうとする人々をひどくくたびれさせ、その努力からは、使われた精力が与える喜びさえも取り除かれていた。

人生を眺めることへの私の強い関心、そして自分自身や自分自身の感情へのある種の無関心が、個人的には私をこの種の失望から守ってくれた。結局、崇高なものがごくたまにしか見られなくてもそれが何だろう。崇高さなどより真実のほうがはるかに好ましいものなのだ。

強制収容所の無限の悲惨のうちにあっては、人生のための闘いを構成するあらゆる問題は、際限もなく劇的なものとなり――それは飢えであり、恐怖である――それぞれの人間に彼に可能な最果ての地点まで行くように、彼にとって実際に可能なものが何なのか知るように強いた。自分たちにとっては、裏切るくらいなら死んだ方がましだということを知っていた人間もいたし、また別の人間たちは死ぬよりは裏切ったほうがましだということを知っていた。残されたパンの最後の一切れを自分は他人に与えられると知っていた人間もいたし、病人や子供に残されたパンの最後の一切れを自分は盗むだろうと知っている人間もいた……。

この重大な意味を持つ知識は、持つことが望ましいものかどうか私は知らない。いったん、その決定的な瞬間が過ぎ去ってしまえば、もっとも恥ずべき連中はきわめて巧妙に、自分の卑劣さを自分自身にもわからなくなるまでに誤魔化してしまう。だが、まさしくその瞬間には、誤魔化しはきかない。それぞれの

（1）ボリス・ヴィルデとピエール・ヴァルテール。
（2）マリー＝クロード・ヴァイヤン＝クテュリエ。

人間が、その真の価値をあからさまに示すのだ。きわめて高い価値を持つか、それともきわめて低い価値しか持たないかだ。というのも、優柔不断、臆病さ、言い逃れといったものがもはや通らない状況があるのだ。「受け入れる」「拒否する」のどちらかに態度を決めねばならない。「受け入れる」と言えばその人間は英雄であり、「拒否する」と言えばその人間は卑怯者、裏切り者、人殺しである……。どれほどの数の凡庸な人々に、レジスタンス、牢獄、強制収容所がこの取り返しのつかない選択を迫ったことだろう……。

凡庸な人間はそれこそ海のように広大に広がっているという理論は実際の経験の検証に耐えられるものではない。重要な劇的状況を前にした場合、凡庸な人間などはいない。裏切るくらいなら死ぬほうがいいと考える人間がおり、死ぬくらいなら裏切るほうがいいと考える人間がいる。ふたつのまったく違った種族である。

選択を迫られたり一度もしなかった愚か者には幸いなことである。

しかしそうでない人間にとっては、最初になされた選択が、その後のその人間の人格にとって決定的な影響を持つ（その人間が裏切り者だったから彼が裏切ったのか、あるいはその人間が一度裏切ったから彼がその後あらゆることがらにおいて裏切り者として振る舞うことになったのか、誰にわかるだろう）。裏切りは、それが犯された後、その人間の全存在を覆い、彼を腐敗させる。

収監状態から解放されて戻った後、数ヵ月のあいだ、私の時間はすべて殺されたか処刑された仲間の家族のために使われた。数限りない、たいへんに複雑な戸籍証書、信じられないほど時間がかかり、退屈で、一見するところほとんど効果のないさまざまな手続きによって、いつかわからない未来において、孤児たちに、不具になった人々に、未亡人たちに、生活手段が与えられるはずだった。

この時期から私に残っている記憶は、押しつぶすような疲労と、陰鬱な絶望だけである。それは、人間がおこなった最悪の凶悪事に対し私たちが一九四五年に勝ち取った勝利の重要さを、私がいずれかの瞬間において矮小化したということではまったくない。だが、この勝利を得るために、私たちのうち何人かはたいへんな精力を使わねばならなかったので、その後、生命を与えるような試みを続けるための精力は彼らにはもはや残っていなかったのだ。このことに関して、戦い続け苦しみ続けた後で、どうにか生きて勝利にたどりついた少数の人々のあいだに、解放に続く数ヵ月間に、通常よりよほど多くの自殺者がいたという事実を指摘しておくのが適切だろう。肉体の、また精神の繊維がすっかり擦り切れてしまったのだろうか。確かにそうかもしれない。だがそのような説明では不十分だろう。人生はつねに厳しいものである。人生は人類がこの惑星の主人になるために、人類を特徴づける例外的な神経の強靭さを要求してきた。人間は、きわめて厳しい衝撃を受け止める能力を持つ。人間は、絶えず襲ってくる厄災を、休むことなく「吸収し」、「引き伸ばし」「修復」する。人間が受ける厄災には魂の損傷もあれば身体の損傷もあるが、身体の損傷は魂によって癒し、魂の損傷は身体によって癒す。そしてある人間を襲う運命が彼を偉大にすればするほど、運命がその人間に与える悲嘆、失望、悔恨は辛いものとなる。

動物学的に見て、これが人間という種の大きな独自性なのだが、人間は自分自身を越えた目的に力や精力を集中するならば、自分が通常持っている以上の力や精力を発揮できる。その人間が目的を達したならば、彼はこのもはや目的が失われた状況において、すべてがそのために犠牲にされ、費やされた理想が現実になったという事態が必然的に示す、巨大な浪費に直面させられる……。その場合、人間という動物が力尽きてしまうのは当然である。あらゆる国のレジスタンス闘士よ、あなたがたの勝利に気をつけなさい。

強制収容所の記憶*(3)

記憶の管理*

強制収容所からの解放に引き続く混乱の時期については、善意によってなされた数々の誤り、偽物の強制収容所収容者たちが並べ立てる数々の嘘、またそれとは別の人々によってなされる愚論を排除せねばならなかった――言いかえれば、真実を見分けるために必要ないくつかの道具を自分のものにせねばならなかった。一九四五年にはそのような道具は存在していなかった。

一九四五年四月二十三日、スウェーデンの赤十字とベルナドッテ伯爵がラーフェンスブリュックに私たちを救いに来てくれたとき、すでに記憶を管理するためにこれほどに必要不可欠なこの道具のことを私が考えていたはずはない――しかし、解放の翌日から私がそれと知らずにとりかかったのは、まさしくこの道具の獲得だったのだ。私は、自分と一緒にヨーテボリにいた生き残った女性にひとりひとり質問をしていった。

彼女たちのそれぞれに、私はその囚人番号、名前、ラーフェンスブリュックへの到着日、フランスから同じ列車で到着した囚人のおよその人数、記憶に残っている仲間の身元などを尋ねた。収容所到着後に中央収容所から作業班に作業に出た人々は、この作業班の出発の日付、その作業班にいたフランス人女性の数と名前を私に教えてくれた。こうしたすべてを記録していたとき私が考えていたのは、死んだ仲間のこと、彼女たちの家族のことのみであり、そして彼女たちが死んだときに、その家族が、愛する人々がどのような最期を迎えたのかを思い浮かべることもできないという不安を抱いていることのみだった。こうした不安を私も当時共有していたし、現在もなお共有している。

これに続く時期、パリで、アルベール・ベガン[1]から私は強制収容所について証言するよう依頼された。そして——私はすでに強制収容所についての調査を始めており、またアフリカに関する私のすべての研究は紛失していたので——その少し後に、国立科学研究センターに、リュシアン・フェーヴルが率いていた近代史部門に異動させてくれるよう頼み、集められたそれぞれの証言について、それらが示す収容の全過程を精査し始めた。全過程とは、レジスタンス活動の時期であり、逮捕のいきさつであり、パリと地方における牢獄暮らしであり、フレンヌ、ロマンヴィル、コンピエーニュの牢獄への囚人たちの集結であり、フランスからドイツへの鉄道の経路であり、さまざまな居住区、収容所の監房への収容者の配置であり、作業班への出発であり、作業班から収容所へ帰還した場合にはその帰還であり、ときには新たな作業班への出発であった。そのそれぞれの過程で、均質性の度合がさまざまな、数多くの集団が形作られては解体させられていった。人生のなかで、私は何度か、できあいの材料を使って、いくつかの人間集団を社会的に調査するための仕組みを作る機会があった。それらの人間集団は相互に何の関係も持たぬものだった。それは一方では、アフリカの農民あるいは放浪民の固定された人間集団であり、他方ではそのときそのと

（3） *RAV3* に含まれた文章、p. 298-300。［編者注］。

きのできごとによって生み出され、そのできごとが過ぎ去るとともに解体される不安定な人間集団だった。農民の人間集団は、生き生きとし、存在感があり、深い根の上にゆっくりと、そしてしっかりと構造化されてきたものであり、それらは古風なと形容される範疇に属していた。強制収容所の世界で形づくられる人間集団には、ごく短い現在しかなく、その現在はほとんど過去というものを持たず、未来というものも持たなかった。

社会参加と公平さ(4)

強制収容所送りについての直接の証言は中立性を排除するものであること、それも最大限に排除するものであることは明らかだ。というのも、強制収容所体制の特徴のひとつは、それに無関心な「観客」によって見られたことなど決してないということだからだ。

ベルゲン＝ベルゼンの収容所を解放したイギリス兵、ダッハウの収容所に入ったアメリカ人、アウシュヴィッツ収容所に最初に足を踏み入れたロシア人、そしてマウトハウゼン、ラーフェンスブリュックの収容所の生き残りを解放した中立国スイスあるいはスウェーデンの人々は強制収容所を生きたわけではなく、強制収容所から残ったものを見ただけである――それでも彼らを公平な人々と見なすわけにはいかない。というのも、私が知る限り、彼らはそれどころかただちに犠牲者たちが抱いた濃密な感情を分かち持ったからである。多分、彼らが抱いた感情は犠牲者のそれより激しいものだったかもしれない。彼らはまだ収容所の現実に犠牲者たちほど倦んでいなかったからである。

だから、「先入観」を持たぬ証言者を見つけられるなどということは当てにしないようにしよう。だが、先入観は、それが善意に基づく場合、恐れねばならない数々の無意志的な誤りの無数の原因のひとつでしかない。そのような無数の原因の全体に対して私たちがする全般的な用心が、同時に先入観に対しても備えさせることになるのだ。悪意に満ちた偏見について言うなら、それは虚偽の範疇に入るもので、そうした虚偽の数々は途方もないものであり、ある考え方に基づいてなされているがゆえに、見分けるのはたやすい。

「先入観」には当然、解釈が入り込んでいることがあり、その場合、先入観をそれと見分けるのは難しい――だが逆に、事件に感情的「参与」がまったく為されていない場合、それはほとんど根本的と言っていい無理解の原因となる。先入観と無理解のあいだに開かれている扉は狭い。しかし、この狭さは歴史的問題の所与の一部をなしており、さらに言うならば、単に人間に関する問題の所与の一部をなしてさえいるのである。

時間が経過すると好奇心はさめたが、各人の選んだ立場はますます頑ななものになることが多かった。強制収容所による虐殺の被害を受けた人々は、この問題に対して極度に感じやすくなる。罪を犯した人々の罪をよりひどいものと見せることがらは、往々にして何らの批判もなしに受け入れられる。それに対するわずかの留保でも、たちまちに怒りを招き寄せる。逆に、ヒトラー支配のドイツと、たとえわずかでも共犯関係に入った人々においては、反応はそれとはまったく逆であり、ほとんど疑いの余地のない事実までもが疑いに付される。フランスでは、一九三九年から四五年の政治史に関わることは、きわめて激しい情念を引き起こすので、当時そのような情念を実際経験した人々が死んだ後にも、それらは生き延び続け

（4） *RAV3* に含まれた文章、p. 304-306。［編者注］。

るだろう。

　それぞれの時代において、人々の感情を掻き立て、人々の利害に触れるあらゆるできごとについても事情は同じである。一七九三年のパリ〔2〕において誰が「中立」でいられただろう。今日においてさえ、誰が革命の諸事件に対し完全に中立でいられるだろう。革命を経験した最後の証言者たちが死んで数世代もが経過した後、その証言者たちが生きていた場所から数千キロ離れた場所で、私たちはなおアメリカ大陸で、ある共和国が七月十四日〔3〕を国家の祝日として祝い、かつてのイギリスの自治領がその州のいくつかの紋章に百合の花〔4〕を付けたいと望んでいるのを見るのである。

　だが、先入観なしに生きること、行動することなど考えられない。人生とは選択の積み重ねでしかない。選択が明瞭さを欠けば欠くほど、その選択は私たちを迷わせる。生きてある限り、私たちは取るべき立場のあいだでのみ選択をおこなうのではない。私たちはまた生きている人間のあいだ、なすべき行動のあいだ、生きた人間となすべき行動に与えるべき説明のあいだで選択をおこなう。そして私たちは、数々の事件とそれらの事件の連なりからなる巨大な編み目を前にして、心の赴くままに導かれていくのだが、それらの事件とその連なりこそが歴史を織りなしているのだ。そして、道徳的に言って何の特徴も持たない人間は存在せず、ただ彼らの道徳的特徴を明らかにするような事件に遭遇しなかった人間が存在するだけであるのと同様に、真の意味で無関心な人々、真の意味で中立的な人間などは存在せず、経験の不足ゆえに自分を中立的だと思い込んでいる人間が存在するだけなのである。経験というものは隠された資産であり、他人には伝えがたいものである。そして同じ悲劇を生きた敵対者同士に共有される、往々にして苦い明晰な憐れみに似通った、あの鋭く洞察力に満ちた明晰さを説明するものである。

ありきたりの人々[5]

私が最初に証言をおこなった一九四五年と、『フランス人女性たちの移送』と題された研究を完成した五三年のあいだに、ドイツを占領していた各国の軍当局は戦争犯罪を裁く重要な裁判を分担して担当していた。ラーフェンスブリュック収容所についての最初の裁判はイギリスに任され、四六年十二月にハンブルクでおこなわれた。そしてやはりイギリスの担当下に四件のラーフェンスブリュック収容所関係の裁判が引き続いておこなわれた。同収容所に関する五件目の裁判は、フランス軍当局に任され、ラシュタットで開かれた。

イギリスは、わが国の女性収容者が結成した協会のすべてに、裁判へオブザーバーを送る権利を拒否してきていたが、それでもひとりだけにそれらの裁判を傍聴する許可を与えた。たったひとりだけ認めるということだったのだ。この件に関心を抱くフランスのふたつの協会（レジスタンス強制収容所女性収容者協会とラーフェンスブリュック女性収容者友の会）は、いずれも私を彼女たちの公式の代表者として選んだ。これによって、私はハンブルクの最初の裁判で証言はしなかったものの、収容所内部の事情に通じた男性収容者・女性収容者のなかにあってただひとり、裁判を最初から最後まで傍聴したのである[c]。もちろん、裁判がおこなわれた場所では、たったひとりの収容者であった私のほかに、被告たちも収容所内部の事情を知っていた。

（5） *RAV3* に含まれた文章、p. 141-144。［編者注］。

審理が中断されると、法廷は人影がなくなり、私は黙って彼らを見つめながら苦痛に打ちひしがれて彼らの前に留まっていた。かつてあれほどひどいことをして、今では私の前数メートルのところに並ばされていた彼らは、身を守る術もない女性たちに対して冷静沈着に犯された何千という殺人について責任を問われていた。彼らは十五人で、私は自分が知っているのは彼らの罪のごく一部、そのかけらでしかないのを知っていた。世界の誰ひとりとして、どのような司法もまたどのような歴史研究もその罪を正確に見積もることはできないだろう。もっとも事情に通じており、自分たちの罪状について自身だけが知っている彼らでさえ、すでにその一部については忘れ去っていた……。

あらゆる司法機構はつねに恐ろしいものだが、それに対して自分の生活を守ろうとする彼らを見て、私がおぞましく思ったとわざわざ言う必要があるだろうか。だが私は同時に、自分の前に並んでいた人々のひとりひとりが誰であるかを認め、これらの罪人のたったひとりがちょっとした合図を指で送れば、あれほど大事な人々の命が救われたであろうこと、そして彼らがその合図を送らなかったことを思った。そしてそれどころか、彼らは興奮し、熱意と活気を存分に示しながら駆けずり回り、誰ひとりとして死を免れることがないようにしていたことを思った。今や、彼らは私の眼前にいて、私は彼らを眺めていた。

あの陰鬱な苦痛、きわめて明晰であって、そこには身を引き裂くような同情の念までが含まれるあの苦痛を「憎しみ」と呼べるだろうか。私は一日一日と、彼らのあいだに世界中のあらゆる囚われ人が経験する神秘的な共謀関係が生まれるのを観察していた。そして見張っていたイギリス人兵士の頭越しに、彼らが身振りや視線で、法廷にいる人々のなかにいる彼らを愛する誰かと合図を交わし合っているのを、私はいささかの憐れみをもって見ていた……。

その間、犯罪の再現——再演——は続いていた。私はまた実際に起きたことと歴史と呼ばれるこの不確かな再演のあいだに広がる深淵がどれほど深いのかを測っていた。

彼らは、きちんとした服装をして、髪を整え、身体も清潔にして、しっかりとした身だしなみで、私の眼前にいた。ひとりの歯科医師、数人の医師、かつての印刷工、数人の看護婦、数人の何の変哲もない勤め人だった。彼らには犯罪歴もなく、あたりまえの学歴を持ち、あたりまえの幼年時代を送った人々だった……。

ありきたりの人々だったのだ。


サンテ牢獄、次いでフレンヌ牢獄ではドイツ人の看守、女性看守が私たちを監視していた。彼らのうち数人は、戦争以前にすでに牢獄に務めていた（ＦＨＡ、矯正局《フュールングスハウプトアムト》）。しかし彼らの多くは戦争になってから動員された人々だった。世論調査をおこなう専門家たちなら、彼らをラーフェンスブリュックの看守と「社会学的には」同様の人々と見なすだろうと私は推測する。同じ国籍の持ち主であり、同じような教育を受け、同じ型の大学教育に従い、同じ種類の宗教の信者であり、生活レベルや生活環境も似たようなものである……。

私はフレンヌ牢獄の看守たちに何も要求しなかったし、彼らから何であれ期待などしていなかった。だが私は彼らを観察していた。他にすることがなかったからだ。私が独房に入れられていた時期（つまり散歩も許されず、外部から包みも本も手紙も受け取れなかった時期）に、その人物については彼女が赤毛だったこと、そしてまさにその日から休暇を与えられていたこと、そしてフランス語が理解できなかったことしか知らなかったひとりの女性看守が、慌ただしく私の独房の覗き窓を開け、そこに一冊の本を彼女の出発の数分前に置いたのを覚えている。それは一九四二年十月二十日だった。私たちに配られた食事に小さな肉片が入っているのに気がついたある日曜日に（こうしたことは三年のあいだに一度しかなかった）、私はまた私たちに送られてくる包みは大量であり、牢獄では物資は一般に不足していたのに、送られた包みから盗みはめったにおこなわれないのに気づいた。そして最後にとくに印象に残ったのは、私たちがラ－フェンスブリュックへ向けて送られた当日、私たちを数え整列させたときに、刑務所長が見せたひどく悲しげな様子だった。

もちろん、囚人の様子を長々と窺い、窓や暖気孔を通して連絡を取り合う現場を押さえて、彼らを独房に送ったり、罰として食事からスープを抜いたりしようとする看守や女性看守もいた――そうした連中のほうが多かった。だが私が独房から出され、ときどき中庭で数分間の散歩が許されるようになった時期だったが――こうした散歩は、私が入獄した最初の数ヵ月には、通常の場合よりわずかに少なかった――ある日（それは一月四日だった）、下士官が私に言った。「この女たちは馬鹿だ。私は彼女たちがする話を聞いても聞こえないふりをして通りすぎるんだ」。そして彼は優しく付け加えた。「あなたはすごく勇気があるね。でもそんなふうにあんまり勇気を持たないほうがいい」。さらによい場合もあった。それは北アフリカへの連合軍の上陸を私に教えてくれたドイツ人の女性看守の場合だ(6)。私は心の中で、彼女を「ケルンの親切な女性」と呼んでいた。彼女は大柄で、栗色の髪をして、穏やかにフランス語を話した。

この二種類の人々、すなわち「親切な人々」と「下劣な連中」はどちらとも文明国の平均的な人間の枠を外れた人々ではなかった。この二種類の人々は牢獄で見出されることが期待される人々を両極から挟み込む両端の人間類型を示していた。そして多分、どのような人間集団でもおそらくそのようになっているに違いない。

(6)おそらく彼女は、私の仲間の何人かの名を知っていたのだろう。その仲間たちは私の名を知っていた。というのは、一九四五年に、私は彼女が南アメリカに行くためのパスポートを申請していると知らされたからだ。私は彼女がそれを取得できるように便宜をはかってあげた。

社会参加*

ふたりの虚言者*

ひとりはラーフェンスブリュックで、ひとりはラーフェンスブリュックから遠く離れた作業所でのさばっていたふたりのナチスの女性看守が逮捕され、その氏名と写真が憲兵隊によって流布された。フランスのふたつの別の町に住む、かつてラーフェンスブリュックに収容されていたふたりの女性がこの女性看守たちの裁判で証言したいと申し出た。ひとつはラーフェンスブリュックの女性看守に関する、もうひとつは作業所の女性看守に関するこのふたつの申し立ては、ふたつの共通点によって似たものになっていた。どちらの申し立ても驚くべきもので、またどちらの申し立ても「私の主張の正しさはジュヌヴィエーヴ・ド・ゴール〔5〕が知っているはずです」という文で終わっていたのだ……。

そこで、慎重を期した軍事法廷はジュヌヴィエーヴ・ド・ゴールを召還し、彼女に被告ふたりの氏名と写真を送り届けた。

ジュヌヴィエーヴは当時、ジュネーヴで総領事を務めていた父の家に、数週間前に生まれたばかりの息子ミシェルとともに滞在していた。彼女はふたりの被告の名前も顔も知らなかった、彼女は私に電話してきて、この件について調べるよう依頼してきた。

　彼女同様、私も被告ふたりについては何も知らなかったが、ふたりが働いていた作業所の名前のおかげで、彼女たちを知っている数人の収容仲間を見つけた。仲間たちの意見は一致していた。そのふたりの被告は、収容者をやたらに殴りつける乱暴者だったが、人殺しではないという意見だった。私はまた同時に（ドイツ問題担当部局から）このふたりの女性看守に対する告発の詳細と、彼女たちを告発しているふたりの女性の名前を知らされた。

　告発によれば、工業作業場で勤務していた女性看守は、収容されていた女性たちの頭を斧で、公衆の面前で切り落としたとのことだった――もちろんこれは間違いなく偽りだった。この告発をした女性をラーフェンスブリュックにいた誰ひとり知らなかった（少なくとも、私たちが連絡を取った仲間の誰ひとりとして知らなかった）、しかしＡＤＩＲ（ラーフェンスブリュック女性収容者友の会）は彼女を知っていた。彼女はフレンヌの牢獄に詐欺罪で収監されていたからだ。そのうえ、そのときおこなわれていた調査の結果たまたま判明したのは、彼女が三度にわたって、自ら志願してドイツに働きにいったこと、そしてまたその過程でレジスタンスとはまったく関わりのない小さな罪を犯してラーフェンスブリュックに送られたということだった。彼女はそこで死んでも不思議はなかったが、運よく生き延びた。解放のときが来る。彼女は陸軍女性補助勤務員[d]の長の制服を手に入れ、レジオン・ドヌール勲章、戦時功労賞などを胸に付け、そのすべてを自分の得になるように利用するに至った。少なくとも数ヵ月、それはうまくいった。

　彼女とは逆に、ふたり目の告発者は強制収容所に着くや否や私たちの同国人たちの注目を集めていた。彼女が自分はド・カステラーヌ王女であると名乗ったからではまったくない（この名前はよく知られていた）。ラーフェンスブリュックの収容者のあいだにはフランスのあらゆる町の出身者がいたので、彼女が肉屋として働いていた（より詳しく言えば馬肉屋で、確かに肉屋より馬肉屋のほうが貴族的な香りはする）フランス南西部の郡の町モントバンのかつての顧客たちが彼女が誰であるかを覚えていたからだ。それから少しして、彼女はよそへやられた労働班とともにラーフェンスブリュックを去り、遠く離れた作業場で医師免許を持っていると言い張り、外科手術をおこない、それらの手術はひどい結果をもたらしていた。

一九四五年四月二十三日、ハインリヒ・ヒムラーと直接交渉の結果、ベルナドッテ伯爵はラーフェンスブリュックで生き延びていたすべてのフランス人女性収容者の引き渡しを受けた。それはあっという間におこなわれた。その日の夕刻には私たちはデンマーク領で眠りについた。翌日（すなわち四月二十四日）、私は自分たちが骸骨のようになり、真っ黒で、ぼろを着て、ある駅のホームに止まっていた車両の中にいたのを覚えている。その日の晩、あるいは多分その翌日の晩――点呼を受け、シャワーを浴び、虱を取り、新しい服を与えられ、再び点呼を受け、いくつかの集団に分けられた後――私が乗っていた車両はその目的地に到着した。それは、小さな居心地のいい木造家屋が何件かある庭園で、その家のそれぞれは十二人ほどの人間を宿泊させられた。フランス語を話す赤十字の人間が私たちに情報を与えてくれていたが、彼がそのとき私たちのひとりに言った。「あと一時間か二時間すると、ド・カステラーヌ王女が到着しますから……当然、彼女がフランス人女性の皆さんの代表者となられます……」。

私たちがそこから出てきたような場所から出てきた場合、国家の名誉については激しいこだわりの気持ちを持つようになるものだ。その名誉がこんないかさま女に委ねられそうになるのを見て、皆は激しく怒った。その自称王女と同様、そこにいた他のフランス人女性も身分証明書など所有していなかった。とにかく、私たちは何であれ証明することなどできなかったし、証明したいとも思っていなかった。創意工夫に富む仲間であるベランジェール——彼女の本名はポーレット・ドン・ジメ医師である——は大急ぎでそこにいた仲間で選挙をおこない、その選挙の結果私が彼女たちの代表に選ばれた。しっかりとした手続きによって選ばれた委員会が、赤十字が私たちを宿泊させていた家々で、さらに新しい委員会メンバーを選び始めた。こうして、親衛隊がラーフェンスブリュックに堆積させていた雑然とした人間集団は、さしたる抵抗もなく少しずつしっかりと組織された人間集団に変わっていった。

そのときになって初めて、私は自分たちを救ってくれた人々に、ナチスの徒刑場は寄宿舎ではなかったこと、そこには古い家系の貴族出身の信仰深い女性もいたが、そうした女性だけがいたわけではないことを、落ち着いて説明した……。「それは私たちにとってどうでもいいことです」と彼らは答えた。「フランスのレジスタンスの問題は私たちには関わりがありません。私たちはただ慈善活動をしようとしているのです……」。

残念なことに、また別の心配事がただちに生じてきた。

幸福なスウェーデンはそのときまで、争いを好む諸国民のなかで栄えていたあの悪名高き細菌であるレジスタンスを排除して——「根絶」して、すなわちその根源においてこそげ落として——いた。ところが思いがけず、それがまた姿を現してきていたのだ。

この事態に警戒心を募らせられたものの——一九四五年四月には——レジスタンス闘士たちを再び監禁する気にはなれなかった彼らは、私たちの委員会に相談をもちかけた。

私たちは、自分たちのあいだにもいなかったわけではない女スリたちや売春婦たちがやってのけたことがレジスタンスに押しつけられたりしないよう強く望んでいたが、同時にどんな人間であれ「粛清」したいなどとは思っていなかった。スウェーデン赤十字と私たちはともにひどく困惑したのだが、このときもまた全員にワッセルマン検査[e]をするというすばらしい思いつきを提案したのはベランジェールだった。ことはそのように運ばれ――そして神の摂理（この摂理は梅毒トレポネーマという形を取って現れたのだが）が、私たちからこの「王女」を厄介払いしてくれた……それでも、彼女を病院に引っ張っていくためには何人かの屈強の男が必要だった。しかしそれはスウェーデン人だけに関わる問題だった。そして私のほうでは、一年以上ものあいだ、すなわち私がこの女の名を、死刑をも結果として招きかねない告発状の末尾に見出すまで、彼女のことはすっかり忘れていた。

私がその告発状を見たのはドイツ問題を担当していた部局で、私はその場から、ラシュタットでこの申し立てに基づき被告を告発することになっていた検察官に電話することができた。

ひとり目の告発者はフレンヌ牢獄に詐欺罪で収監されていた女であり、ふたり目の告発者（スウェーデンで、自分は医学部教授であり、赤十字の総裁であり、ド・カステラーヌ王女であり、シャンボール城の所有者であると言っていた）は、スウェーデン滞在の最後の時期を、ワッセルマン検査で陽性の反応を示し、他の人間から隔離されて過ごしたことを検察官に伝えると、彼はすぐに手短かな返答をした。「私はあなたを召還します……」。

ふたりの告発者のどちらとも面識はないと反論し、自分の健康状態が良くないことも伝えたが、結局彼の言うことに従わざるをえなかった。ジュヌヴィエーヴ・ド・ゴールもまた、私と並んで、おとなしく、ナチスのふたりの女性看守を擁護するために、ジュネーヴからパリへ、次いでパリからラシュタットへとやって来ざるをえなかった。だが、私も彼女もこのふたりを見たこともなく、ただ伝聞によって知っていることと言えば、このふたりともがとんでもない性悪女だということだけだったのである[f]。

告発をおこなったふたりの虚言癖女は――人が思うほどおかしくなっていたわけではないらしく――裁

判の席には姿を見せなかった。これを受けて、政府委員は彼女たちの告発のみに基づいていた告発を断念した――この裁判を担当していたふたりのドイツ人弁護士はおおいに安堵した（彼らは親衛隊というものをよく知っており、連中ならどんなことでもやりかねないと考えていた）。私たちはだから、ナチスの本物の意地悪女ふたりを救うために、本物の収容所収容者ふたりと争うはめにならずに済んだのである。

共産主義の強制収容所[*]

一九四八年、私たちの友人でベネシュ(g)の政府に忠実であり続けた女性たちのひとり――ミレナ――が、ラーフェンスブリュックに政治犯として収容されていた他のふたりのかつての収容者とともに、彼女の国チェコスロヴァキアで断罪された。彼女たちに対する判決が出た後で、レジスタンス強制収容所女性収容者協会の執行幹部会はチェコ共和国大統領に宛てて、恩赦を求める書簡を送付した。彼女たちのうちふたりは禁固刑に処されており、三人目は処刑された。

私のかつての収容所仲間であったヒルダ［・シンコヴァ］は、一九四八年には共産党員でチェコスロバキアの国会議員だったが、私に手紙を寄こし、私たちの介入について非難してきた。悲しい思いでこのときに彼女に書いた返事の写しを私は取っておいた。

［…］私があなたの人生について間違った考えを抱いているなどとは思わないでほしいのです［…］。私はあなたをよく知っているし、私はあなたが自分の党を愛し、善を招来するために効果的な行動をしたいと思っているのを好ましいと思っています。［…］私たちがミレナに対する断罪に抗議したとあなた

が言うのは誤りです。ミレナに対する断罪は私たちには関わりがないと私は思っています。そうした断罪をするか否かはひとえにチェコ政府の問題です。［…］私たちが敬意をもってあなたの国の国家元首に要求したのは、病に冒された、しかもすでにひどく苦しんだひとりの女性に（そのことはあなたも私もよく知っています）、彼のみが行使できる恩赦の権利を行使してほしいということなのです。［…］祖国、党、神聖なる大義といったものが永遠のものではないということを私は思わずにはいられません。永遠なのは（ほとんど永遠のものであるのは）、人間の、苦しむ哀れな肉体なのです。幸福はつねに今日のものにはならず、決してやってこない明日まで待たねばならぬのです。［…］ですから、私たちは目前の困難を乗り越え、憐れみを持ってもいいはずです。そして人間的なものの永遠性に到達してもいいはずです。

その後、レジスタンス強制収容所女性収容者協会の執行幹部会は全会一致でダヴィッド・ルッセがソヴィエトの強制収容所についておこなうよう要求していた調査[7]を支持することを決め、代表として私を選出した。これによって、私はスターリンの犯罪について最初の調査をおこなう判事団の一員となった。

審判の最終会議（一九五一年六月一日）が終わった後で、会議終了後の混乱の最中に、アンドレ博士（ベルギー代表団長）が私に次のような伝言を渡した。

親愛なるジェルメーヌ

もしルッセ氏が真実を恐れていなかったなら、会場外にとどめ置かれて警察によって暴力をふるわれている多くの政治犯を、彼は入場させていたことでしょう。私はあなたが、母親をナチスによって殺されたあなたが、こんな役割を果たす気になったことに驚いています。あなたがまず憎しみを向けるべきだったのは、私たちの仲間をあれほど苦しませたナチスだったでしょう。この裁判は嫌悪すべきものです。

クレール・ファン・デン・ボーム

私はすぐに会場を出て、クレール・ファン・デン・ボームを探したが、見つけられなかった。私は共産主義旧強制収容所収容者連盟に電話して彼女の住所を聞き、手紙を書いた。

一九五一年六月二日土曜日、ブリュッセル

親愛なるクレール
昨日の午後、あなたの短い伝言を受け取り、すぐ外へ出てあなたを探しましたが見つけられませんでした。
私がここにいるさまざまな理由については、私がそれを重要なものでもあり、また悲しいものでもある

(7) 強制収容所体制を告発する調査委員会はダヴィッド・ルッセが唱道して一九四九年十一月十二日に、ベルギー、オランダ、ドイツの旧政治犯強制収容所収容者協会、スペインの共和主義者、フランスの共和主義者によって創設された。この委員会は、ソヴィエト、ギリシャ、スペインの強制収容所、そしてアルジェリア戦争期間中にフランスが創設した強制収容所について調査した。
ソヴィエトの強制収容所についての審理は、ブリュッセルで、一九五一年五月二十一日から六月一日にかけておこなわれた。

と思っているのを疑わないでください。そのことはあなたにも想像がつくはずです。でも私は、道徳的に、そうしないわけにはまったくいかなかったのです。これについてはあなた自身で判断してください。あなたも知っているように、私は一九四五年以来、ＡＤＩＲ（レジスタンス強制収容所女性収容者協会）の執行幹部会の一員です。この協会が一貫して政治的立場を明瞭にするのを拒否していたのをあなたは知っているでしょう。共産主義旧強制収容所収容者連盟[h]（ルルー通り）が私たちに助けを求めてくるたびごとに、私たちは援助をしてきました。およそ一年ほど前、私たちの幹部会において、強制収容所についての調査に協力する準備が私たちにできているかという問題が提起されました。私の言うことを信じてほしいのですが、よくよく考えたすえ、私たちは多数の賛成によってではなく、全会一致で、この調査はあらゆる国を対象にしておこなわれねばならず、この調査は必要であると返答したのです。それから少したって、他の諸協会の代表たちが、私たちの協会に対し、五名の代表団を指名するように求めてきました。この五人の代表はマスペロ夫人（彼女は小ケーニヒスベルク収容所に収容されていました。彼女の夫はブーヘンヴァルト収容所で死に、彼女の息子はＦＴＰ[6]のメンバーとしてドイツで殺されました）、ビヤール夫人（ユーゲントラーガーにいた「二万七〇〇〇」集団のひとりです。彼女もまた息子を殺されました）、兄をケルンで斬首されているエリザベト・アングラン、夫を強制収容所で殺されているカトリーヌ・ゲチェル（彼女もまた「二万七〇〇〇」集団のひとりでした）、そして私自身です。この五人のなかには、代表となることに苦しみを覚えなかった人間はひとりとしていません。しかし誰ひとりとして、この任務を引き受けるのにたじろぎはしなかったのです。代表団が選ばれた後、私が他のメンバーから判事団の一員として選出されたのです。

最初の瞬間から、私はこうした事態がどのような道に私を踏み込ませることになるか予想していました。

そして、私が愛するあなたのような仲間たちから私を完全に引き離すことになるだろうと、そうして彼女たちは決して私の行動を許さないだろうと予想していました。しかし、私がそうするのは、一度も会ったことのない人々ではあっても、世界中で、かつて私たちが苦しんだのと同じ状況によって今この瞬間に苦しんでいる人々のためなのです……。私はまた今回の裁判が、何が何でもソヴィエトを攻撃しようとしている人々によって、論拠として政治的目的に利用されるだろうことも予想していました。そのことは残念だと思います。しかし、あることが真実であると考えるとき、私はそれが真実ではないとは言えないのです。そして私は全身全霊で、正義と真実はいかなる政治的利害よりも重要だと考えています。十一年前、フランスが侵略されたとき、私がただちにレジスタンス活動に入ったのは、ほとんど理性などの関わりのない愛国的本能によってでした。今でも、私は同じくらい自分の国を愛しています。おそらくはかつてよりなお強く自分の国を愛しているかもしれません。しかし、私自身の国が何か悪いことをしていると思ったなら、全身全霊でそれを防止しようとするでしょう。なぜあなたは、私がフランスにする以上のことをソヴィエト連邦のためにするよう望むのですか。

親愛なるクレール、今では、私は残念ながら、ソヴィエト連邦に強制収容所が存在すると、また何千もの人々がそこで、名づけようもない悲惨と絶望のうちに死んでいると思っていると言わなければなりません。それにもかかわらず、私は「反ソヴィエト」的姿勢を取っているわけではありません。私はかの国が都市計画、植物学等々の領域ですばらしいことを数々成し遂げたと信ずる用意があります。私はまたソヴィエトの住民のあいだに、立派な人々がいること、そしてその立派な人々が彼らの国の強制収容所という人の生命を損なう歯車装置に対して立ち上がるだろうと信ずる用意があります。しかし、そのためには、それをはっきりと言明する必要があります。そして世界全体に通用するものの考え方として、この世でもっとも恵まれず、もっとも悲惨な境遇にあり、もっとも弱い存在（つまり政治犯である囚人）もまた人間なのであり、人間と見なされねばならぬという考えを採用させねばなりません。まだまだあなたに言うべきこと、とくに奴隷制度の歴史について言うべきことがありますが、私はもう出発せねばなりません。

心からの愛情をこめて。

G・ティヨン

「終わり」という語を本当に書けるのは、おとぎ話とか、完全に虚構のものである小説の最後のページにおいてのみである。

学問への復帰*

一九四六年、ドイツで囚われていた時期に続く私がとても疲れ切っていた時期に、ある国際研究所(8)が、私がアルジェリアで一九三四年から四〇年のあいだに数度にわたっておこなった学問的調査についての報告を求めてきた。

私が書いた三つの主要な原稿は失くなっていたし、集めた資料は、記憶によって復元するにはあまりに細密なものだった。私は、厄災から残ったいくらかのカードと草稿を眺めてみた――それらのものは私が果たした調査の任務のごく初期のみに関係するものだった。そうしてみると、私は心の中で、それらのカードや草稿を、私が二度目にオーレス山地に「滞在」した最終の時期に調査が到達していた完成度と比較しないではいられなかった。

荒れ果てた、そして空虚になり乱雑に散らかった私の家から見つけ出されたそれらの資料――資料の切れ端――は、もはやまったく不十分なものとしか見えなかった。しかし、信頼を寄せてくれた学問研究機関に対して、私は道徳的な負債を負っていると感じていた。そしてこの負債のゆえに、自分が失ったばかりの作品の目録を再構成しようとし始めた。

同時に私は、「公共のために良きこと」をしようとする配慮に捉われていた。誰の目から見ても役立つものを作ろうという感情だけが、身を去ることのない肉体的消耗と、生きるという行為に対する関心のまったき欠如に抗して、私を立ち上がらせてくれた。ところで、私に要求されたまったく形式的な正当化以外に、この目録が実質的に何の役に立つだろう。

アフリカに強い関心を抱く若者たち（学問的仕事をしたいと強く望み、献身したいと強く望み、私たちの地平を限っていたミリメートル単位で規定されていた枠組みの外に出たいと強く望んでいた若者たち）が、現地での直接調査に伴う物質的・知的諸問題について私に質問を投げかけていた。そして知識はたっぷり与えられているにもかかわらず、現実との実際の接触のためにはまったく自分たちは準備ができていないと不平を言っていた。[7] 彼らのために、私は未知の国と調査者のあいだにおこなわれる沈黙の対話、すなわちバスク地方のペロタのボールと同様に、心の中でおこなわれる数多くの問いかけが石の壁に跳ね返されて生じる、継続的な往来にひとつの形を与えようと試みた。ここで私が石の壁と言っているのは、

（8） オーレス山地における私の最初の二度の調査に補助金を出してくれたのはこの研究所だった。一九三四年時点でのこの機関の名称は「国際アフリカ言語文化研究所」だった。その後、名称は「国際アフリカ研究所」へと変更された。

未知の土地《テラ・インコグニタ》の不動の、そして不透明な壁のことである。

そうした現場では、眼の前に現れるすべてのものが、安全の不在が絶えず刺激し加速させる思考の運動を起動させる。私が「安全の不在」というとき、私は何も物理的な危険のことを考えているわけではない（そうした危険はいたるところに存在する。そしてそうした危険は、私たちの習慣の働きのなかに組み込まれている場合、さらに有害なものである）。私がこの表現で言おうとしているのはむしろ真の意味での異郷の経験、すなわちフローベールが「固定観念」と呼ぶ居心地がいい昔からの肥料がその過程で自分たちの足の下から逃げていくような本物の異郷の経験が引き起こす、はっきりしない不安のことである。

私が獲得した経験が何かの役に立つように、私は自分が書き始めた略述に、私が与えようとしていた方向（すなわち実践的方向）をはっきりさせるために、それを「ベルベル人の居住地域における社会学的調査の諸方法」と題することにした。実際、パリからいきなり、自分が研究する任務を負ったアフリカの諸部族のただなかに到着したとき、どのように仕事にかかったらよいのだろう。

私は、調査の過程で私の眼前に現れた物質的・知的な諸問題について、また私が当初選択した解決法について、さらにはその後当初の解決法に加えた改良について、真面目で役に立つ、情緒に流されない——一言で言えば学問的な——報告がしたいと思っていた。しかし、それらのアフリカの記憶を再び見出すには（それはわずか五年前の時期についての記憶だった）、まず苦労して、より近い過去についての燃えるような砕石を遠ざけねばならなかった。そうしてそれとは異なった過去の壁にまで到達したとき、それに触れると、透明で、流れの激しい、抵抗できない泉の水が湧き出してきた……。

サハラの果てで過ごしたあの何ヵ月にもわたる滞在は、物質的にはたいへん厳しいものだった。しかし、それは私が五年にわたって経験したばかりの非人間的な試練の期間に生きた厳しさとはまったく別種のものだった。疲労、数々の困難、物の欠乏、数々の危険――こうしたことすべては苦々しい思いをさせるものではまったくなかった。そして地上でもっとも美しい数々の風景が、代わりに、豪勢な数々の代償を与えてくれた。というのは、生活条件が厳しい土地と、そうした土地が要求する努力のあいだには、正しい釣り合い、正しい調和があり、それを記述するのは難しいが、それらのものは心を満たしてくれるからだ。

熱気を帯びた空と熱気を帯びた地面のあいだで、青みを帯びた砂漠を息を切らしながら長いこと歩いた後で、ときとして、夕刻に、人知れないオアシスにたどりつく。最初、一瞬、青みを帯びた土でできた低い、おだやかな様子をした、古い壁のあいだを歩んでいく。沈黙はクリスタルのように透明であり、ひとつひとつの物音がそこではっきり聞こえる――そのとき、ヤシの木陰に、旅人は自分自身の目で、「涼しさを与えてくれ、光と穏やかさに満ち満ちたあの青」を見る。その水の穏やかな様子が、呼吸のように、旅人の顔を愛撫しにやってくる……。またこんなこともある……よく覚えているのだが、冬はときにはたいへん寒いので、私は一度には片目しか開けず、もうひとつの目はつぶったままにして温めておこうとしていた。砂漠に入る直前の最後の泉で休息した後、とても長い行程を進むため、夜中に出発する。最初、氷のように冷たい風がもうじき夜明けだということを告げている。それから思いがけないことだが、突然、断崖が尽きたところで、天と境界を接して光り輝く砂浜であるサハラ砂漠が姿を見せると、人々は激しい幸福を感じ、馬たちもその幸福を共有する。

何日かのあいだ、この甦った過去が、呼吸できないような重苦しい現在の前に立ちはだかり、遮蔽幕となってくれた。この遮蔽幕の陰で私は息をつけた。しかし、私が最終段階における調査のまとめをしようとすると、また糸がこんがらがってきた。一方で、学問的観察の糸は、自らを客観的なものと思い込んでいる。他方には、個々の生きた人間についての、個々の生きられた状況についての、実際に生きられた、情動に彩られた認識があった……。

学問上の慣わしに従って、また私がテキストを提出することになっていた人々を満足させようとして、この両者が相互に干渉しあわないように私は努力した――だが、そのような相互干渉を完全に排除する必要を自分自身完全に納得はできなかった。

人文科学について語るためには、書物による知識だけでは十分ではなく、生きられた、深い、そして多様な経験が、人間という私たちの種族についての真正な認識にとっては不可欠の基底であると私には思われた（そしてその確信は現在ではますます強くなってきている）。生きられたできごとこそ観察されたできごとの鍵であることを納得するには、生きてみるしかない……。数はとても少ないが、ひどく苦しんだ人々は、ときとして直ちに他者によって生きられた経験を理解できる。しかし、大部分の人々は、彼ら自身が個人的に、しかもとても細かく学習したことについてしか知ることができず、理解できない。その反対もまた真である。それぞれの人間にとって、自らを深く知るためには、自分自身の経験を他者の目で見る術を学ばねばならない。

この二重の参照の仕組みを多少とも拡充できるなら、致命的な誤りは避けられるかもしれない。

要するに、自分の論述の最後のページを書き終えたとき、私はいささかの困惑を覚えながら、それがある意味では私がしようと望んでいたこと（他の人にある職業の学び方を伝える）には適合するが、私に要求されていたことには適合しないことに気づいた。私に要求されていたのは、国際的な学術雑誌のための報告を書くことだった。

その論述から、あまりに生々しいと判断した部分を削除した後で、それでも私はその写しをポストに投函した（i）——そして原稿の使用されなかった部分は、引き出しの中にそのまましまい込まれた。

一九五八年、私はこのような観察をもうひとつの型の経験と突き合わせようと望んだ。そのために私は昔書いたこの話を取り出した。だがそのときもまた、私は数年間第二部をどのように書くかという問題に遭遇した。どうしても、この部分を削除する気にはならなかったのだ。

この第二部においても、第一部においてと同様に、私は一九四五年から四七年のあいだに書かれたページを残していた。この部分と他の部分のあいだには十年近くの歳月が介在していた。それは柔らかでありながら乗り越えることのできない材質であり、数立方キロメートルのガラス繊維と脱脂綿のようなもの、すなわち時間というものだった。


同じ時期の過去についての、このふたつの見方を突き合わせようとしたとき、私が目的としていたのは、人文科学と言われる諸学問における学習の過程を再構成することだった。

この学習を私は当初、一連の観察されたできごとにおいて追求しようとし、次いで一連の生きられたできごとにおいて追求しようとした——最初の一連のできごとは、変わることのまったくない恒常的な集中と、それらから細心に距離を保つ姿勢で観察された。第二の一連のできごとは、激しい情念をもって、何にも手加減を加えることなく生きられた。

ひとつの文明を観察することと、そのようにしつつある自分を観察することはまったく異なったふたつの行為である。一九三四年から四〇年まで、私は自分が見ていたもののことしか、そしてそれを記述する最良の仕方のことしか考えていなかった。しかし数年して、再び私はこの自己への帰還へと導かれた。この帰還なしには真の観察というものは存在しないし、すべての社会学者はいつの日かこの帰還をせねばならぬのである。社会学とは何だろう。民族学とは何だろう。それはまずそれに携わる人間自身を根底から疑問に付すことである。そのようにした後になって初めて、彼はあるひとつの文明が機能しているのを眺められるようになり、その文明において、流れ去る人生の動揺に抵抗するものを見分けられるようになる——つまりそれは、流れのなかにおいて、流れが撓めるだけの草と流れが引き抜いてしまう草とを見分けることなのである。

V

アルジェリア戦争*

（一九五四―一九五七年）

解題

一九五四年、ジェルメーヌ・ティヨンの人生はまたもや大きく転換する。アメリカから帰るとすぐ、ティヨンはかつての恩師ルイ・マシニョンから、アルジェリアで進行中の「できごと」について現地に調査しにいくよう依頼される。彼女は急遽、第二次大戦と強制収容所についての歴史研究を中止し、五四年十二月、二ヵ月の予定でアルジェリアに向け出発する。調査が終わろうとしていたとき、彼女はやはりかつて民族学者だったアルジェリアの新総督ジャック・スーステルから彼の官房に入るよう誘われる。ジェルメーヌ・ティヨンは申し出を受け入れ、国立科学研究センターからは五五年三月から五六年三月まで一年の予定で、「他機関出向」の扱いにしてもらう。彼女はアルジェリアの住民の極端な貧困と闘おうと決意していた。彼女がアルジェリアから離れていた歳月、住民の生活条件は深刻に悪化していた。彼女はこの目的のために新機関、「社会センター」を創設する。フランスに戻ると、現地で受けた印象をもとに、当初『一九五六年のアルジェリア』と題された小著を書き、次いで翌年にも『一九五七年のアルジェリア』を書く（この著作は一九六〇年に『アフリカは未来へ向けて進路を変える』という題で再刊される）。

一九五七年にジェルメーヌ・ティヨンは牢獄、強制収容所、拷問の調査のためにまたもやアルジェリアに向かう。このとき、彼女にFLNすなわちアルジェリア解放戦線のリーダーのひとり、ヤセフ・サアディが接触し、二度にわたって、ティヨンとサアディのあいだで長時間の会見がおこなわれる。彼女はフランス側からの斬首刑中止、FLN側からの盲目的テロ行為の中止を交渉によって勝ち取ろうと努める。彼女の試みは部分的な成功を見ただけだった。一九五七年九月、サアディは逮捕される。ジェルメーヌ・ティヨンは五八年彼の裁判のためにアルジェにやってきて、サアディに好意的な証言をする。彼は死刑を言いわたされるが、後にド・ゴール将軍によって恩赦を与えられる。

一九五八年ジェルメーヌ・ティヨンは高等研究実習院（その後、社会科学高等研究院となる）の第六部門の研究指導教員に選ばれ、マグレブ地域を対象とする民族学を教え始める。彼女は一九四〇年以来離れていた民族学研究に再びのめり込み、人文科学の学習についての著作を再び執筆し始める（この著作が完成されることはない）。同時に、彼女は拷問と死刑に反対して闘い続ける。

一九五九年、彼女はいっとき国民教育大臣の官房に入り、牢獄における教育を国民教育省の管轄に入れる仕事に従事する。これによって、牢獄における教育ははるかに容易になる。一九六〇年末、彼女はアルジェリア戦争についての分析の書である『相補的な敵』を出版する。

一九五四―一九五五年のアルジェリア

アルジェリアを再び見る(1)

一九五四年十一月二十四日、マシニョン教授は電話で私を何とか捕まえ、緊急に会いたいと伝えてきた。その日の夕方教授に会った。電話をしてくる以前に、教授は次のような気送管速達郵便を送ってきていた。

この恐ろしい危機に際して、数あるオーレス山地についての専門家のなかでも、とくにあなたが相談を受けているかどうか確認しておきたいのです。
もしまだ相談を受けていないのであれば、私は明日二十五日正午にミッテランに会う予定だから、彼があなたをアルジェリアに派遣してくれるよう望むので、早急に私に連絡してください。

おおいなる尊敬と友情を込めて

(1) *ABA* に含まれた文章。*CGP* に再録、p. 429-433.［編者注］

一九五四年十一月には、アルジェリアのこと、オーレス山地のことはほとんど私の頭にはなく、第二次大戦中のナチスの犯罪と、フランスのドイツ軍占領地域における初期レジスタンス活動について、文書と証言を突き合わせて解明する調査を軌道に乗せることのみを考えていた。私はその年アメリカに、フランス解放時にブラッドレー将軍によってフランスで押収されたドイツ警察の文書がどうなったか調査に行っていた。だから十一月二十四日には、私はアメリカ旅行の荷ほどきもまだ完全に終えていなかった。

翌日（一九五四年十一月二十五日）、私たちは当時ピエール・マンデス・フランス内閣の内務大臣だったフランソワ・ミッテランに迎え入れられた。彼はただちに、アルジェリアの文民の現在の状態について調査するための二ヵ月の任務を私に与えることを承諾した。どのようにして調査するというのか？　どのような手段を使って調査するというのか？　この点については明確にはされなかった。

ミッテランに会う前の時点で、誰もが知っていたように私も、かつてヴィシー政府の警察によって逮捕された若き代議士だったピエール・マンデス・フランスが、その後逃亡に成功し、ロンドンにたどりつき、そこで、もっとも効果的であると同時にもっとも危険な武器である飛行機に乗ることを選択したのを知っていた。十年後、第四共和国の首相になった彼は、私たちの前に立ちはだかるもっとも組織されたふたつの怪物の双方とただちに戦おうとした。それは植民地主義とアルコール中毒である（このどちらもわが国の議会によってきわめて強力に擁護されていた）。だから私が彼におおいなる共感を抱いていたと言ってもまったく言いすぎではない。内務大臣に対する私の見方は、マンデス・フランスに対するほど熱狂的なものではなかった。というのも、これに先立つ数年前、旧軍人問題大臣として政界に登場したばかりだったミッテランは、私たちのレジスタンス強制収容所収容者協会が当時入っていた建物から私たちを追い立てるのを手助けし、そのようにして空いた部屋に、遠慮なく自分自身が率いる役所を入り込ませたからだった。

一九五四年十一月のその日、ソセ通りの大きな執務室で、私は以前に一度ギヌメール通りですれ違ったことのある栗色の髪の小男に再会し、すぐ彼が誰だかわかった。言うまでもなく、彼は私などにはまったく注意を払っていなかったが、何ら文句も留保も付けず、マシニョン教授の要求に同意した。

私のほうは、自分の民族学者という職業に伴う義務を、弁護士のそれと似たものと考えていた。違いは、私が守らねばならないのは個人ではなく、ある住民全体だということだった。だから、私になされた提案を拒否してもいいのだという考えはまったく浮かばなかった、そして公民精神に燃えて、私はまたもや旅の荷造りをした。

アルジェリアのもっとも恵まれない人々の運命について調査し、彼らを守ろうとするのは、私に適した仕事だった。彼らのことを、私はよく、しかもずいぶん前から知っていたのだ。逆に、考え込んだのは、いかなる助けもいかなる書類も持たずに、警察と革命派が衝突している国でどのように動き回れるかということだった。それでもソセ通りでは、私は何も持っていく必要はないし、書面による命令はアルジェで総督官房によってしか下されないとのことだった。パリで命令が下されないのは、権力のふたつの中心のあいだでいつもおこなわれている互いに対する礼儀に発する措置だということだった。だから、私は列車に乗り、次いで船に乗ってアルジェリアに向かったが、そのとき携えていたのは、マシニョン教授が与えてくれた三つの住所だけだった。ショエン大佐、ジャン・セル、そしてデルマンジャン教授の住所だった。

総督府では総督官房に属するふたりの人物が私を迎えてくれたが、そのどちらも、明らかに、彼らの責任になりそうないかなる文書も私には渡したがらなかった。それは「コンスタンティーヌの知事の権限を侵さないようにするため」だと、彼らは笑いもせずに、私に確言した。確かに本土の高級官僚であるレオナール総督は前任の、そして現内閣とは対立的立場にある内閣によって任命されていたし、当時のアルジェリアでは世論は――すなわちもっぱらフランス人少数派のそれは――マンデス・フランスの内閣が成立するや否や、それが短命に終わるよう期待していた。こうした事情のすべてについて、私は当時まだしっかり意識していなかった。それ以前に、わが国の行政機構の隅々に見出される計略も、大臣官房に見出される計略も体験したことがなく、ソルボンヌの教室と、放浪するベルベル人の古風なずる賢さと、レジスタンスの素朴さ（私はレジスタンスが始まって最初の数ヵ月の時期のことを語っている）しか知らなかったからだ。

それでも、アルジェを離れる前に、自分の知り合いの数人の人物を訪ね、彼らとの会話から、アルジェリアの政治状況は一九四〇年五月以来ほとんど変化していないと推測もできただろう。というのもおおいに話題になったのは、メサーリー・ハージュやファラハート・アッバースの支持者たちについてであり、新しい組織についてはほとんど話題になっていなかったからだ。この組織が後にＦＬＮになる。

この何件かの訪問をしたおかげで、私がかつてオーレス山地で雇っていた人物のひとり（彼はアルジェで裕福な商人となっていた）が、私がアルジェにやってきているのを知り、ホテルまで挨拶に来た。彼がメサーリーの党の有力者だと知っていたので、もし彼のほうから明らかに不安げな様子を見せながら質問してきたのでなければ、私も彼に質問をするのは控えていたことだろう。彼がとくに質問をしてきたのは――その質問には驚かされたが――あの神秘的なＦＬＮについてだったが、それについては私は何も知らなかった。

コンスタンティーヌ行きの列車にはほとんど乗客はいなかったが、そのわずかな乗客は「ピエ＝ノワール」[1]だった（この表現を一九三四年から四〇年までのあいだ一度として聞いたことはなかった）。彼らはいろいろなことを話していたが、とくに好んで話題にしていたのは、自分たちの敵手である住民たちについてであり、その住民たちを彼らはアラブ人としか呼ばなかった——だがその住民たちも、彼ら以上にアラブ人であるわけではなかった。というのも、マグレブ諸国のイスラム教徒の多数は実はベルベル人であるか、アラブ化したベルベル人だったのであり、他方アルジェリアの他の住民は往々にしてマルタ島か、スペイン南部からやってきたユダヤ教徒、あるいはカトリック信者であり、したがって、やはりマグレブ地域出身のイスラム教徒によって長いこと占領されていた地方からやってきていたからだ。彼らについて用いられるさまざまな呼称について、私がよく連想したのは、一九三三年にケーニヒスベルク大学の教授だったユダヤ人言語学者が私に言ったことだった（言うまでもないが、彼はその後アメリカに亡命した）。「プロイセンでは農民はすべてスラブ系の方言を話す。だが彼らはもし新教徒であれば自分はプロイセン人だと言い、カトリック信者であれば自分はポーランド人だと思い込み、ロシア正教徒であれば自分はロシア人だということにしたがる」。

そもそも呼び名などはどうでもよかった。なぜなら、一九五四年に衝突しかけていた人々を名指すにはふたつの語で事足りたからだ。少数派と多数派である。「少数派」は自分たちの特権が脅かされるのを、次いで自分たちの生命が脅かされるのを恐れていた。「多数派」は欲求不満の状態に置かれており、その人数と悲惨さは代を経るごとに倍加していた……。隣合って置かれたふたつの爆弾のようなもので、バルカン諸国における一九九七年、一九九九年の状況と似ていた……。

コンスタンティーヌでは、至高の権力を持つ知事は――他の行政官同様――私がアルジェリアで活動する根拠となるいかなる文書も交付してくれなかった。だがこれに続く数週間、私はオーレス山地の全域の自分の望む場所に行くことができた。

コンスタンティーヌというその小首府を離れる前に、当然のことだが、私は（「能弁な」フランス人によれば）「この地方についてよく知っており、私に有益な知識を与えてくれる」高級官僚たちを訪ねた――しかしこの地方については、私のほうが彼らよりよく知っていた。とにかく――念のために――イスラム教徒である何人かの昔からの友人たちを訪問するのを控える程度にはよく知っていた。そのようにしたのは、その友人たちの立場を損なうのを恐れたからだった。彼らの立場を誰に対して損ねるというのか？　フランス当局に対してか？　あの神秘的なＦＬＮに対してか？　実質的に言って（今日もなおそうであり続けているように）誰に対してもである……。

バトナに行くために、一両の軍用車両が提供された。バトナに到着すると、ひとりの若い兵士が運転手の身分証明書を確認し、その間、もうひとりの兵士が、北アフリカで着用されるフード付きの長袖服であるジェラバを着た老いた羊飼いの所持品検査をしていた――だが兵士たちはヨーロッパ風にズボンをはいたふたりの男を何の検査もなしに通過させていたのだ。恐怖におののいた羊飼いは、容疑者が世界のどこでも従う慣習によって、両腕を上にあげていた。それは私が一九四〇年から四二年にかけてパリで何度も見た光景だったが、そのような光景を一九三四年から四〇年にかけてのアルジェリアで見たことは一度もなかった……。それが私がそのときのアルジェリア行きで受けた最初の衝撃だった。

私はバトナでフランスの役人たちと接触を持ち、次いで十四年間再会することのなかったアルジェリアの幾組かの家族と接触を持った――そしてこのときアルジェリアへ帰還してふたつ目の衝撃を受けた。というのは、そこでただちに私に語られたのは、その九年前、正確には一九四五年五月八日にセティフで発生した流血の惨劇についてだったからだ。その日付は、ナチズムに対する勝利の祝典の日であり、フランスでは皆が大喜びしていた日だった。

それまで、その惨劇について私について語った人間は誰ひとりいなかった。そして、私の無知の言いわけをするために、私は手短かに、その日、一九四五年五月八日、自分がスウェーデンで療養していたと、スウェーデン国王の従兄ベルナドッテ伯爵によって死から救出されたラーフェンスブリュックのナチス強制収容所生還者たちのあいだにいたと言っておかねばならない。

囚われの境遇からの帰還後——つまり一九四五年七月以降に——それでも私は何人かの古くからのアルジェリア人の友人の訪問を受けていた。彼らは私に雑然と家族の問題、最近の収穫、山羊の健康について語っていた。しかし政治の話はしなかった。そして私はと言えば、国立科学研究センターの許可を得て、自分の全時間をナチスの戦争犯罪についての調査に使っていたのだ……。

アルジェの町(2)

長い戦争が始まったばかりのオーレス山地を数週間にわたって再見した後、(手帳によれば) 私がアルジェリアの新総督に就任したばかりのジャック・スーステルに迎え入れられたのは一九五五年二月二十二日火曜日の午後三時だったらしい——それはアルジェの町に高台から臨み、アルジェの町を支配している

(2) *ABA* に含まれた文章。*CGP* に再録、p. 449-452. [編者注]

執務室だった。さぞかし立派であり、世界でもっとも美しい景色のひとつのすばらしい眺望を楽しませてくれると推測されるこの執務室について、残念なことに私にはひとかけらの記憶もない。それはおそらく、この執務室に入る機会があったときにはいつも別のことで頭がいっぱいだったからだろう。

その日、問題の立派な執務室の主人だった総督は、一月二十六日に、つまり私との面会のおよそ一ヵ月前にその職務に任命されていた。彼を総督に任命したのは首相のマンデス・フランスだった。そしてこの任命自体、おおいに物議を醸していた。

私と同様民族学者だったジャック・スーステル（もっとも彼はメキシコの専門家だった）は、これに十七年先立つ時期、人間博物館のとても若い副館長だった。私のほうは、アルジェリアでの最初の二度の調査任務と、それに続く二度の調査任務の合間、一九三八年にはパリにおり、民族誌学についての博士論文の執筆に専心していた。「民族誌学」に携わる者は必ず「人間博物館」と関係を持つ。だから当然だが、私はそこで副館長とすれ違っていた。その年末、三度目の調査任務が私をオーレス山地の荒々しい岩場へ送り返し、四度目の調査任務が一九四〇年五月末までそこに引きとどめた。スーステルはスーステルでその間に再びアメリカ大陸へ向けて旅立っていた……。

だから一九五五年二月、大臣にして総督たる彼に迎え入れられたとき、私がかつての同僚に会わなくなってから十七年の歳月が経過していた。そしてこの十七年のあいだに世界大戦があり、ジャック・スーステルはロンドンでド・ゴール将軍に合流し、自由フランスの情報責任者となった。したがって、彼はナチスと闘うフランスの情報機関にとてもよく通じており、占領されたパリで活動していた私たちの人間博物館のレジスタンス組織に何が起きているかを知りうる地位にいた。まず最初に、一九四一年二月に十人ほどが逮捕され、それから四二年二月にヴァレリアン山で七人の処刑がおこなわれた。次いで収容所送りがおこなわれた……。収容所から戻ると、政府のレジスタンス問題担当部局からこの初期レジスタンス・ネットワークに名前を与えるよう私は求められた（このネットワークは四〇年八月には組織され、四一年七月以降は、私だけがこのネットワーク全体の責任者だった）。私たちの組織で最初に銃殺された人々を記念して、また私たち全体を突き動かしていた人間的理想をも想起して、一九四六年、その組織を「人間博物館ネットワーク」と私は呼ぶことにしたのだった……。

この十七年の存在は、厳粛な執務室でもはっきり感じられた。そしてジャック・スーステルはまず感動を込めて私を抱擁した。それから私は、アルジェリアの、自分が見たとおりの嘆かわしい状況を彼に時間をかけて説明した。そして、わずかな違いはあるものの、私が彼にした話は、『一九五七年のアルジェリア』[a]の標題のもとに公刊された分析と同じものだったはずだ。

翌日、そして翌々日、ジャック・スーステルは私を次々に彼の官房の構成員に紹介し、それから彼の官房に入ってくれないかと尋ねた。

そのためには、事務上は、国立科学研究センターが私をアルジェリア省に「他機関出向」[3]させるのに同意してくれさえすればよかった。これについてはまったく障害はなかったが、そのようにするなら、私が企てていた一九四〇年から四二年のあいだのレジスタンス活動についての、また一九四〇年から四四年にかけてのフランス人女性の強制収容所送りについての調査を中断せねばならなかった。だから、私はまたもや、そのとき自分の気にかかっていた仕事を放棄して、別の喫緊の事態に対応することとなった。とい

（3）「他機関出向」の場合（「職務離脱」と違って）、公務員は、自分が申請するだけでもともとの職場に復帰することができる。万一の場合に備え、私は自分の政治的独立を確保しておきたいと考えた。

うのも、一九四五年、ラーフェンスブリュックでどこかへいってしまった私のふたつの博士論文を失って強制収容所から帰還したとき、国立科学研究センターは私にマグレブ地域への調査任務へ赴くよう提案してくれたのだったが、そのときには私は、早急になすべきは終わったばかりの大量殺戮から生き残った人々の証言を集めることだと考えたからだった。

一九五五年、私はまたもや、アルジェリアの諸問題に立ち向かわねばならなくなった。それは私が知っていたのとは別のアルジェリアであり、その将来が私に恐怖を抱かせたアルジェリアであり、それでも異なった宗教を奉じる二種類の住民を、その多数派が、いんちきなしの彼らの意向表明の結果として選んだ旗の下にそこで共生させること――「自由・平等・友愛」のうちに――が可能だと私が考えていたアルジェリアだった。そのような共生が可能になるためには、一方が平等を望み、他方が友愛を受け入れねばならなかった。

メキシコの調査をした民族学者であるジャック・スーステルが渡してくれた多くの資料のなかには、もちろんメキシコ政府が創設した文化を広めるための巡回機関についてのものもあった。アルジェリアにおける喫緊の必要は、それとは違った、もっと具体的な問題に適合した、より根底的な、そしてとりわけ、より速効性を備えたやり方を要請すると私には思われた……。そして私はただちに、そのためにはどのようなやり方をすればいいか考え始めた。

この時期以前、何年ものあいだ――餌がなくなるわずかの期間に食べさせるほんの少しの秣《まぐさ》がないために、自分たちの山羊が死んでいくのを山羊飼いたちがただ見ているしかなく、飢えた耕作者が翌年の希望である種籾を食べてしまう恐ろしい二月、三月に――飢えが飢饉に発展するのを妨げる方法を私は夢見てきた……。

ござの上で家長たちの脇に座って、私は彼らと一緒に、自然の脅威と商業や行政のせいで起きる困難から人々を守る方法を探したものだ。ときとしては、ごくわずかなものがありさえすれば、破滅しようとしている一団の人々を助けられると思われた。しかしそのわずかなものが得られないのだった。そして「大地の擁護と復興」のためにアルジェリアで企てられたすばらしい事業に感嘆の念を覚えながらも、私は苦々しく、この土地では樹木のほうが人間よりよく守られていると思った。

自分の眼の前に苦しんでいる人々がいるとき、彼らを慰めたいという思いに捉われる。すぐ彼らを慰めたいと思うし、まず彼らを慰めたいと思う。結核に冒された子供がいれば、その子にお菓子を与えるだろう。その子が微笑むのを見たくなるからだ。お菓子と微笑みはその子にとって害にはならないが、その子の病を癒しもしない。悲惨を除去しようとするなら――悲惨を後退させることは、二十世紀になされたさまざまな科学的発見によっても可能にならなかった――まずなすべきは悲惨を生み出すさまざまな仕組みを打ち壊し、ものごとの流れを逆転させねばならない――つまり、実質的には、すべての人間を個人的に救わねばならない。より正確に言うならば、あらゆる人々に生きていくチャンスを与えねばならない。それが可能だと期待できるようになるには、悪をあらゆる側面から同時に攻撃せねばならない。無知という悲惨、病という悲惨、飢饉という悲惨、失業という悲惨はしばしば互いに結びついている。それらの悲惨を無害化するには、多くの熱意がなければならぬし、十分な手段がなければならない。つまりそれはかなりのものを必要とするということだ。

アルジェの町で、執拗で、粘り強く、積極果敢な、そして往々にして多数派の利益――すなわち公益――とは対蹠的な利益に拘泥する「植民地主義」の歯車装置が動いているのを私は発見した。それは、それまでアルジェリアでは町のない地域で生活していた私にとってはまったく未体験のものだった。

熱心に仕事に取り組んだ十一ヵ月のあいだ、自分に与えられた機会を利用して、私は、この「人間の擁護と復興」（これはアルジェリア全土にわたって喫緊の課題だった）という企図を実現するのに適した、すなわち最低限の必要事項と用いることのできる諸手段を考慮に入れた組織を構想し、実現しようとした。略号を用いるのを嫌って、この機関はまず「社会センター」と呼ばれ、次いでこの機関が持つ野心のひとつをより正確に表現して「社会教育センター」と呼ばれた。

この機関の主要な野心は、アルジェリアのそれぞれの家庭の収入を増やすこと、すなわち、よりよく生活の資を稼ぐのに必要な情報を彼らの手に届くものにすることだった。それらの情報とは、知識であり、技術であり、関係機関の連絡先であり、また医療だった。というのも、現代では生きるためには二本の腕とつるはし一本では足りないからだ。そのためには特権的な諸国民が持つすべてのもの（とは言っても、彼らの所有もまた不安定なこともあるのだが）へのアクセスが得られなければならない――特権的な諸国民は、そうしたものを得るために何世代も苦労してきた。

一九五七年*

強制収容所体制についての国際調査委員会の調査（一九五七年六月）(4)

一九五六年以前にもアルジェリアで「行きすぎ」がなかったわけではない。だが五七年一月以後、行きすぎは一般化してしまったし、そうなることは予測可能だった。だから、人権状況について注意深く監視していた人々は、すでに警戒心を抱き、不安を感じていた。そしてこうした人々のあいだにはとくに、ナチスの強制収容所に送られたフランスのレジスタンス活動の生存者たちがいた（私はと言えば、それ以前からすでに牢獄を訪れる許可証を所有していた）……。要するに、仲間であるダヴィッド・ルッセのアピールを受けて、私たちはヨーロッパ規模で強制収容所体制についての国際調査委員会（ＣＩＣＲＣ）を組織し、一九五一年にはすでにスターリンに対し、ソヴィエトの強制収容所について調査する権利を与えるよう要求していた。スターリンの拒否を受けて、調査委員会は判事団を選出し、証人を集め、ブリュッセルで公に調査を開始した。次いでスペインのフランコ体制の牢獄、ギリシャの大佐たちの牢獄に照準を合

（4） *LEC2* に含まれた文章。*CGP* に再録、p. 552-554.［編者注］

わせた。

アルジェリアについては調査委員会は一九五五年にはすでにこの問題に関心を寄せていたが、五七年に委員会創設者ダヴィッド・ルッセを代表として首相のギー・モレと公式に面会し、モレはルッセに――まったく反対することなしに、またダヴィッド・ルッセによればほっとした様子さえ見せながら――委員会の指定するアルジェリアの強制収容所および牢獄を訪れ、自由かつ立会人なしに囚人たちに質問する許可を与えた。

私たちが聞いた噂では、ロベール・ラコスト（アルジェリア大臣）とブルジェス＝モヌリ（軍事大臣）は、政府の長の意向に渋々屈せざるをえなかったらしい。私はその話を聞いて、ラコストは自分の身近な選挙民（植民者）の意向を気にしていたのだろうし、ブルジェス＝モヌリはもの言わぬ軍人たちの不平の声に耳を傾けていたのだろうと推測した。これに対し、彼らの上司であるギー・モレは（パリに帰ってきた彼はアルジェで投げつけられたトマトに恥辱の念を覚えていた）、社会主義の道徳の声と、アルジェリアについては何も理解していないが植民地戦争のことなどもう耳にしたくもないと思っている本土の選挙民の声に耳を傾け直していた。

かつての強制収容所収容者たちは（スターリンとフランコに関する彼らの調査が始まった時期からすでに）、対象となる国の牢獄の状況についての報告は、その国には関係のない人間によって署名されねばならぬということに合意していた。フランスについては、ベルギー人の医師一名とオランダ人の弁護士一名、そしてノルウェー人の女性ジャーナリスト一名が署名者となることを引き受けた。ふたりのフランス人の委員会メンバーが彼らに随行することになり、作家ルイ・マルタン＝ショフィエと私自身がその役目を果たした。

こうして、一九五七年六月十八日の夕刻、私たちは五人でアルジェ空港に着陸し、そこではそれぞれが自分の部局を代表するひとりの知事とひとりの中佐が私たちを待ち構えていた。

その後数日、私たちは文民と軍の高位の当局者に迎え入れられたが、とくに私の記憶に残っているのは半ズボン姿のサラン将軍である。胸からお腹まで勲章を飾り付け、暗い何も置いていない大きな部屋に、彼は私たちから六歩離れた場所に座っていた。彼は十五分ものあいだ、まったく口を開かなかった。私たちも同様だった。

強制収容所組織の頂点にはひとりの文民、すなわち知事がいた。私たちは知事に会った。牢獄は知事とは別の部局の管轄だった。私たちはその部局の責任者にも会った。他のすべての収容者たちよりも、私たちがとりわけ保護したいと考えていたのは未決拘留者たちだった（というのも彼らが逮捕された人々のなかでもっとも危険にさらされていたからだ）。ところでそのためには、検事局に関係する許可を私たちは得る必要があった。検事局はふたつ設置されていた。私たちはそのふたつの検事局の責任者たちに迎え入れられたが、とくにその責任者のなかにはルリケ検事総長がおり、この長々とした上下関係の鎖で結ばれた責任者たちのあいだで、何らかの意見を持ち、それを口にできたのは彼だけだった。

作家ルイ・マルタン＝ショフィエはその日記に書いている。「検事総長ルリケ氏は、会うとすぐに尊敬せずにはいられなくなるまれな人物のひとりだ……。アルジェリアの牢獄には、スーステルが総督だった時代にジェルメーヌ・ティヨンが創設した社会センターで働いている何人かの男女が収監されている。彼らは恵まれない人々に仕えるために奉仕した。人々を近づけるために、言葉をもってするのではなく、自分の行為によって示す模範と愛によってこれ以上に多くのことを成し遂げた人々はいない。この自然な寛容さが、彼らの何人かに他人に対する行きすぎた信頼の念を抱かせたのだ。彼らに非難されるべき罪はそれしかない。だが、検事総長が未決勾留者たちを褒め称えるのを耳にする機会はほとんどないし、――法はできるだけ穏やかな仕方で執行されねばならないとしても――容疑者たちの美徳を称え、彼らはもっともたやすい道ではなくもっともためになる道を選んだと認め、すべての人間が彼らと同じように行動したとすれば現在の悲劇は多分起こらなかっただろうと認めるのを耳にする機会はほとんどない[b]」。

強制収容所体制についての国際調査委員会のアルジェへの到着が社会センターのチームの裁判の時期と一致したのは偶然ではない。というのも、ダヴィッド・ルッセの協力を得て、私はこの訪問と裁判の時期が「一致する」よう工作していたからだ……。

釈放された後でも、元被告たちが、法的な措置の埒外で不当に拘束されうるのを、実際私たちは知っていた。そしてそんなことがないよう監視せねばならなかった。裁判を待つあいだ、私たちはアルジェのバルブルッス牢獄を訪れる許可を与えられた。そこには、アルジェリアのイスラム教徒の知的エリートの一部が収監されていた。

ある出会いの物語[5]

この七月初めの任務が終わる頃、フランス人以外の同僚だけで報告書を執筆しているあいだ、ルイ・マルタン＝ショフィエと私は、調査員への随行だけが任務だったので、この自由時間を利用して友人たちに会っていた。

七月四日、逗留していたサン＝ジョルジュ・ホテルに、教師をしている友人のファティマ・ハムディケンの訪問を受けた。彼女は「重要人物たち」が私に会いたがっていると伝えた[6]。

――「彼ら」があなたと話をしたがっているの。
――「彼ら」って誰？
――知らないわ……。

私は取るべき方針を決めるのに数分かかる。選択肢は以下の通りだった。

一、会見を拒否すること（私はそうしようという気になりかけた）。だが私はアルジェリア全土を東から西へ、そして西から東へと経巡ってきたところで、この旅が私にわが国の軍隊がどれほど効果的なものになったかを、そしてイスラム社会の全体がどれほど外部の人間と遮断されるに至ったかを確信させている。彼らと私たちのあいだの連絡はまったく断たれてしまっている。この戦争が五年後ではなく三年後に終わると（さらにはこの戦争が終わることがあると）考えさせる理由は何もない。

二、自分自身で危険を引き受け、アルジェでのフランス当局の責任者には連絡せず、少なくとも問題の人物に会うことだけには同意すること。

三、アルジェのフランス当局の責任者に連絡し、警察に尾行される危険を冒して、私に質問しようと望んでいる人々の逮捕を招き寄せる結果になること。

（こうした見通しは私に嫌悪感を抱かせる。そんなことをしようという気にはなれないし、そうしたことは起こらないと確信するための方法もない。）

（5）*LEC2* に含まれた文章。*CGP* に再録，p. 554-565.［編者注］
（6）一九九八年。この会見およびその後の会見について書くために、私は会見の当日に取ったノートを用いた。そうでない場合でも、会見の場でその場にあった紙片や、使用済みの封筒の上に取ったノートに基づいて会見の数日後に書いたノートを用いた。一九五七年以後に付け加えられたコメントは《 》で示してある。

そこで私は会見に同意する決心をする。ただし、その後ただちにパリで政府の長に報告をすることにする。自分の決心は固まったので、その後のかなりの時間を、私がしようとすることは何の役にも立たないのではないかと考えたり、また会見がおこなわれる状況があまりにひどすぎることを考えて悲観的に過ごす。しかし、道徳的に考えて、この会見は避けられないという点についてはまったく考えは変わらない。

私は待ち合わせの場所へ数分遅れて到着する。ただちに道案内を務める男を見つけ、彼に話しかけることなく、距離を置いて、彼に付き従う。ふたつの市街電車を乗り継ぐ。見知らぬ界隈を徒歩でしばらく行く。私は周囲を走っている車、周囲を歩いている人間の顔を注意深く観察し、尾行されていないかどうか確かめる。

私は自分が計略にかけられているとは思っていない（そうした可能性は心理的に言って除外されていた）。だが、私は自分が、歩道の板がすべて腐りかけている小道に入り込みかけていることを知っている。私はその小道に入り込むことを決めたが、自分が落ち着きを失っていないこと、自分が攻撃的になっていないことには自信を持っており、たとえ面白くない状況が発生しても、それを切り抜けられると思っている。もちろん、そのように反応する時間的余裕が与えられればである。

後になって振り返ってみると、この間一度もこれから自分が会いにいこうとしている人々を想像してみなかったのに私は気づく（そのようにしていたおかげで、彼らに会ったときに驚かずに済む）。もし彼らのことを前もって想像していたなら、おそらく私は店の奥にある部屋のことや、二、三の学生のことや、ひとりの弁護士のことなどを考えただろう。私は楽観的でも悲観的でもなく、好奇心すら持っていない。ただ周囲に注意を払い、落ち着いている。

道案内が見えなくなる。そこは人気《ひとけ》のない場所である。それから一軒の家の扉が開いているのに気づくが、その扉の中は暗闇で、その奥から白いブラウスの輝きが現れる。ひとりの若い女性が私のほうへ歩んできて、手を差し出し、私を扉の中に入れるために通路を空け、それから私を人気《ひとけ》のないいくつかの部屋を通って、階段へと導いていく。彼女の遠慮深さ、気品、重々しさ、穏やかさを、彼女を見た最初の瞬間から私ははっきりと知覚する。

私たちは、簡素な家具しか置かれていない、しかし居心地のいい、風通しのいい、快適で、穏やかな部屋にいる。

私は長椅子に座る。若い女性は私の右側にいる。道案内をしてくれた男性は、左側の椅子に腰かけている。彼と私のあいだには小さなテーブルがある。私はすぐに気温について打ち解けた会話を始める。

またひとり若い娘が現れる。握手がなされる。

ふたりの女性のあいだで、小さな声で数語会話が交わされる。出迎えてくれた女性が部屋の外へ出る。

私は部屋に残ったふたりと気温についてまた会話を始める。彼らは見るからに緊張しており不安げである。

数分経つと、若い女性が戻ってくるが、三十代のふたりの男性がついてきている。ふたりとも一丁、あるいは二丁の拳銃をベルトに差し、手には機関銃を持っている。

彼らの入室はかなり人を驚かす体のものだったが、それは明らかに飾りものではない彼らが持っていた武器のせいではない。それは、私がはっきり分析できないながら予感していた、震えるような緊張感に溢れた雰囲気のせいだ。誰かが、私の近くで、強い感動の念を込め、ふたりの男のひとりを指しながらつぶやく。「こちらが大兄《おおあに》だ」。道案内を務めた男性が前へ進み出、大兄と呼ばれた男を抱擁し、彼とわずかに言葉を交わす。誰かが私に言う。「彼らは二年も会っていないんだ」（そのとき、私は彼らが実際に兄弟だから互いに「兄弟」と呼び合わないのだろうかと訝っていた。それほどに彼らはふたりとも心を動かされている様子だったのだ)。

私は黙って待ち続けている。少し経つと、彼らは皆私のほうへ向きなおる。私は前に進み出、新しくやってきたふたりと握手する。まず「大兄」と呼ばれる男と(私には相変わらず彼の名前はわからない)、次いでもうひとりの男と。

「大兄」が私に言う。

——こっちがわれわれの仲間の有名な切っ先のアリだ。

その名前を聞いてもまったく覚えがない。私は愛想よく有名なアリと握手する。誰かが(私はそれが若い娘だったとほとんど確信している)興奮した声で言う。

——彼らに会えるのはたいへんな名誉なのよ。

誰かが(それは「大兄」だと思う)応じる。

——いや、こちらこそあなたに会えてたいへんな名誉だ。

他のふたりが、なお大げさにそれを繰り返す。私のほうは、その問題には関心がないので、じっとして、続きがどうなるか待ち受けている。

《沈黙の一瞬が過ぎる。》

その間、誰も「大兄」と呼ばれる首領の名を私に言わないのに気づく。だが私にはそれはまったく自然だと思われ、そのことで驚こうとはまったく思わない。後になって、彼が自分の名をあえて言わなかったのは、私に恐怖感を与えるのを恐れてのことだったと知った。その点、彼は間違っていた。私は彼の名も、有名なアリの名同様知らなかったし、アリの悪名はヤセフのそれよりよほどひどいものだったのだ(《どうしてヤセフの名は教えずに、切っ先のアリの名を教えたのだろう》)。

部屋にいるのは私を含め六人である。道案内人、ふたりの機関銃を持った男、ふたりの若い女、そして私である。

私は長椅子に座っている。若い娘は私の右側に座っており、若い女性はミントティーを皆に出すために行ったり来たりしているが、だいたいは長椅子の上、右側の席に座っている。

首領は私の正面に座っている。機関銃は彼の膝の上に置かれている。いかつい男は私の左側にある背もたれのない長椅子に座っており、会話のあいだずっと自分の機関銃をいじっている(このときの話し合いは四時間半続く)。道案内人はテーブルの左側にある椅子に座り直す。

若い女性は黙っており、穏やかで重々しい様子をしている。彼女は会話を注意深く聞いているが、口は挟まない。私が教えられたのは、彼女の夫が私たちによって殺され、彼女にはまだ小さな子供たちがおり、夫の死後彼女が「大義に身を捧げている」ということだった。彼女はミントティーを注いでくれ、そこにたいへん手の込んだすばらしいモカケーキを添えてくれる(私はとても喉が渇いているが、お腹は空いていない)。

若い娘は学生に違いない。

切っ先のアリと呼ばれるいかつい男は、できるだけ注意深く会話を聞いており、ときには会話の内容がわかるようだ。その間、ずっと自分の武器をいじっている。命令を与えられると、突然賢そうな様子に変わる。

道案内人は何も言わない。「大兄」がそこにいることにすっかり怖気づいており、彼を見られて嬉しくて興奮している。

私の正面にいる男は、まず何よりも、行動の男であり、彼にとっての危険は行動に引きずられるままになることである。彼はまた感情の激しやすい人間でもある。

彼は私の正面にある椅子に座った。そして私たちは皆輪になって座っている。彼はこのとき私が座っている長椅子から三メートルほどのところにいる。対話の終わり頃には、私から一メートル半のところまで近寄ってきており、両肘を膝につき、身体を前に傾けている。その間に、彼はいかつい男が座っていた長椅子の上に自分の機関銃を投げ出したが——それは彼の居る場所から少しばかり遠く離れていた——、そのときに、私は彼の身振りが滑らかで、正確で、素早いものであるのに気がついた。

彼が深く感じている、真剣ないくつかの感情が彼を動揺させている。そして彼は明らかに、私が彼に述べる諸問題に魅了されている。それは顔の表情にしっかり見てとれるし、筋肉の痙攣までがそのことを示している。何度か彼の眼には涙が浮かんでくる。一度など、涙があふれ出して頬をつたいさえする（それは彼が私にカジノでのテロについて語り、それについて知らされたとき三晩泣き過ごしたと言ったときだ）。彼はまた自分の人生がいかに辛いものだったか（ここではあえてそれについては語らないでおく）、またいかなる試練を耐え忍ばねばならなかったかを詳細に語る。しかし二度にわたって、彼は突然表情を変える（そのとき私の眼前に現れたのは怒りに燃えた、このうえなく恐ろしい男である）。それは、新たな処刑がおこなわれるかもしれないと私が話したときと、もし共和国保安機動隊が止めていなければ、バブ＝エル＝ウエッド(c)の騒乱者たちはカスバ地区の住民を虐殺していただろうと私が口にしたときである。私に強い印象を与えるのは、彼が見せた表情の激しい変化だけでなく、その変化が信じられないほど瞬く間に起きたことである。すべての筋肉が一瞬で硬化し、自分の力を集中させた男が現れる。彼はどんなに辛い行動であってもただちに行動に移る用意が整っており、彼を見れば、身体から発するエネルギーを知覚せずにはいられない。また別の瞬間には（私がアルジェリアの経済情勢について述べ、植民者たちが持つ現実的力、またその潜在能力について、そして低開発国が運命づけられている過酷な衰退について述べるとき）、彼は叫びをあげる。「それでは私が自由な人間になることは決してないんだ！」それは絶望の叫びであり、怒りの叫びではない。まるで彼はあらかじめ運命の宣告を受け入れているかのようだ。彼の真摯さが私を感動させ、動顚させる。

このとき、私はこの男がどれほど執拗に追撃を受けているかも、彼が一分たりとも自分の武器を手放せなかったことも――銃を撃ち、逃げる、これが彼に残された自分を守る唯一の方法だった――知らなかったし、知りようもなかった。それでも私は本能的に、彼のしていることに「芝居がかった」ところが一切ないこと、私たちのあいだで交わされた身振りや言葉のひとつひとつが心から発したものであることを感じた。私について言えば、自分が会いに行った人々について何も知らなかったし、その瞬間その瞬間、思いついたことを話した。それでも思うに、私の前にいたのは、何も事前に考えてきてはいなかった人間であり、その日、後になって彼が私にした厳粛な約束についても事前に考えてきてはいなかった。そして彼はその約束を守ったのだ。

そこにいた他の人々は、彼に魅了されている端役だったし、ごく幼い時分から、話す権利を持つ人間がいる場所では黙っているように躾けられていた。そこでは話す権利を持つのは年上の兄、すなわち大兄であり、彼らは自分たちの首領を呼ぶのにこの呼び名を採用したのだが、その意味はアルジェリアの家族という文脈で捉えられねばならない。

だから互いの紹介が終わり、礼儀が要求する挨拶が交わされた後では、皆席につき、誰も口を開こうとしない。私は意識的に沈黙を長引かせ、その後に、話し始める。

――さあ、始めましょう。あなたたちは私と話したいとのことでした。私はやってきました。あなたたちは私に何を望んでいるのですか。

すべての視線が「大兄」に向けられるが、彼は明らかに言葉に詰まっている(実際、彼は私に何を望んでいたのだろう。その後、彼にこの会見を望ませた状況について私は可能な限りあらゆる情報を集めたが、それでもなおこの間の事情は私には不明瞭に見える。「彼らはあなたが書いた本[d]について質問したがっている」と私は言われていた。だがどんな質問がしたかったのだろう。実際、彼はいかなる質問も私にはしなかった。私が、強い影響力がある友人を政界に持っているのを彼は知らないし、フランス政府とのあいだで私に仲介を求めることなど考えもしない。それなら何を言いたいのだろう)。

だが今では、彼自身がわざわざ会いたがったのだと私は知っている(それも私が持っていたほど重要な人間関係は持たないが、この種の会見をおこなうためにはより適しているとみなされる人間を無視して私に会いたがったのだ)。現在考えるに、彼があのとき衝動的に、本能的に行動し、私にテロ行為を中止するのを約束したのは、私が書いたアルジェリアについての記事の経済問題についての議論の影響によってというより、私の一九四〇年から四五年にかけての経験(その詳細を彼は知っていた)を聞いたからだった(少なくとも両者には同じくらいの比重があった)。私がアルジェリアについて言ったことは彼の興味を引いたが、それは私が彼の面前でその内容を口頭で述べたときに、初めて彼の興味を引いたのだ。だが逆に、彼はあの記事を読んだとき、それが発する「調子」によって引きつけられていた。

その時点で、彼は確かに、非人間的な緊張状態を強いられて二十ヵ月も生きてきている。おそらくは世界中でも、彼ほどにしつこく、個人を標的として、あれほど長いあいだ、しかもあれほど狭隘な空間で、追撃され続けた人間はほとんどいない。この残酷な生活の果てには死しかないと、彼はきわめて明晰に考えており、そのことを私に何度も繰り返し言う（ヤセフがそう言うたびに、アリもまた彼らにとって他の出口はないと言う）。それでもヤセフは生まれつき活発で陽気な気性だ。これこそ、ヤセフにとってすべての個人的な期待が蝕まれてきた理由である。それについて彼はおしゃべりになることも、ほろりとすることもなく、控え目に話す（彼がただ一度自分についてほろりとしたのは、自分の生活の物質的状態について話したときだ）。

彼は自分がしていることに嫌悪感を抱いている——あるいはより正確に言えば、自分の行為を嫌悪感をもって捉えている。この嫌悪感は突然にやってきたものだろうか（カジノにおけるテロ行為の衝撃）、あるいはそれは彼のうちにゆっくりと生じ、徐々に大きくなってきたものだろうか。それは一瞬のものだろうか。それとも間歇的に現れるものだろうか。それを知るのは難しい。

とにかく、彼が抱いた嫌悪感は心からのものであり、深いものだった。それは彼を動かしている。というのも、私はすぐにそこにいた人々が皆、自発的に話していると感じたのに加え、彼が完全にその場で考えたことを即興的に話していたのを後になって確認できたからだ。

実際、私は彼がそのとき、自分の名を私に隠そうとしたのを知っている——それは私に嫌悪感を抱かせるのを恐れたからだ。だがそれならなぜ彼は、自分以上に悪評を立てられていたボディガードの名を私に教えたのだろう。明らかに、彼がそこまで考え及ばなかったからだ。

彼が自分の名を私に隠そうとしたのは、その名がアルジェでおこなわれたあらゆるテロ行為の名に結びつけられていたからだ。私に衝撃を与えないために、彼は自分の名を隠すのだが、それならなぜテロ行為について語るのだろう。明らかに、それらの行為が彼の頭から離れないからだ。

この最初の会見から得た印象は、しかしその後多少変更されねばならなかった。

彼は当初から、実際、活動的な（知的に、そして肉体的に）、そして感情の激しやすい人間に見えた。彼はおそらく私がそう思ったほど衝動的な人間ではない。あるいはより正確に言うならば、彼は理詰めで考え、自分が衝動に従う程度を自分で管理し、衝動を抑えている。多くの事実によって、今では、私は彼がとても直感的な人間であると考える――だからこそ、彼は、完全にできあがっていた計画を突如変更し、しかも一貫性を欠くことなく、秩序を失うことなく、不安定にならずにいられるのだ。ほとんどこの直感のおかげで彼は毎日生命を保て、このことによって自分の生活を最大限に展開できるのだ。

普通の生活をしていたなら彼がどんな生活を送るか、私は想像してみた。たとえば、知事として、大臣として、あるいは大使として生活するかもしれない。だが、そうした生活を彼が送るのは非常に難しい。というのも、私と話し合っているその時点では、彼は彼自身の彼方で生きているからだ（そうしたことは知事にあっては考えられないし、とくに現職の知事にあっては考えられないことだ）。

ふたりの女性とふたりの男性は彼がいるところでは口を開かなかった。それは彼への敬意によるものだった。だから私が質問を発すると、視線はすべて彼のほうへ向けられた。彼らの視線は、私の視線と同じく、彼の意向を探ろうとしているように思えた。

近寄るすべての人々に彼が吹きこむこの熱狂的な敬意については、私はその後多くの証拠を目にする。だが、会見の最初の数分間から、まだ応答を交わさないうちから、私はこの敬意に指で触れるような気がした（マグレブ社会が年齢によって強力に階層化されたものであるという事実は強調しておかねばならない。誰かについて、彼が大兄である、年長者であると言うことは、ある一定の振る舞いに対応しているのだ）。

逆に、彼が五人の「大兄」について、ベン・ムヒーディー[e]について語るとき（彼ら全員について、またそのひとりひとりについて語るとき）の好みの言い回しがある。「X、Y、Zと比べれば、私など何者でもない」（そこには彼のすべての協力者の名が入る）。私がこの集団と交わした二度のとても長い会見の全体を通じて（一度目の会見は少なくとも四時間半続き、二度目の会見はさらに長かった——それは十七時から午前零時まで続いた）、私はこの尊敬と謙遜の二重の流れに、そして彼らから漂うフランシスコ会的な雰囲気に強い印象を受けた。

勇気ある人々について判断する際には、危険というものを警戒せねばならない——勇気というものはかなりありきたりのものだ。なぜなら、勇気ある人々は、死の危険に際して、とくに死の大きな危険に際して、崇高になるからだ。

そうしたすべてを私はよく知っているし、また自己犠牲と勇気はいついかなるときでも誰もが示せるものでないのも知っている。しかし、私は自己犠牲と勇気が好きだし、人によってそうしたものの持ち分が違っているのを知っているだけに、彼らに対する親愛の念に発する同情は強まる。

彼は口ごもり、混乱した話を始める。本来ここに来るべき人間が別にいるのだが、忙しくてここには来られなかった——明日のストライキの準備をせねばならないのだ。彼はまた「調整・執行委員会」[f]について口にし、それが何であるか詳しく話しながら、落ち着きを取り戻す（私はそれまで「調整・執行委員会」について聞いたことはなかった）。五人の大兄がおり、私は彼らに会うべきだとのことだ。この五人のなかでもとりわけ重要な「大兄のなかの大兄」は、今アルジェにはいない。

彼がビジャール[2]によって殺害されたベン・ムヒーディーについて、（また「顎髭の男」について）語ったのはそのときだったと思う。彼がベン・ムヒーディーの名を口にすると、他の四人が、感動し、熱狂した様子を見せながら対話に口を挟んでくる。

次いで、拷問が話題になったようだ。それから、私のために準備された書類を彼が私に渡す（検事総長に対する申し立ての写しである)。だが、彼らが私に会いたがったのは、その書類を渡すためではなかった。その件について、彼らと同じくらいよく知っていると、また自分がアルジェリアに来たのはまさしくそのためだと、私は答えた。

私はまた詳細に、私たちの強制収容所収容者協会がどのようなものであるか、また強制収容所体制についての国際調査委員会とアルジェリア調査委員会がどのように創設されたかについて説明する。私たちの調査委員会の調査旅行について語り、私が感じた恥と悲しみについて語った(私は感情を込めてそのように語った。本当に恥と悲しみを感じていたからだ)。そして、フランスでは、彼らが苦しんでいると考えて耐えられない思いになるのは私ひとりではないと付け加える。

私は、次いで、私たちのレジスタンス、私たちが入れられていた牢獄、仲間の死について、私たちを売った裏切り者たちについて長々と語った。私の話を聞いていた彼らは皆魅了された。

たまたま、私は、生命が危険にさらされている自分自身のためにかつて払った注意よりも多くの注意を彼らのために、そして彼らの生命の安全のために、私が払っていることに言及する。そしてそれはまったく本当のことである。彼らは何も言わない。だが、全員頭をうなだれる。なぜなら、彼らは皆私が言っていることが本当だと知っているからだ。

「大兄」は、自分たちの戦争はどのように終わるだろうと私に尋ねる。彼の口調は不安げだ。

私はそれがいつか終わる理由はないし、私について言えば、当事者たち相互の立場が両立不可能であるがゆえにとても悲観的にならざるをえないと答える。

——世界全体がわれわれを賞賛している、われわれには友人たちがいると、彼は私に言う。(他の人々も口々に同じことをさらに口喧しく言う。これは彼らに馴染みの話し方なのだ。)

――世界はあなたたちのことなどまったく気にかけていないの。あなたたちが望むだけたっぷり機関銃を売ってくれる連中はいてもね。

彼らは私の言葉を遮る。

――われわれの船が一艘奪われたが、われわれは他に五艘船を手に入れた。

――機関銃は食べられないわよ。そしてフランスにはあなたたち以上に友人が数多くいるの。それにわが国の軍隊を見たの？　たいした軍隊よ。(「大兄」は、明らかに明白事に心を動かされ、黙り込む。)

――私の経験からして、あなたたちに言ってあげられるわ。あなたたちはひとりひとり逮捕されていくわよ(私はそう思っている。それほどに彼らは慎重さに欠けているのだ)。あなたたちに代わる人々はあなたたちほど有能ではないわよ。すでにあなたたちのために資金を集めている人々は、一財産こしらえて、原住民官《カイード》たちに(しかも悪い意味で)入れ替わってしまっているわね。あなたたちは、皆殺されてしまうわよ。そのあいだに、こすからい商売人たちがあなたたちの名前を使って自分のポケットをお金でいっぱいにして、国民を滅ぼすのよ。

私は、アルジェリアについて長々と独白し、そのあいだ、当然何度かいくつかの同じ主題を繰り返す。だから、その会見を時間軸に沿って要約するのは不可能だ。

アルジェリアの経済問題については次のように述べた。アルジェリアにおいては、工業部門の給与生活者を増やさなければ、いかなる希望もない。現在五〇万人の給与生活者がいる(四〇万人がフランス本土におり、一〇万人がアルジェリア現地にいるが、アルジェリア現地の給与生活者は部分的にヨーロッパ企業に雇用されている)。発展をもたらす何らかのことを企てるには、八〇万人の給与生活者が必要である。フランスはこの八〇万の職をもたらせる。そしてフランスだけがそのようにできる。

フランス政府が、チュニジアで採用されたような解決策を採ることにするなら、それは大量虐殺に至るかもしれないと私は説明する。そうなれば軍は部分的に植民者たちと連帯することになり、それはフランスでは革命の危機をもたらすかもしれず、そうなれば共和国の生命自体が脅かされるだろう。

——それでは、私は決して自由な人間にはなれないのか、と首領は叫ぶ（彼の口調は絶望を示すものであり、怒りを示すものではない）。

（《私をもっとも感動させ、もっとも強い印象を与えたのは、この絶望を示す口調だった。》）

アルジェリア問題についての解決策が思い描けないのは、ひとつのアルジェリア問題があるからではなく、複数の問題があるからであり、もしそれらの問題をすべて解決できなければ、破局に立ち至りかねないからだと私は言う。

チュニジアには三〇万人の失業者がおり、五〇万人の失業者がモロッコにいるとも言う。フランスの労働市場では今のところ彼らとアルジェリア人のあいだに競争はない（フランス本土には四〇万人のアルジェリア人労働者、そしてモロッコ人とチュニジア人の労働者は併せて三万人いる）。

——私たちにはそうしたことを考える習慣はありません、と首領は控えめな口調で私に言う。

それから私たちは、ドイツの牢獄について、裏切り者について話す（というより、むしろ私が独白する）。私は自分が考えている通りを言う。もし再び同じ経験をしなければならないとしたら、自分はそれに耐えられないだろうし、自殺しようとするだろう。彼らは私に答える。

——私たちも……私たちもそれは考えました。私たちにもそうした予感はありました。

会見に参加していたどちらの側からも、率直さは完全なもので、彼はとても長い間《ま》を置いた後で、親愛の情を示す微笑みを見せながら言う。

——おわかりでしょう。われわれは犯罪人でも、人殺しでもないんです。

（《私は衝撃を受け、自分の心の奥底で何が起きているかを考える。》）

私は答える。

——あなたたちは人殺しよ。無辜の血を流したんだから。無辜の血は復讐を叫ぶのよ（私はこの会話のあいだ、この同じ文を十度も繰り返す）。私がここにいるのは、無辜の血に対する愛情のためなの。フランス人の血でもアルジェリア人の血でも同じことよ。私はそんな区別をしたことは一度もないの。

私が口をきき始めるや否や、彼は私が彼らに向かって話しているのではなく、自分の心に浮かぶままを口にしているのだと理解した。こうしたことはふりなどできないものだ。

彼は頭を下げ、涙が目に浮かぶ。

——その通り、われわれは人殺しです。でも爆弾しか、私には表現方法がないんです。

彼は私にカジノでのテロ行為について語る（今度は彼の目から涙がこぼれ出す）。

——友人のひとりが死にました。フランス人です。彼の婚約者も両足を切断されました。それは二キロの爆弾でした。私は二〇キロの爆弾も作れます。ああ、爆弾をすべて海の下に沈めてしまいたい。でもそれが私の唯一の表現方法なんです。そうだ、ティヨンさん。爆弾をひとつ差し上げましょう。アリ、爆弾を探してこい。

アリが立ち上がり、姿を消す。私は今度は息が詰まり、声も上げられない。次いで、私は怒りを爆発させる。

あなたがたはまったく気が違っています。ここにいること自体、私にとってどれだけ残酷なことか、あなたがたはわかっていない。爆弾なんか見たくもありません。それとも、爆弾を全部私に渡しなさい。そうしてくれるなら、望みであれば、私を殺す許しを喜んであなたがたにあげましょう。

――いいえ、ティヨンさん、われわれはそんなことは望んでいません。それどころか、私はあなたに今後アルジェでは文民はひとりとして爆弾で傷つけられたりしないとお約束します。

私は、自分にには何であれ約束する権限がないと答える。彼は言う。

――そんなことはどうでもいいんです。私はあなたに約束がしたいんです。

私は今度は軍人たちについて話す。私は言う。

――彼らはただ命令によってここにいる二十歳の子供たちなの（私が考えたのは、このアルジェリア人たちが軍人を標的にするだろうということだった）。

この日、話し合いのあいだずっと、彼らはほとんど私に「気おくれ」していた。ただ一度だけは、私のほうが気おくれした。

私は「われわれの」レジスタンスについて、私たちを追い詰めていたひっきりなしの危険について、ゲシュタポと国防軍情報部が用いたさまざまな方法について――とくに密告者について――語っていた。ヤセフは、ほとんど何の気なしに、自分自身のための確認をするかのように、小声で言った。

――われわれのところには密告者はいない。

彼がそう言ったときの様子には大げさな様子はまったくなく、自分の配下には十二万人の武装した人間がいると言ったときにも、一三〇億フランの資金を使っていると言ったときにも、アルジェリア全土にわたって砲火を止めるには四十八時間――三日ではなく――あれば彼にとって十分だと言ったときにも大げさな様子はまったくなかった。

だが、私のほうは、大口を開けて、彼に賛嘆の念を覚えずにはいられない。そして同時に、彼ら全員に対し賛嘆の念を覚える。なぜなら、私は自分たちのあいだに紛れ込んだ密告者を、つねに自分たちの集団が持つ劣等性、欠陥と感じてきたからで、人間が、自分の生活する社会について責任があるのであれば、自分たちは密告者の犠牲者であるとばかりは言えなかったからだ。

七時半に私たちは別れる。私は立ち上がり、まず自分の右にいた若い娘に、次いで若い未亡人に手を差し出す。未亡人は、無言で、私の両頬に接吻する。感動した私は彼女の肩に手を置き、無辜の人々を守るために彼女の影響力を使ってほしいと懇願する。彼女はおだやかにうなずく。

切っ先のアリが私に手を差し出す。私は彼のシャツの襟を摑み、少しばかり揺すって、彼に（これを言うのは十回目だったが）言う。

――私が言ったことがちゃんとわかったの？　無辜の血は復讐を叫ぶのよ。

彼は気おくれした様子で頭を下げる。

――わかりました。奥様。

最後に、私は首領に手を差し出す。私の手を自分の両手に取り、彼は感動した様子で、来てくれたことに、そしてこんなふうに彼に話をしてくれたことに礼を言う……。

道案内の男が、彼についてきてほしいか、それとも自分ひとりで帰りたいかと私に尋ねる。自分がどこにいるのかも知らないし、それを知りたいとも思わないから、やってきたのと同じように彼と一緒に帰りたいと私は答える。

道案内の男と別れた後で、私はゆっくりとミシュレ通りを散歩し、「ミルクバー」[3]に寄る。

夜もかなり遅くなって、私はサン＝ジョルジュ・ホテルに戻り、友人の女性たち、調査委員会のメンバーに再会する……。私は突然、力の限界に達したのを感じ、疲れ切り、意気阻喪し、悲嘆にくれる……。

どうすればよいのだろう。実際どうすればよいのだろう。

私は彼らの行為への見返りがどんなものでありうるか想像してみる――あるべき見返りはそもそもあまりにも明瞭だ。暴力の度合いを軽減すること――しかも双方の側からそうすることだ。だから、テロ行為の中止への見返りとして、処刑を中止させねばならない。

その後にようやく話し合いが始められるのだ。(g)

対話がもたらしたさまざまな結果(7)

この対話がおこなわれたのは七月四日だった。(8) これに続く七月六日土曜日に私は調査委員会の他のメンバーとともにパリ行きの飛行機に乗り、七月八日月曜日に、この会見について内閣官房にいた私の友人たちに、(9) 細大漏らさず報告した。私は報告をアルジェリア問題についての自分の個人的見解で締めくくった。その見解とは、ヨーロッパ人、アルジェリア人という双方の住民を支配している恐慌状態が、あらゆる解決のためのほとんど絶対的な障害となっており、争いに決着をつけるための方法(双方にとって受け入れ可能なもの)を考えなければならないと同時に、その解決法がいかなるものであれ、それを実施に移すのは、双方の人間集団が互いに掻き立てあっている憎しみと恐怖の感情を徐々に鎮めていった後にしなければならないというものだった。ところで、ヨーロッパ系の住民は、当然ながら、テロによって我を失っており、テロ行為は、テロに対するこのうえなく激しい反応、つまり、ヨーロッパ系住民が到達しようと望んでいるテロ行為の根絶という目的にはこのうえなく背馳する反応をヨーロッパ系住民のあいだに引き起こしている。こうして、恐怖とおぞましさの圧力に負けて、彼らは(自分たちの公然の、また隠された代表を通じて）数え切れないほどの処刑、逮捕、迫害を要求している。このような迫害、逮捕、処刑の目的は敵の根絶だが、その目的が達せられない限り、それらは明らかに、テロ行為の数を増加させるだろう。そして、いつの日か彼らがその目的に達するとしても、それはかりそめのものでしかない。反対に、イスラム系住民は——彼らはほとんど全員一致で死刑囚たちを国民の英雄と見なしているが——斬首刑がおこなわれるたびごとに、自分たちが激しい攻撃にさらされていると感じ、絶望に打ちひしがれている。その結果、彼らはテロ行為による反撃を要求するのだが、そのテロ行為がさらに迫害を引き起こし、間違いなく彼らがその迫害の最初の犠牲者となる。たとえアルジェリアのナショナリストたちが文民に対するテロ行為を完全に控えたとしても、拷問がいくらかはおこなわれることだろう。逆に、フランス軍がしっかり抑えられ、あらゆる行きすぎを犯さなかったにせよ、いくらかのテロ行為がおこなわれていたことだろう。しかし、双方の側が、報復行動を過激化させた——しかもその過激化には限界がなかった——ことによって、状況はつねに悪化してきたのだ。こうした見方から出発して、私は、テロ行為がおこなわれない限り、処刑を中断してはどうかと個人的に示唆した。私に対する返答は、その提案は検討されることになるだろうし、今聞いたところでは、それは理にかなったものに思えるというものだった(10)。

二度目の会見で、首相府官房長が私に言ったのは、政府は長いこと、ＦＬＮの政治的・軍事的指導者た

（7） *LEC1* に含まれた文章。*LEC2* および *CGP* に再録、p. 565-571.［編者注］

（8） これに続く文章は、ヤセフの裁判における私の証言の抜粋である。いくつか補足的な説明が注で加えられている。

（9） ルイ＝ウージェーヌ・マンジャンは私の家族の古くからの友人で、その数日前からモーリス・ブルジェス＝モヌリ陸軍大臣の官房長になっていた。

（10） この提案は、アンドレ・ブロッシュとルイ＝ウージェーヌ・マンジャンの深い願望に一致していた。

ちの真意を知りたいと願っていたということ、そして彼らにアルジェリアの未来についてどのような展望を持っているか述べさせたいと願っていたということではなく、彼らと私的な対話を持ちたいということであり、もし双方の考え方にひどい開きがなければ、引き続いて焦点を絞った公式の話し合いに道を開けるだろう。このような見通しのもとで、私に求められたのは、アルジェリアに戻って、FLN調整・執行委員会の構成員のひとりと話し合うことだった。しかも、私はそれをおこなうにあたっての「危険」を、個人的な責任として引き受けねばならなかった。

　私はその「危険」が意味するところをしっかりと推し量った。それでも引き受けたのは、まずは愛国心によってであり、またアルジェリアの住民の数々の不幸が私に感じさせる強い同情によってだった。引き受けるに当たってつけた条件はただひとつだった。それは私が会うことになる人々、私に信頼の念を寄せてくれる人々をだますために、自分の知らぬ間《ま》に利用されたりは絶対にしないということだった。その点については、まったく心配する必要はないと、首相府官房長が名誉にかけて誓ったので、この申し出を拒否する理由はまったくなくなった。というのも、私は彼の誠意に全幅の信頼を寄せていたからだ。それでも、予定された会見が私の対話者たちにいかなる危険も冒させることがないよう、できる限りの用心をした。そうした用心をしながら、私には良心に恥じるところはまったくなかった。なぜなら、それは私がその使命を引き受けるに当たっての絶対条件だったからだ。

　私はアルジェリアに向けての二度目の出発の日を七月二十四日水曜日に定めた。それは、私がかつてアルジェリア総督官房に所属していた時期に責任者となって創設した社会センターの男女指導員たちが、その日にアルジェで判決を受けることになっていたからだ。[11]彼らが釈放され自由の身になったときにその場にいることで、アルジェではここ数ヵ月そうであったように、釈放されても彼らが危険にさらされる場合に備えたいと考えたのだ。

この出発に先立つ土曜日、私は友人のひとりであり、首相府官房の構成員であるルイ＝ウージェーヌ・マンジャンと話し合いを持ったが、そのとき彼はとても言いにくそうにしながら、まもなく三件の処刑がアルジェで執行されると私に告げた。

この知らせは激しい衝撃だった。それはこの知らせが、ただちに、無垢な住民たちに対するテロ行為の再開を意味していたからだ（そして長期的には、ふたつの共同体を日々遠ざけていた憎しみの溝を広げる）。またそれのみならず、私にはこうした点については個人的に敏感になる理由があったからだ。

私の仲間の十人（人間博物館ネットワークに属していた仲間だ）は一九四一年二月に逮捕された。四一年二月から、彼らが処刑された四二年二月まで、私は裁判における彼らの弁護のために働き、また彼らの恩赦を獲得しようとした。処刑の前夜、弁護士のひとりが連絡をしてきて、私に彼らの家族へ知らせに行かせた。この恐ろしい一日が暮れようとしていたとき、最悪の事態を決して信じたくなくて、私はなお彼らを救うための活動をおこなっていたのだが、そのときには彼らはすでに銃殺されていた。翌日、弁護士のひとりから、彼ら全員をゲシュタポに引き渡した裏切りの詳細について死者のひとりが記したノートを手渡されたのも私だった。裏切り者が害をなせないようにするためにおこなった私の活動、他の三人の死刑囚の逃亡を組織したことが、私自身が一九四二年八月十三日に逮捕される原因だった。私はその後数ヵ月、週に数度、処刑柱に連れられていく仲間に永訣を告げねばならなかった。そして、そのときに感じた

（11）釈放され、裁判所によって解放された何人かの囚人たちが牢獄を出たところで逮捕され、収容キャンプに「居住指定」されていた。

憤り、苦しみ、怒りは今でも私のなかで生き続けている。

だから、数え切れないほど多くの友人がそのなかにいる、また私がいつも信頼をもって迎え入れられていた、そのうえ、彼らが受けていた試練を私がよく知っている(その試練は今日に始まったものではない)馴染みの国民を前にして、私自身がかつて感じた感情[12]を彼らが感じているのを認めずにはいられなかった。そして、私と彼らをこのように重ね合わせて、二重の苦しみを感じずにはいられなかったのだ。

それでも私は出発することを受け入れ、三日後にアルジェ行きの飛行機に搭乗した。しかし出発しながら、私はわが国の政府の方針の一貫性のなさに恐怖を覚え、和解の可能性に希望が持てず、打ちひしがれていた。

到着の日の夕刻に、すなわち一九五七年七月二十四日に、私はその日に結審した裁判の判決を知らされた。私は、弁護団の弁護士のひとり、そしてこの事件に関連して釈放された、あるいは解放された何人かの人々に会いさえした。すでにこれに関して多少知ってはいたが、私はこの裁判が控えめな形ながら、公式に白日のもとにさらしたいくつかの事実に呆然となった(それは何人かの人々が行方不明になっていることであり、また何人かの人々に加えられた拷問だった。それは犠牲となった人々が——裁判所も認めたように——まったく無実だったがゆえになおさら許しがたいものだった)。

その翌日、弁護士たちと一緒にいた私は、彼らから、予告されていた三件の処刑が夜のあいだに執行されたこと、彼らのひとりが処刑に立ち会ったことを知らされた。

さらに翌日の土曜日、八つの爆弾がアルジェで爆発した。それらの爆破がおこなわれたとき、私はそのうちのひとつのすぐ近くにいた[13]。ただちにテロ行為の現場へ赴き、文民が犠牲になったか否か知ろうとした。というのも、もしそうだった場合には、ただちにパリへ向けて戻ろうと堅く決意していたからだ。私は外交官でも軍人でもない。誰も私が自分の意に反してまで、この企てを継続するよう強制はできなかった。ところで、ただちに「テロ行為—拷問—処刑」というこの悪循環の緩和がなされるのでなければ、その企てを継続すまいと私は決心していた。その決心は私にとって、もちろん本能的嫌悪感から来るものだったが、理屈の上でも正当化されることだった。なぜなら、争いを続ける当事者のどちらにも平和を求める積極的な願望のかけらも認められないどころか、単にわずかな誠意も人間性も認められないのであってみれば、何らかの人間的なものに到達する可能性はまったく残されていないからである。

翌日には、私は、文民はひとりとしてテロ行為の犠牲者とならなかったのを知った（その時点では、それはまったくすばらしい偶然のたまものだと思っていた）。そこで、私はＦＬＮ調整・執行委員会の構成員とのあいだでおこなわれることになっていた会見という原則を受け入れた（もしこの会見がおこなわれれば、どちらの側にとっても、社会的・経済的諸問題についての自由な議論という形を取るはずだった）。しかし、国連での議論の時期が近づいていたので、七月初めに考えられていたのとは違ってＦＬＮ調整・執行委員会の構成員の誰ひとりとも八月初旬には接触が不可能だった。全員アルジェリアの国境の外にいるらしかった。そこで、私がアルジェを去る前に、もう一度ヤセフ・サアディと話し合うことが同意された。私がヤセフの名前を知ったのはこのときだった。

この二度目の対話は八月九日金曜日におこなわれた。私は前もって、自分個人の名においてしか語らないが、私がそうすることにはわが国の政府の同意を得ていると明瞭にしておいた。ヤセフ・サアディのほ

(12) 一九四〇年から四五年のあいだに。
(13) 私はヤセフの遣わした人間との待ち合わせに赴いていた。

うも、交渉が可能であるか否かの決定権は、もっぱら調整・執行委員会にあると明瞭にしていた。したがって、二度目の出会いの目的はもっぱら三度目の出会いの準備をすることだった――三度目の出会いがあるとすれば、調整・執行委員会の構成員たちがヤセフの示唆を実現しようと望んだ場合に限られるが、ヤセフは責任をもって彼らにそうするよう示唆すると約束した。

彼は、前回同様に、機関銃を手にして到着したが、とてもリラックスしていて、被り物の下で笑いながら私にまずこう言った。

――うかがった話では、テロの犠牲になりかけたそうですね。

とても冷たい口調で私は答えた。

――もしひとりでも文民の犠牲者が出ていたなら、私はここには来なかったでしょう。すぐに荷造りをしてパリに戻ったはずです。われわれは神に感謝すべきです。

同じようなかしこまらない、陽気な口調で彼は返答した。

――それはわかっていました。ですから私はできるだけの用心をしたのです。ですからあなたが感謝すべきは神ではなく、私です。

それを聞いて私は非常に重々しく彼に言った。

――その通りですね。お礼を言います。あなたにお礼を言わねばならないのは、われわれの側からは、私が望んだように人間的な方向では何ごともなされなかったのを私が知っているからです。

最初のときと同様に、会見にはゾーラ・ドリフが同席していたが、彼女は前回より積極的に会話に参加し、私たちは皆、自分の責任においてしか話していなかったので、あらゆる問題についてまったく率直に、自由な表現を用いて話し合った。当然まず第一に、可能な相互理解のあらゆる展望について語り合い、そうした展望について、(その場にはいなかった) 調整・執行委員会の構成員たちと議論する可能性について語り合った。その機会に、彼はとくに次のように言った。

——命令を受け取れば、アルジェリア全土にわたって砲火を止めるために私に必要な時間は四十八時間です。(それから彼は少しのあいだ考え込み、付け加えた) いや、三日必要です。

決定それ自体について言えば、彼の意見では、彼がその権威を認める唯一の機関である調整・執行委員会の権限に属しており、彼は躊躇なくその決定に従うということだった。彼の役割は、アルジェリア全土にわたって、政治的行動と軍事的行動のあいだを調整することだった——そしてこの役割においては、私の理解では、彼は誰にも何も報告する必要はなかった。彼の個人的見解について言えば、(それらの見解を彼はいつもとても率直に語っていたが)、堅固な理想に忠実であり続けながらも、おおいに良識に富む、穏健なものに見えた。

アルジェリア社会を、そして現在の状況がはらむ驚くべき多くの矛盾をよく知っていた私は、彼が数度にわたって、フランスへの、そしてフランス文明、フランス文化への愛情を語るのを聞いても驚かなかった。彼が感動した口調でパリについて語り、共感を込めてわが国の青年たちについて語るのを私は聞いた。この二度にわたる長時間の対話において、私は数多くの論拠を示しながら、フランスとアルジェリアの経済的な共生の必要性を説明した。彼もまた話のそこここで、現在追求されている自由という目的が達せられたなら、われわれ二国民のあいだに、緊密な関係が結ばれ強化されるようにという熱い希望を述べた。そして、われわれ二国民のあいだの危機的な不和から利益を引き出すかもしれない各国政府[14]やさまざまな

(14) 一九五七年の時点では、それはソヴィエト連邦だった。

機関への不信を私に隠そうとしなかった。また、彼がアルジェリアの完全な独立がもたらす諸困難を、現実的な目で測っているのが私にははっきりと見えた――それでも、アルジェリアの完全独立は、彼がそのために死ぬことに同意した理想の一部をなしていた（彼はそのことも何度か繰り返した）。

翌日（八月十日土曜日）、自分自身で直近に出発する飛行機の予約をしに行った。ちょうどヴァカンスの時期だったので、見つけられたのはその翌々日の便だけだった。そして日曜日に私はイスラム教徒たちから、アルジェでさらに二件の処刑が執行されたと知らされた。

その処刑が引き起こさずにはいないだろう報復を考えて感じる恐怖と嫌悪感とを彼らは私に隠そうとしなかった。そのときには、私は十分に状況全体を把握しており、報復は避けえないだろうと確信した。それでも私はヤセフ・サアディに手紙を書いて、殺人合戦の過激化を責任を持って止めるよう頼もうと決意した。だが、フランスの側において、この残酷で愚かな進行を私には止められなかったので、私は彼に、高邁さと知性を発揮して、そのような穏和な態度を単独で、見返りなしでとるように求めた。

この手紙を受け取った彼は、報復はなされないだろうと伝言してきた。そして実際報復はおこなわれなかった。

ところで、私がとくに言っておきたいのは、この一九五七年八月十一日の時点では、二月・三月・四月に解体されたＦＬＮの組織はすっかり回復しており、この新たな形態のもとで組織はまったく無傷のままだったということである（そのことは、この数週間後におこなわれた一連の逮捕と、当時発見され、新聞によって公刊された書類が証明している）。

逮捕の後で（一九五七年九月、十月）[15]

一九五七年九月二十四日、『ル・モンド』紙によって、アルジェのテロリスト組織の構成員たちの逮捕がなされたのを、私は午後一時頃に知った。すぐに私は囚人たちが拷問されるかもしれないと考えた。

これに続く時間、私は友人で首相府の軍事官房長だったルイ＝ウージェーヌ・マンジャンを電話口に捕まえた。私は彼に、その男たちとのあいだで交わした約束を思い出させた。彼の返答は、すでに囚人たちが合法的な司法機関にただちに引き渡されるよう命令したというものであり、彼は私に、翌日九月二十五日十時半にマティニョン通りの首相府で会うと言った。そこに行った私が知らされたのは、パリからの命令にもかかわらず、囚人たちは今なお尋問を受け続けているということであり、この知らせは当然、私の激しい不安をさらに増大させた。九月二十六日、当時サハラ軍管区組織の役職に就いていたアンドレ・ブロッシュと電話で話すことができた。私の手帳のその日の欄に次のように書かれている。「十九時、ブロッシュ、サハラ省」そして「二十時、マティニョンでブロッシュ、ルイ、ギベール」。だから、九月二十六日二十時頃、私はマティニョン通りの建物に入った。夜のその時間には、建物はまったく静まりかえっていた。どの扉を自分たちが通ったのか忘れてしまったが、古い座り心地のいい肘掛け椅子が何脚か置かれ、とても複雑な模様のウールの厚い敷物が敷かれた中くらいの大きさの居間をよく覚えている。

（15） *LEC2* に含まれた文章。*CGP* に再録、p. 572-576.［編者注］

私の後からついてきた三人の男が肘掛け椅子に腰掛けた――思うに、アンドレ・ブロッシュが私の左におり、ルイ＝ウージェーヌ・マンジャンが右にいた。正面には文民の服装をした（私の知らない）男性がひとり座っており、そのとき、彼が軍事裁判所長であり、憲兵隊長官であることを教えられた。彼は、頭をうなだれ、自分の靴のあいだに見える敷物の模様を執拗に見つめており、一言も口をきかなかった。アンドレ・ブロッシュが短く激しい声で詰問すると、頭も上げず低い声で答えた。「パラシュート部隊が命令に従うのを拒否しているんだ……」。

私は、夜のこの時間、音もなく人気《ひとけ》もない共和国権力の中枢である巨大なマティニョン宮でこの返答に続いた沈黙を決して忘れないだろう。軍事裁判所司令官は、頭を下げたまま、敷物の同じ模様を見つめ続けた。蒼ざめたアンドレ・ブロッシュは、一言も口をきかず、それ以上に顔を引き攣らせた（というのも、一九五八年五月の革命的事態を予告するこの最初の衝撃を前にして、国の運命が、すなわちわれわれの自由がそれにかかっている決定をする責任は直接に、ただちに彼にのしかかってくるからだ）。おおよそ次のようなことを言って最初に沈黙を破ったのは、ヴェルダンの勝利者の息子であるルイ＝ウージェーヌ・マンジャンだった。「こんなことはフランスでは前代未聞だ……」。

私は確かに、しっかりと、軍のエリート部隊における命令不服従が意味する政治的破局を計量していた（それに、私はインドシナ戦争の初期以来、どれだけ人々がこの軍をいいように利用してきたかを知っていた）。だが同時に強く思っていたのは、私に信頼を寄せてくれた、そして（今このときにも）私がその存在も詳細もよく知っている体刑を堪え忍んでいる男女がさらされている拷問のことだった。そしてこのような考えは私にはまったく耐えがたいものだった。

この瞬間から、アルジェリアではパリの権力がもはや象徴的なものでしかないことを私は理解した。だがそれは幸いにも強力な象徴だった。それでも、フランス軍はアルジェリアで秩序をもって、勇敢に戦っていた。だとするならフランス軍は誰かの命令に従っているはずだった。だから、私がまず第一にせねばならないのは、軍が従っているその誰かに連絡をつけ、彼らに、ただちに囚人たちを合法的な司法機関に引き渡さねばならないと、そしてそうすることが義務だと説明することだった。

最初に考えたのは（これは私がどれほど素朴だったかを示しているが）、アルジェリア大臣のロベール・ラコストが（フランスにとって、また共和国にとって取り返しのつかないことだったが）警察権を軍に委ねてしまい、もはや警察権を手放してしまった後においても、少なくとも現地において、彼の言うことを一定程度聞かせられる状態にあるだろうということだった。したがって、ロベール・ラコストに対して影響力のある政治家と接触し、ラコストは何ゆえに囚人たちを司法機関に引き渡させねばならないのかを彼らに説明せねばならなかった。

これに続く時間、そしてこれに続く日々、アンドレ・ブロッシュの完全な了解のもと――すなわち共和国権力の完全な了解のもと――、その方向で自分にできる限りのことをした。こうして、私は当時の大臣のひとりだったシャンペ氏(h)の執務室に赴いた。もう彼が何省の大臣だったかは覚えていないが、とにかく彼の執務室からアルジェとの直通回線を用いて、私はただちにアルジェリア総督府に直接電話をし、電話口にロベール・ラコストその人を捕まえることができた。私の手帳によれば、それは一九五七年十月二日の午後だった（十月二日の時点で、ラコストは交渉のこと――彼が知らないあいだに、彼が構成員である政府によってアルジェで七月におこなわれていた――を、カスバのテロリスト組織の構成員を逮捕した将校たちから、ようやく九月二十四日に知らされたばかりだったことに注意を喚起しておこう）。それに続いて、アルジェリア大臣はパリの権力者に弁明をしていた――それは彼らの問題であり、私には関わりのないことだった。しかし、囚人たち（それも私に信頼を寄せてくれた人々）が相変わらず「合法的でない司法機関」の手にあることは、私の問題であり、私を恐慌状態に陥らせ、怒らせていた。というのも、彼らこそがアルジェリアにおける報復合戦の悪循環を現実的に中断させ（しかもその悪循環は中断させるのが難しいものだった）、ふたつの共同体がお互いに自分の立場を説明し、もしかしたら和解する可能性を開いていたからだ……。これが、当時アルジェで指令を出していた（少なくとも私はそのように想像していた）アルジェリア大臣兼総督に彼らを解放させようとした理由である。

ロベール・ラコストは私に長々と話をした。しみじみと心に触れるような話し方で、とさえ言えるかもしれない。彼は私に何度か「親しき友よ」と呼びかけ、なぜカスバでの会見の後すぐに彼に知らせなかったかを尋ね、「囚人たちを合法的な司法機関に委ねること」は必ずしも必要ではないと、また「そもそもアルジェリアには拷問はない」と私に説明しようとした……。私はただ、「自分はアルジェリアで何が起きているかよく知っており」、「その囚人たちは政治犯であり」、「彼らは見返りなしに、殺人になりかねないテロ行為を中止したのであり」、「道徳も法も判決までのあいだ、彼らを尊重することを求めているはずであり」、「パリの政府のみが、自身の政策について判断するべきだ」等々とのみ答えた。最後に、アルジェリアには拷問はないという彼の言について、あからさまに彼を罵り、付け加えて「私はそんな大罪の共犯者になるつもりなどまったくない」と言った……。

隣の部屋では（ふたつの部屋を結ぶ両開きのドアは開け放たれていた）、シャンペが私たちの会話に大喜びしていた。「大罪」という言葉を聞くと、彼は吹き出して笑ったが、これに続く数ヵ月のあいだ、私は彼に何度も会い、彼との関係はとても良好だった。結局私が理解したのは、ロベール・ラコスト——可哀そうなラコスト（彼は社会主義者であり愛国者だった）は、当時の危機的な状況についていけなくなっていた――は、アルジェではもはや何であれ動かすことができなくなっていることだった。こうした状況において、逮捕されたアルジェリアの戦闘者たちをただちに保護するにはどうしたらよいだろう。

ヤセフが指揮していた組織の構成員の何人かが自発的におこなった大量の自白によって、軍の参謀本部はパリの政府がFLNと開始しようとしていた交渉の試みについてただちに知ることとなった。アルジェの参謀本部はこうした動きを好まなかったと私は推測していた――むろん、戦争は終わらせねばならなかったのだが。軍に加えて――その軍のなかでも考え方は割れていたが――、アルジェリアの現地には文民であるにもかかわらず戦闘をためらわない一〇〇万人の選挙民、あるいは未来の選挙民がいた（当時は、高校に通うときに充塡した拳銃を持ち歩いている子供が見られた）。それらの選挙民は、フランス本土の選挙民の一部に支えられており、そうした本土の選挙民は強力で、どんな政府でも揺るがしかねなかった。そしてこの哀れな、興奮しきった人々は、交渉という語を聞いただけで、間違いなく、一九五八年五月に実際起きたような爆発的事態を引き起こしかねなかった。それこそが、大統領のコティがもっとも恐れていたことであり、恩赦の要請を受けたときに彼がおぞましくも非情だった理由である（この残酷さは、後にフランスに強い非難が浴びせられる原因となる……）。

私は、苦しい思いで、一生懸命、この状況について考えていた。そうした状況について、私はその局面のそれぞれを身近から知っていたのだ――しかし、その時点ですぐ考えねばならなかったのは、私やわが国の政府に信頼を寄せてくれた敵たちに拷問が加えられるかもしれないことだった。政府の命令にわが国の軍がもはや従っていなかったのだ。

いったい、軍は誰の命令に従っていたのだろうか。というのも、フランス軍は激しい戦闘を、効果的に戦い続けているのである以上、誰かの命令に従っているはずだったからだ。軍が従っている人物に到達するのに、誰にアドバイスを求めればよいのだろうか。私にとって問題はこのようなものだった。

そして、私が思っていたのは、その誰かは必ず、フランスの利益と「アルジェリアのアルジェリア」の利益、さらには「フランスのアルジェリア」と呼ばれる盲目になったアルジェリアの利益は、一九五七年九月の時点では（つまり三年間の戦闘の後に）戦争を止めることだということを理解するだろうし、ほとんど無限に続くかもしれない戦闘を双方の側から引きのばし、互いに近くにあって人口も少なくないふたつの国民をその争いに関わらせ続けることではないと理解するだろうということだった。

だから、私は何であれ何かをおこなうときには、それを毎日、アンドレ・ブロッシュに知らせていた。したがって、私が信頼できる人々に会い、彼らからアドバイスをもらったのは、彼の同意を得てのことだった——手帳によれば、何度かアルベール・カミュに会い、またボグネール牧師（というのは、私は牧師の意見を大統領のルネ・コティが重んじているのを知っており、死刑になるかもしれない人々に恩赦を与えられるのは大統領のコティだったからだ）にも会った。

だが、私はまた政府の心配も共有していた。それは、公式の接触の試みが私を仲介としてなされたという情報が流されて、アルジェの興奮したフランス系住民のあいだに騒擾を引き起こしたりしてはいけない（さらにはフランスで革命を引き起こしてはいけない）というものだった。

最終的に（つまり正確には一九五七年十月十一日十六時五十分に）、その日私の運転手を務めてくれた友人のポール＝アンリ・ションバール・ド・ローヴェとともに、私はイタリアン大通りにあった、『ル・モンド』紙社長のユベール・ブーヴ＝メリの執務室に赴いた。そこですべてを彼に説明し、彼と一緒に考えた上で、そのアドバイスに従い、彼の電話を使って、私はまずルイ・マンジャンに電話し、パラシュート部隊のある大佐の電話番号を聞いた。ブーヴ＝メリはその大佐なら、「しかるべく」反応してくれるだろうと考えていた。だが――この将校の家族が、彼はすでにアルジェリアに出発しており連絡が取れなくなっていると教えてくれたので――私たちはもはやどうしていいかわからなくなってしまった。そこで、再びルイ・マンジャンに電話し意見を求めると、マンジャンは、参謀本部長で陸海空三軍の監察官であるエリ将軍に電話するようアドバイスしてくれた。将軍はアンヴァリド広場の自宅にいて、すぐさま私を招いてくれた。行ってみると将軍はすでに二階で食卓についていた。だから将軍は私と面会するために一階のサロンに降りてきて、一言も発せずに（しかし、明らかに動顛して）、私がそのときの状況について、またアルジェリアについて（長々と）彼に話さねばならなかったことのすべてを聞いた。

それから、彼は私の面前でアルジェにいたアラール将軍に電話し、その日の夕刻にはすべての囚人たちは「合法的司法機関」のもとに移された。私が知る限り、拷問を受けた囚人はひとりもいなかった。次いでなさねばならなかったのは「合法的司法機関」が囚人たちを合法的にギロチン送りにしたりしないようにすることだった――私が、自分の証言を綴ったのはこのときだった[i]。その証言は軍事法廷に宛てられたもので、私はその文書で、被告に有利な証言者として、読者が多少異なった形で先に読まれたものと同内容の話を物語っていた。

拷問*[16]

電報で私はファティマ・ハムディケンの逮捕を知らされた。一九五七年九月二十八日のことだった。

（16） *LEC2* に含まれた文章。*CGP* に再録、p. 703-707, p. 732-735.［編者注］

ティヨン宛て
アルジェ　八三五一一　二七　二八　〇八二五
ファティマ、カヨウビイライ、アルジェニテタイホサル
カノジョノショザイハイマダフメイ
ジュウダイナヨウギデハナイダロウ
ケイグ　ハムディケン・モハメド

ファティマは、そしてトルキアは九月二十四日火曜日から二十五日水曜日にかけての夜に逮捕された。

——二十三時、トルキアの逮捕。

——午前零時、ファティマの逮捕。

——午前二時頃から、トルキアの拷問、次いでトルキアの面前でファティマの拷問、さらに再びトルキアの拷問。


一九五七年九月二十五日水曜日から二十六日木曜日にかけての夜。

——午前零時頃、若いふたりの娘は、自分たちが前夜拷問された建物からの叫び声を聞く。その直後、パラシュート部隊の隊員たちがファティマを連れに来て、彼女を全裸にして、長時間の拷問をおこなう。


一九五七年九月二十六日木曜日。

――午後、拷問をおこなった大尉はファティマに、彼女がパリで会った人々について語らせようと試みる。彼は彼女に、話せば釈放すると約束する。

――午後遅くになって、若いふたりの娘は、彼女たちに拷問を加えた大尉のもとに連れていかれ、そこで中尉が彼女たちに、四枚綴りになった書類に署名させる。そこにはおおよそ次のように記されている。「下記署名者である某は、調査のために逮捕されましたが、親切な扱いを受け、いかなる責め苦も受けることなく、所有物のすべてを返却されたことを確言いたします等々」。

トルキアは九月二十五日、火曜日から水曜日にかけての夜に逮捕された。彼女は自宅に、母親と幼い弟ふたりとともにいた。上の弟は失神してしまった。下の弟は、身体が固まってしまい、叫ぶこともできずにいた。大粒の涙が彼の顔の上を流れていた。母親は、娘の逮捕の衝撃のため、マイヨ病院の精神科で治療を受けねばならなかった。

ファティマは同じ夜の零時頃に逮捕された。

ふたりの逮捕をおこなったのはどちらも同じ中尉だった。彼はふたりをフセイン・デイ(4)のパラシュート部隊の基地に連れていき、そこでは逮捕された人々が巨大なテントに収容されていた（トルキアは十五人ほどの男性が入れられていたテントに若い女性ひとりで入れられた。ファティマはその隣のテントにいた）。

トルキアに対する尋問は、彼女の到着後十分後に始められた。入り口のところで、壁に鼻を付けて立つように命じられた。それから文民の服装をした男が彼女に平手打ちを喰らわせ「そっち向きじゃない」と言う。そこで彼女が向きを変えると、別の男がまたもや平手打ちを喰らわせ「そっち向きでもない」と言う。

彼女は小さな部屋に入れられ、ひとりの大尉の前に連れていかれる(彼が拷問を加えたのだ)。それは緑がかった青い色の目をした、小柄でがっしりしてひげはなく、明るい栗色の薄い髪の毛にしっかり櫛を入れた四十代の男で、アルジェリア訛りがあった。彼は迷彩服を着ていた。部屋には他にも何人かの男がおり、そのうちのひとりは文民の服装をして、大柄で太っており、大きな声で叫んでいた(平手打ちを彼女に喰わせた男たちのひとりだ)。

大尉、「ほら、早く話すんだ。おまえなんぞは小物なんだから、関心はないんだ。知っている名前、知っている連絡先を早く言うんだ」。

トルキアは、自分は何もしていないし、彼が何の話をしているのかわからないと答えた。

大尉、「俺たちが誰を捕まえたか知っているか。おまえたちの親分だ」。

トルキアは、大尉が話しているのはアルジェ大学の学長カプドコム氏のことだと思い、何も答えなかった。

大尉、「ヤセフ・サアディを捕まえたんだ」。

トルキアは答える。「私はそんな人に一度も会ったことはありませんし、何の関係も持ったことがありません」。

大尉、「手帳におまえの名前が書いてあったんだ。その近くには興味深いことが書いてあった。おまえにはそれが何かは言わんがな。それでハムディケンはおまえの友達か」。

トルキアは答える。「そうです」。

大尉、「組織の中での彼女の地位は何だ。彼女の活動はどんなものなんだ」。

トルキアは答える。「知りません」。

そのとき、ファティマが同じ部屋に連れてこられ、トルキアはそこから出された。

後に、ファティマがトルキアに語った話では、彼女が尋問されたのは、連中が言うところの政治活動についてで、連中が言うところのFLNとの関係についてだった。大尉はとくに、かなり長いこと、彼女がフランス側の人間とのあいだに持っている関係について尋問した。彼女は本当のことを言った。すなわち自分はティヨンさんの友人であり、政治活動などに携わってはいないと言ったのだ。大尉は彼女に、彼の兄カメルの手紙を示したが、そのなかで、カメルは教師をしていた頃、生徒たちがおこなった省察について認めていた(j)。

それから兵士たちは、ふたりの娘をそれぞれ別のテントに連れていき、そこに一時間ほど放っておいた。その時間が過ぎると、彼女たちは立ち上がらせられ、一緒に先の部屋とは別の部屋に連れていかれたが、そこには三人の軍服姿の男がおり、三人のうちには大尉がいてコーヒーを飲んでいた。その部屋には発電機と電線があった。大尉はトルキアに、なぜゾーラの手帳にトルキアの名前が書かれていたのか説明せよと言った。彼女は、自分は何も知らないと答えた。大尉は言った。「電気を三回もかければ、おまえも話す気になるよ。他の連中もそうだったからな」。彼はトルキアの手に電線を持たせ、電流を通した。彼女はすぐに叫びながら電線を放した。すると彼は、ふたりをそれぞれもとのテントに戻した。

十五分ほどすると、パラシュート部隊の隊員がふたり、トルキアを連れにきて、彼女を基地のさらにずっと中心部に近い三つ目の部屋に連れていった。その部屋の中央には一種の濡れた壇のようなものがあった。大尉が、彼女たちを逮捕した中尉とともにそこにいた。中尉は膝の上で彼女たちの陳述を記録していた。ほかには軍服姿のふたりの兵士がいた。コートを脱ぎ、時計とブレスレットを外し、スカートを持ち上げて濡れた壇の上に座るように、トルキアは言われた。兵士のひとりが彼女の両腕を後ろ手に押さえ、もうひとりの兵士が二本の小指に電極を取り付け、発電機のスイッチを入れた。発電機のスイッチを入れた兵士はドイツ人だった。腕を押さえつけていたもうひとりの兵士はスターピーという名前だった。

最初の数度の放電はきわめて苦しいもので、彼女は大声をあげずにはいられなかったらしい。その最初の数度の放電の後、大尉が兵士のひとりに自分のハンカチを投げ与え、兵士はトルキアの口の中にそのハンカチを詰め込んだ。彼女は叫ぼうとしていた。「私は何もしていません」。彼女が何か言いたそうにしているのを見てとって、彼らはいっとき彼女の息を詰まらせていた詰め物を取り、発電機を止めた。それから、彼女が何を言おうとしているのかを理解すると、彼らは拷問を再開した（実際のところ、トルキアは彼らが自分に何を言わせたがっているのかまったくわからなかった。そして拷問していた連中もそれはわかっていなかったというのが本当のところだろう。彼女の拷問は単なるルーチンワークにすぎなかったと思われる）。

この最初の拷問が終わると、ベッドに連れ戻され、そこに半時間ほど放っておかれた。それからドイツ人のパラシュート兵が彼女を迎えに来て言った。「電話でおまえを連れてこいと言っている」。彼女が見せられたのは、先ほどの彼女と同じ姿勢で座らせられているファティマだった。ファティマにトルキアの面前で放電による拷問がおこなわれ、彼女も叫び声を上げ始めた。トルキアはそれを見て具合が悪くなりそうだった。中尉はそれに気付き、視線をそらすよう彼女に言った。だが大尉が口を挟んできた。「いや、彼女に見させるんだ」。そして発電機を止めさせた。

そのとき、大尉はトルキアに言った。「こんどはお前がつまみを回すんだ」。トルキアは泣きながら答えた。「お願いですからそんなことはさせないでください」。大尉は言った。「三時まで考える時間をやる。

それでも話さなければ、もっとひどい拷問になるぞ」。それからファティマを部屋の外に出し、再びトルキアに電気による拷問を加えて言った。「話すんだ。こんなことをしていても面白くないからな」。それから彼女は再びベッドに連れていかれた。彼女はぐったりし、呻き声をあげ、涙をぼろぼろ流していた。ひとりの歩哨が彼女を見て言った。「もし妹がこんな目にあわされたら、俺は自殺しちまうだろうな」。

翌日の金曜日、午前十時頃ふたりの若い娘は憲兵隊の大尉のもとへ連れていかれた。数分後、軍事裁判所に所属するひとりの大佐が事務所に入ってきた。彼は言った。「彼女たちなのか?」そうだという返事を聞くと、彼女たちを頭から爪先までしげしげと眺め、ひと言も発することなく、何の質問もすることなく、仰天した様子になった。それから彼は出ていったが、彼女たちが彼を見ることは二度となかった。

夕方、十七時ごろ、彼女たちは海岸道路沿いのカジノに移送され、そこで日曜まで、明りもない部屋に閉じ込められ、外に出ることも、身体を洗うことも許されなかった。日曜日、十四時から二十時まで、ド・ラ・ブルドネ大尉がファティマを尋問したが、暴力をふるうことはなかった。このときから、彼女たちの拘禁は通常のものとなり、次の金曜日、二週間の拘束の後、トルキアは釈放された。

フェルタン枢機卿への書簡(k)

一九五七年十二月七日

猊下、

猊下がアルジェリアにのしかかっている二重の問題についてお示しくださった完全な理解は、私にとって大きな慰めでした。この点について御礼申し上げたく存じます。

まず最初の問題である、わが国が現在とっている全般的政策について言えば、私はたいへんな不安を抱いておりますが、それはフランスの世論の一部が抱き続けている幻想のせいです。私はそうした世論が激しい失望を感じることになるのではないかととても恐れています。というのも、そのような激しい失望は、わが国民の北アフリカ諸国民に対する未来の態度に大きな影響を与え、ついには北アフリカ諸国民をボルシェヴィスムに走らせる危険があるからです。私は、世論に大きな影響を与えられるすべての人々の肩にこうした領域においてのしかかっている重大な責任を完全に理解しております。カトリック教会は、これまでも多くの機会に、教皇や司教の声によって、自らの利害に囚われることなく、正義と平和を説き、人間の振る舞いにおいて、憎しみ、不正、暴力などしか生まないものを告発してきました。教会の権威ある声は、今回もまた、わが国において再び、正義に適った平和、すなわち全関係者の合意に基づく平和の必要性を思い起こさせるために響きわたることができます。そうすることによって、カトリック教会の伝統に則りつつ、フランスの大義と西欧の大義におおいに役立てると私は考えております。

ふたつ目の問題は、道徳の問題ですが、こちらは先の問題よりよほど単純であり、白黒がはっきりつけられるものと私には思われます。犯罪的な習慣の数々には反対して行動せねばなりませんし、力強い反対の行動をとらねばなりません。

猊下、私は、あなたが発した問いについておおいに考えてみました。その問いは次のようなものです。「どの時点から拷問は始まるのか？」（この点について思い出していただきたいのは、強制収容所体制に反対する国際委員会が、ソヴィエトの強制収容所についての調査の開始を決定したとき、強制収容所体制の定義の執筆を任されたのは私だったということです。ですからこのおぞましい問題は、私にとっては馴染みのものなのです)。この質問に対しては、キリスト教徒にとって唯一暴力の言いわけとなるのは正当防衛だと答えられると私には思われます。戦闘において人を殺めた兵士は有罪ではありません。というのも彼は自分の生命を守っているだけだからです。正当防衛ということが言えなくなるや否や、あらゆる暴力は罪あるものとなります。しかし、罪といっても多くの段階があります。

私はいつも細心の注意を払って、アルジェリアに派遣された特別行政査察官[1]たちによって定期的に公刊されている「秩序回復」についての報告書を読んでいます。それらの報告書を見れば、死者の数が囚人の数よりはるかに多く、囚人の数が、負傷者の数よりずっと多いことがたやすく確認できます。ところで、誰もが知っているように、通常の戦争では、負傷者の数のほうが死者の数よりずっと多いものです。この事実を、わが国の軍の将校たちや、イスラム教徒たちから私が集めた証言と突き合わせてみて、私は負傷者の殺害が習慣となっていると結論します。ところで、これはいかなる言いわけも正当化もできない犯罪です。

囚人を処刑するという慣習もやはり広範におこなわれています。囚人を処刑せずにそのままにしておく場合、それは彼らから情報を引き出すためであり、その場合彼らは拷問にかけられています。それでも例外はあります。囚人が殺されず、拷問もされない場合がありますが、もう一度言いますが、それは例外です。将校たちはこのような振る舞いに及ぶとき、どのような命令に従っているのでしょうか。彼らは命令に従っているのではなく、習慣に従っているのであり、ルーチンワークをこなしているのです。この習慣、このルーチンワークこそ犯罪なのです。他の将校たちが彼らとは違ったふうに振る舞っているという事実は、そうした犯罪に手を染める義務はないと証明しています。

拷問については、私は膨大な情報を得ており、一九五七年一月から現在までアルジェで逮捕されたすべての人は、きわめて有力なそしてきわめて迅速な介入が得られなければ、つねに拷問を受けたと言えます。私の自宅には現在二十歳のイスラム教徒の若い娘がいますが[17]、彼女は三週間前電気ショックによる拷問を受けました。しかも彼女が拷問を受ける理由など何もなかったのです。そもそも彼女は三週間の拘束の後釈放されました。彼女の名前を手帳に記していた人々を彼女は知りもしなかったことが明らかになったからです。やはり無実の、そしてやはり私の知り合いである別のイスラム教徒の若い娘もまた三週間前に拷問を受けました[18]。最近六ヵ月のあいだに、やはり私が個人的に知っている多くのイスラム教徒、キリスト教徒の若い娘たちが、たいへんつまらない理由で、あるいは何の理由もなしに拷問を受けました。裸にされ、水漬けの拷問、電気ショックによる拷問を受け、ときとしては電極を生殖器に付けられ、両手を後ろ手に縛られ、両手首でつり下げられたのです。この最後の体刑は、十字架にかけられるのと似たようなものです。なぜなら呼吸困難を引き起こすからです。

猊下、これらの体刑については、ほんのわずかでも良心があるなら、これが罪であるか否かには議論の余地などありえません。そして拷問者たちが持ちだすよく知られた議論、すなわちひとりの人間の拷問によって、もし彼が手持ちの爆弾をどこに置いているかを白状するなら、五〇人の人間を救いうるという議論は、誤った議論であることが明らかになります。というのも、この議論を口実にして、ひとりの本当に犯罪人かどうかわからない人間、しかも必ずしも白状するとは限らない人間を見つけるために、無実の人間たちが拷問された（ときとしては死に至らしめられた）からです。

したがって、次のような質問に対しては、はっきり白黒が述べられるべきだと私には思われます。

一、「あなたは負傷者を殺したことがあるか？」

二、「あなたは書面による命令を受け取らずに、囚人を処刑したことがあるか？」

三、「あなたは武器を持たない人間に対して、すなわち正当防衛でもないのに発砲したことがあるか？」
四、「あなたは囚人たちを拷問したり、彼らにひどい扱いをしたことがあるか？　あるいはそうするよう命じたことがあるか？　そしてもしあなたがそのようにしたことがあるなら、あなたがその罪を犯した拷問あるいはひどいおこないとは何か？」

各人の責任について言うなら、私はこのような行為に手を染めた軍人たちの数と彼らの階級について情報を集めようとしました。

とくにこうした行為に手を染めていたのは外国人パラシュート第一連隊[m]ですが、私が得た証言によって、この連隊中に六つの拷問チームを数えられました。それぞれのチームには常勤の将校がふたりおり、四人の兵士がいますが、兵士たちはふたりずつ輪番をしています（これは当然最低人数です。もっと多くの人員を擁するチームもあるかもしれません）。ですから実際に拷問に関係した人間がこの連隊に（連隊全員八〇〇人のうち）三六人いることになります。道徳的には、この連隊の連隊長である大佐と各級指揮官の全員に責任があります。というのも、私が拷問がおこなわれた現場だと同定できた複数の場所が、連隊中のさまざまな部隊のいる場所だからです。こうした行為に嫌悪を感じたものの、大部分の場合においてそうした行為の実行からは遠ざけられていた各々の兵士よりは、わが軍の将校組織こそがこのようなおぞましい行為によって汚染されていたのだと思われます（大尉たち、中尉たちは実際に拷問に携わっていますし、各級指揮官や大佐たちには道義的責任があります）。

(17)　トルキア・ダームヌーヌ。
(18)　ファティマ・ハムディケン。

それでも統計的に言うならば、この件で身を穢したわれわれの同国人の数は、フランス軍全体の人数を考えるならばわずかなものです。しかし、逆に、その少数の人間が、多数のイスラム教徒にもたらした結果を検討してみると、被害は甚大だと気づかされます。

以前申し上げたように、二三九人のイスラム教徒である高位の公務員（「公務の立案、指導に当たる公務員」と形容される人々です）のうちの数人の家族について私がおこなったおおまかな調査によって、私が知っているそうした人々のうちひとりとして、私たちによって家族の誰かが殺されたり拷問を受けたりしていない人間はいないと私は言えます（付言しますが、ここで「家族」という語で私が意味しているのは父親・祖父母・曾祖父母・子・孫・ひ孫・兄弟・姉妹・義理の兄弟・義理の姉妹です）。しかしながら、この二三九人の高位の公務員がわが国の政策のもっとも強固な支えであるのは明らかです。それではナショナリズムに染まっていると疑われている家族を調べたらどのような結果になるでしょうか。

猊下、以上が猊下が私にお許しくださった話し合いによって私が考えたことです。この話し合いを持つ機会を与えてくださったことに、あらためて御礼を申し上げると同時に、猊下への敬虔な、そして忠実な私の愛情の表明をご嘉納いただきたくお願い申し上げます。

ジェルメーヌ・ティヨン

アルジェリア戦争の終焉（一九六二年）以後の歳月は、ジェルメーヌ・ティヨンの手稿では省察の対象とはなっていない。それは研究旅行に費やされた日々である（彼女はモーリタニアからインドにいたる各所に十六回の研究旅行をする）。同時に彼女は教育（一九七七年まで）と社会科学高等研究院での研究指導に打ち込む。また数多くの機会に学会で発言し、さらには社会的論争にも参加する。

これと並行して、彼女は主要な著作を執筆する。人文科学の習得についての著作を未完のまま一時的に放擲して（一九六四年）、地中海地域の家族についての重要な著作である『ハーレムと従兄弟たち』（この標題は出版社の示唆によるものであり、そもそも彼女が考えていた標題は『従兄弟たちの共和国』だった）を執筆し、一九六六年に出版する。七三年、彼女は数年間をかけた著作『ラーフェンスブリュック』を公刊する。大幅に増補された同書の新版は八八年に公刊される。『アフリカは未来へ向けて進路を変える』は九九年に、一九五四年、一九五五年を扱う新たな部分を加えて再刊される。二〇〇〇年にティヨンは、一九三四年から四〇年のあいだになされた研究の結果（この研究に関する資料はラーフェンスブリュックで行方がわからなくなってしまっていた）を扱った書物を出版する。『かつて民族誌学というものがあった』である。

二十一世紀の初頭になって、なお四冊のジェルメーヌ・ティヨンの著書が公刊される。

――『真実と正義を求めて――世紀について断続的に語る』、二〇〇一年（一九四〇年から二〇〇〇年までのティヨンの公の場所での発言集）。

――『オーレス山地のアルジェリア』、二〇〇一年（ナンシー・ウッドとの共著、ティヨンが一九三四年から四〇年のあいだに撮影した写真集）。

――『相補的な敵――アルジェリア戦争』、二〇〇五年（一九六〇年の著作に、多数の未刊資料を加えた増補版）。

――『地獄の待機要員――ラーフェンスブリュックのオペレッタ』、二〇〇五年（彼女が一九四四年にラーフェンスブリュックで書いた「オペレッタ・レビュー」）。

ジェルメーヌ・ティヨンは二〇〇八年四月十九日に亡くなった。

付録

起源*

家族*

各人にとっての個人的物語は二組の祖父母で始まる。私の祖父母は双方とも年金生活者であり、ブルジョアだった。

父方の祖父アントワーヌ・ティヨンはシャロールで一八三一年三月十二日に生まれ、私が七歳のときにクレルモンで亡くなった。彼には一度だけ会ったことがあり、そのことは記憶している。だが彼についての多少とも生彩ある記憶は祖父の義理の娘である私の母に由来するものである。祖父は母に自分の話をするのが好きだった。たとえば私が知っているのは、彼の曾祖父のドゥニが死んだとき祖父が十七歳だったことだ。ドゥニは、国王というものが存在をやめるまで、王国弁護士であり、その後はただの弁護士となった。ドゥニは音楽、鳥の囀りが好きで、一七九四年に自分の新妻に贈るための花籠を買いにパリに行った。そしてパリの高級家具職人が作った、そしてヴァイオリンの装飾が付いたライティング・ビューローも持ち帰った。[1] ベルビュー＝レ＝バンで作成され、共和暦第二年メシドール（収穫月）九日付の彼の旅券には次のように記されている。「以下の特徴を持つ市民ドゥニ・ティヨンを自由に通行させたし。三十七歳、身長五ピエ四プース、明るい栗色の髪と眉毛、広く高い額、灰色の目、形のよい鼻、楕円形の顔」。油絵で描かれた彼の肖像では、彼は髪粉をふり、襟を広く開け、愛想のよい様子をしている。

ドゥニの息子アントワーヌは法律についての多くの著作をものし、その手稿は今なおわが家の書架の高い箇所に置かれている。ドゥニはルイ十六世風の簞笥やライティング・ビュローをいくつか購入していたが、彼の息子は居間を帝政風の家具で飾り、彼の孫は食堂をルイ＝フィリップ風の家具で飾り、やはりルイ＝フィリップ風の書架を何台か買い、さらに私の祖父アントワーヌ（アントワーヌはドゥニの息子であり、アントワーヌの孫であり、ドゥニの曾孫である）が生涯一度も働くことなく長寿を全うできるだけの財産を残した。それでも祖父のアントワーヌは芸術一般、なかでも音楽が好きで、自分の息子に古いヴァイオリン、ヴィオラ、カントンの見事なコレクション、大量の振り子時計、数多くの絵画、さまざまな骨董、そしてシャロールの家を残した。祖父が亡くなった後、わが家に運ばれてきた数多くの家具から推して、その家はさぞかし大きかったのだろうと私は想像している。

この父方の先祖たちは、それぞれ一度ずつ結婚し、子供はあまり持たず、長生きした。彼らが所有して

（1） 私の保護のもとで地下潜行していた人々を宿泊させるため、同僚であり友人のジャンヌ・キュイジニエが一九四二年、彼女がラ・ヴァレンヌに所有していた別荘を貸してくれた。四二年八月十三日、母とともに逮捕されたとき、私は支払いを済ませたばかりのガス料金、電気料金の受け取りをこのライティング・ビュローの引き出しに入れてあった。別荘は地下潜行していた人々ですでにいっぱいだったので、自宅に残してきたこれらの受け取りのことは私にとって恐ろしい不安を増すものだった。国防軍情報部の将校たちは、私の父方の先祖から伝わった多くの金時計、遠い先祖から伝わったダイヤモンド、私たちが音楽室にしていた居間の壁にかかっていたすべてのヴァイオリン、ヴィオラ・ダモーレ、カントン[1]を持ち去った。簞笥の引き出しに入れてあったカントン一台だけが、略奪を免れた。

いた書籍は以下のようなものである。ビュフォン、サン＝シモンとカザノヴァの回想録、モンテスキュー、『マガザン・ピトレスク』、『インディアン、コスタル』[2]、そしてイポリット・テーヌの全集である。

父方の祖母、ロジーヌ・ロードゥ＝マレは、私の誕生前に死んだが、母は彼女を知っていたので、私は、祖母が食卓で夫と一日二度顔を合わせ、お互いにとても礼儀正しくしていたが、ふたりには共通の関心事が何もなかったのを教えられている。

母方の祖父母のことは、父方の祖父母よりよほどよく知っていた。というのも、長いこと彼らと一緒に住んでいたからだ。最初は私が七歳のときクレルモンの祖父母の家で、それからその後ずっと経ってからサン＝モールの家でも彼らと一緒に住んだ。クレルモンでは祖父母それぞれの寝室はかなり大きな家の両端に、互いに離れてあった。

母方の祖父フランソワ・キュサック（一八四八―一九二七年）は、公証人であり、クレルモンの公証人協会の会員であり、長子系の家の末の息子だった。そういうわけで、彼が結婚の際にもらったのは、土地ではなく、お金だった。フランソワはヴィタル・キュサック＝シャボの息子であり、ヴィタルはアントワーヌ＝ヴィタル（一七九四―一八八〇年）とマリー・グレーズ（一八一五―一八七九年）の長男だった。ヴィタルはその父、祖父、曾祖父、そしてさらにその先の先祖同様アルーズの村長だった。ヴィタルの父、アントワーヌ＝ヴィタル・キュサック＝シャボは一七五九年生まれで、マリー・ドードゥと一七八七年に結婚した（これは二重の結婚だった。というのはマリーの兄、ジャン・ドードゥもジャンヌ＝アニェス・キュサックと結婚したからだ。ジャン・ドードゥはサン＝フルール代官区の王国弁護士で、一七八九年には国民議会議員であり、一七九〇年にはカンタル裁判所長であり、一八一一年にはリオンの法廷顧問官となった）。ヴィタルは一八七〇年まで村長を務めた。彼の長男（私の祖父の兄）が村長として後を継ぎ、一九一〇年に村で初めて村役場を建てさせた――それまでは、彼らの家の一室が村役場代わりになっていた。

カンタル県のスュルジ生まれであり、ヴィタル・キュサックの末っ子であるフランソワ・キュサックは一八七一年に動員された。彼は自分の葡萄園を愛し、毎朝そこに通っていた。またロシアの文学作品が好きだった。彼は父祖伝来の墓地に葬られることを望んだ。私の母にかなり醜い一軒の家をサン＝モール公園に残し、またロシアの文学作品を大量に残した。フランソワが結婚したマリー＝アントワネット・ヴィヴィエは一八五一年パリ生まれである。祖母は私たちと一緒に暮らしており、一九四二年八月に数日間、ドイツ警察によって逮捕拘禁され、その後釈放された。それから、彼女は私たちの家で、彼女の居住部分になっていた狭い一画に住み続けた。家の他の部分は第三者に供託されていた。一九四四年から四五年にかけての冬に、水道管が破裂し、家は水浸しになり、それは消防士たちが水道栓を止めに来るまで続いた。彼女はたったひとりで、たいへん老齢で、一九四五年一月三十一日、すなわちフランスが解放された後にその家で亡くなった。フランスは解放されていたが、私の妹はいまだ解放されないインドシナにおり、私と母はラーフェンスブリュックにいた。

幼年時代と青年時代*

私は一九〇七年五月三十日木曜日十三時に、両親の自宅で生まれた。

一九一四年八月一日、私は七歳と二ヵ月で、木の下に座って、あちらこちらの教会のすべての鐘が響き渡るのを聞いていた。このことが私を深い瞑想に浸らせ、そのときのことは今でもありありと覚えている。

心優しい両親から多くの作り話（妖精、サンタクロース、幼いイエス、復活祭の鐘などの話）を聞かされて育った子供は、大人の言うすべてのことを疑わしいと思うようになるものである。とにかく、私の場合にはそうだった。これがおそらく、私が、一九一四年八月のある午後、七歳のときに、すべての鐘が鳴らされるのを聞き、はっきりした理由がわからないのに人々が泣いているのを見て自分が感じた驚きを今なお覚えている理由だろう。

その同じ年、とても大きな学校でひとりで幼い寄宿生となっていた私は、神様と祖国を脅かす危険についてたっぷりとお説教を聞かせられていた。神様と祖国のことが心配にはなったが、神様については安心して、こう考えていた。「神様は全能なのだから、自分で何とかなさるだろう。でも私たちの可哀そうな祖国を守るのは私たちしかいない……」。人食い鬼と狼の話を聞くと疑いを持たずにはいられなかったが、私は顔のないふたつの怪物の存在をもはや疑うことはなかった。ドイツと死である。夜になると、私は戦闘犬として戦争に行くことを夢見ていた。

父のジャック＝ドゥニ＝リュシアン・ティヨンは室内楽と考古学が大好きだったが、田舎と狩もまた好きだった。私の母方の祖父（元公証人である）を喜ばせようと、父はオヴェルニュで治安判事の職を得、そして母と結婚した。両親はとても仲の良い夫婦だった。彼の治安判事としての仕事は週に一度、午前中だけで済んだ。父はまた写真が大好きで、フランス全土のあちらこちらを撮影し大量の写真を持っていた。父は「ギッド・ブルー」のために仕事をしており、アシェット社が『フランスの諸地方』についての本を作るときには父に頼んできた。いつも決まったように、父は母と毎日一緒に仕事をし、文章を書くのは母の役割だった。

父が亡くなったとき、私と妹はまだ学校に通っており、父が始めていた数々の本の制作を続けて完成させたのは母だった[a]（母はアシェット社の社屋に執務室を持っており、彼女には秘書がひとりついていた。そうした秘書のひとりで、歴史家マンスロンの姉だったジュヌヴィエーヴ・マンスロンのことを私は覚えている）。『フランスの諸地方』（厚い三冊本だった）が完成した後、母はベルギーについての本を作った（この本には、私もいくつかの項目を書き、また彼女と一緒にベルギー、オランダの数々の美術館を訪れるすばらしい旅をして協力した）。

この間、私はあれこれ自分の気に入る学問をしていた。最初は（両親と同様）考古学で、次いで先史学、さらに宗教史、エジプト学、フランス民俗学、ケルト民俗学、そしてとりわけ、私を夢中にさせた民族学だった。

一九三二年から三三年にかけて、私は東プロイセンの地域に三ヵ月旅行した。これが私のナチズムとの最初の接触だった（それは反感を催させるものであり、皮肉な視線を向けさせるものだった）。

履歴書

一九三四—一九四〇年

オーレス山地での四度にわたる民族誌学調査の任務。最初は二度にわたるかなり長い任務で、一九三四—三五—三六—三七年の期間だった。第一次の任務と第二次の任務のあいだには中断はなく継続している。次いで、やはり連続した形でさらに二度の任務に一九三九年から四〇年まで従事した。

（それ以前、私が学んでいたのはとくに、先史学、東洋を対象とする考古学、一般民族誌学だった。私はルーヴル美術館付属美術学校を修了し、また二、三の学士号を取得していた。さらに民族学研究院の修了証書も取得していた。）

第一次の任務は私にはたいへんつらいものと思われたので、自分が与えてほしいと頼んだものでもなかった第二次の任務を拒否しようと思ったほどだった。二度のオーレス山地の滞在の合間［の一九三八—三九年に］、私は高等研究院に論文を提出し、ふたつの博士論文の準備に取りかかった。第三次の任務と第四次の任務は、それらの博士論文の素材を収集することを主軸とするものだった（オーレス山地を出発するときにはすでに十分な素材が集まり、それをどのように整理するかについても方針はかなり定まっていた)。

だが第二次の任務は私におおいに関心を抱かせた。そして第三次と第四次の任務の期間には、研究に夢中になり、食事をするのに日中の一時間を使うのがもったいなくて、昼食を省くまでになった。

第四次の任務から戻ると、私は東洋語学校の修了証書を取得し(一九四〇―四二年)、博士論文の執筆を継続する。

四度にわたる任務によるオーレス山地滞在は総計四年になるが、この間、私はシャーウィア族の住む山塊を馬で駆け巡り、いたるところで快く迎えてもらい、それ以後、すべての部族に多くの友を持つようになる。もっとも長期間滞在したのは、私が訪れる以前には対話者たちの大半がそれまでの人生で一度もヨーロッパ人を見たことがない地域である。

最後の任務は、一九四〇年五月三十日に終了する。

一九四〇―一九四二年

レジスタンスへの参加者の勧誘と組織(私が関係した組織は一九四〇年八月に自由フランス軍の一部として認められる。私の職務はこの日付から、指揮官のそれと認められる)。

私の指揮下の集団(より正確に言えば私の指揮下の複数の集団)は、部分的にはオエ大佐の指揮下にあった集団と重なる。オエ大佐は休眠状態の植民地軍人国民連合を甦らせるが、この協会の事務所はブレゲ通りにある。私たちはそこで毎日会う。私はとくに逃走部門を担当し、彼が情報収集部門を担当する。

私たちの指揮下にあった集団は、末端では、この同じ時期、ボリス・ヴィルデとラ・ロシェール大佐がそれぞれ設立した組織とは重なっていない。しかしヴィルデとラ・ロシェールは（イヴォンヌ・オドンの仲介で）連絡を取りあっており、ラ・ロシェールとオエはほとんど毎日、オエが経営しているスレート加工会社の本社で会っている（ボワッシー＝ダングラ通り）。

（私は、この二年間に結成されつつあったそれらのレジスタンス集団のかなりの構成員に会うことになる。とくに、ジャン＝ピエールという名で私が知っていたデスティエンヌ・ドルヴと会うことになっていた。だが彼に会う予定だった当日、私はその逮捕を知らされた）。

一九四〇年十月には、裏切り者がヴィルデの組織に入り込んでいる。ヴィルデはその主要な協力者もろとも四一年二月に逮捕される。裁判にかけられ、死刑を言いわたされ、四二年二月に処刑される（同時に七名の処刑が執行される）。

一九四一年七月、オエ大佐とラ・ロシェール大佐が逮捕される。ラ・ロシェールの筆跡がヴィルデの持っていた書類に見つかったのである。ラ・ロシェールは友人のオエに嫌疑がかからぬよう努める（このときふたりとも七十歳以上になっている。年長のオエは七八歳で亡くなった！）。オエは釈放される。死刑の判決を受けたラ・ロシェールは、強制収容所送りとなり、そこで死ぬ。

逮捕拘禁によって身体が非常に弱り、ゲシュタポに監視されてもいたオエは、彼が指揮していた集団の管理を私に委ねる。そのなかには、とくにピエール＝モーリス・デサンジュに指揮されていた若者たちの集団があり、その集団が占領地域と被占領地域の境界線を越えて私たちが逃がそうとしていた人々の通過を担当している。この集団のなかに、パリ司教区の副司祭（アレシュ師）がいる。彼はひどく熱心で、「頭《かしら》」に会いたがっている。ついにデサンジュはアレシュ師を私のところに来させる。

彼は私にとても悪い印象を与えたので、私は彼が自分について語った詳細のすべてを照会する（エルネスティーヌ尼つまりジャクリーヌ・ボルドゥレの友人である修道女の仲介で）。その詳細はすべて正確だった。

私たちの七人の仲間はその二、三ヵ月前に銃殺されていた。私は彼らを逃亡させられなかったという後悔につきまとわれていた。フレンヌの牢獄からある囚人（ピエール・ド・ヴォメクール）を逃亡させようという計画が持ち上がった。そのためにはアレシュを協力者とせねばならなかった。私は気乗りがしなかったが、しぶしぶそうすることにした。

実は、アレシュは一九四一年十二月以来、ゲシュタポに正式に使われていたスパイであり、そのときから私たちを裏切っていたのだ。彼はこの機会を利用してＩＳ集団のリーダー（ジャック・ルグラン）とその補佐（ジルベール・Ｔ）と私を売った（一九四二年八月十三日）。

ＩＳ集団のリーダーの補佐は、自分の集団をすっかり「引き渡してしまい」、ゲシュタポはこの集団を、アレシュが一九四一年十二月以来裏切っていた集団と混同した（あまり情報に通じていないのに、大口を叩きたがるアレシュが、おそらく自分の報告を誇大なものとしていたのだろう）。結局、私の指揮下にあった集団は脅かされることはなかったが、崩壊してしまう。

その集団の構成員の何人かは、ジャック・ルコント＝ボワネが率いる集団に合流する（この集団は後に、マニピュル・ネットワーク、そしてＣＤＬＲ運動となる）。この間私は、ルコント＝ボワネに（エリザベト・デュソーズ、ジャンヌ・シヴァドン、アングラン等が逮捕された後で）私が秘密の通信に使っていた郵便箱のいくつかと、ロンドンとの接触方法を委ねることができた。

私の指揮下にあった集団の残りの構成員は、オエ大佐の指揮下に入る。大佐は再び活発に活動を始め、やはり一九四四年七月に逮捕される（彼は強制収容所で亡くなる）。だから彼にその後再会することはなかった。

一九四二年八月十三日から一九四五年四月二十三日まで

私が逮捕拘禁されていた時期は三年に及ぶ。そのうち十四ヵ月は牢獄で過ごし、残りの歳月はラーフェンスブリュックで過ごした。私は「夜と霧」集団に入れられていた。

私に与えられた罪状は五つあり、いずれも死刑に相当するものだった。

一、ドイツの敵を助けたこと。

二、パラシュート兵を宿泊させたこと。

三、スパイ行為を働いたこと。

四、フランス人の裏切り者やゲシュタポのスパイの活動を「無害なものにしようとした」こと。

五、五つ目の罪状は忘れてしまった。だが、書類を見ればそこに書いてあるだろう。［後の補足——それは私の逮捕の原因となった罪だった。フレンヌの牢獄から三人の死刑囚を逃亡させようと企てたこと。］

一九四五年七月十日

フランスへの帰還。生き残っていた友人たちが飛行機まで私を迎えに来た。レジスタンス・ネットワークの公式の認定をめぐるあれこれを説明される。マニピュル・ネットワークが私を彼らのネットワークの構成員として申請すると請け合ってくれる。しかし私はひとつ条件を付ける。私の指揮下にあった組織の構成員全員およびオエの指揮下にあった組織、そしてヴィルデの指揮下にあった組織の構成員全員についても、同様にマニピュル・ネットワークが引き受けてくれることである。それから数ヵ月が経過する。マニピュル・ネットワークは、私が引き受けてくれるよう頼んだ全員を引き受けられない（問題になっていた人々の大半は、マニピュル・ネットワークが創設される以前に逮捕されていた）。だから、私、オエ、ヴィルデの指揮下にあった組織を、私は、レジスタンス・ネットワークとして公認させねばならなくなった。ド・ゴール将軍のおかげで、私は何とかこれに成功し、このネットワークを「人間博物館ネットワーク（オエ＝ヴィルデ集団）」と名付けた。

一九四六―一九四七年

それは恐ろしい時期だった。人々の死亡に関する書類の山、裏切り者たちの裁判、死刑執行人たちの裁判の時期である。そうしたあれこれで私は疲労困憊だった。

一九四七年、申請が受け入れられ、私は［国立科学研究センター内で］、一時的に民族誌学部門から近代史部門に配置換えとなる。

実を言えば、私は、戦争犯罪人の裁判の過程で自分が立ち会った「歴史学による屈折」という現象に打ちのめされていたのである。それに加えて、私は、自分が彼らを憎みつつも、憐れに思っているのに気づく。そしてこのことが私の気をすっかり滅入らせる。

一九四七—一九五四年

私は強制収容についての資料を収集し、それに関するあらゆる情報提供要請（とくに戸籍に関するもの、戦争犯罪に関するもの）に応えようとする。一九四七年から五〇年の時期には、そうした要請に応えられる機関はまったく存在していなかった。「歴史委員会」が一九五〇年に組織される。強制収容についての白書、ドイツの戦争犯罪についての黒書はどちらも一九四七年に放棄されていた。

一九五四年

戦争の歴史に関するドイツ側の資料（フランスで押収された資料を含む）がどうなったか調査するために私はアメリカへ赴く。それらがドイツに返還されようとしているのを知り、それが原則的にはフランスに返還されるという約束を勝ち取るとともに、ワシントンに派遣されるフランス人の歴史家をひとり受け入れるという約束を取りつける。

一九五四年十一月［アルジェリアで］蜂起が起きる。マシニョン氏と一緒に、私は大臣（ミッテラン）に面会に行き、大臣はオーレス山地をナパーム弾で空襲したりしないと誓い、私に二ヵ月の任務を与えてアルジェリアに派遣することを提案する。

一九五四年十二月から一九五五年三月

三ヵ月をオーレス山地で過ごし、旧友たちに再会する。とくに経済状態について調査し、状況の悲劇的崩壊を確認し、その確認を冊子［『一九五七年のアルジェリア』］で詳述する。

三月初旬、荷物をまとめ、アルジェ経由でパリに戻る。前総督（レオナール）は一月末に職を去り、スーステルが後任になっている。

私は自分の任務について総督（このときはしたがってスーステルである）に報告せねばならない。私は長い報告をする。彼は私に言う。「今、言ったことを書面にしなければなりませんね」。私は同意する。

翌日、彼は私に、特別任務要員として、アルジェリア総督官房に入るよう要請する。

私は同意する。

私は改革のさまざまな計画を彼に提示する（とくに市町村組織についてのものである）。四月に、彼からメキシコに存在するような型の文化普及機関について検討するよう命じられる。

私は同意できない。そのような文化普及機関は、発展するのに百年かけられる国にならば適合するかもしれない。私は社会センターの計画を提案する。彼はこれを受け入れる。私はただちに人員の募集を細心の注意を払いながら始める。同じ年の十月、スーステルは社会センターの創設に関する行政命令に署名し、事業がただちに開始される。

社会センターの運営方針は次のようなものである。

一、社会センターが置かれた地域の住民に、その住民が必要としている発展に必要な諸機構のひと揃いを提供し、それらの機構の全体をひとりの責任者の監督下に置く。

二、アルジェリアの現地で見つけられる人員を利用する（善意に溢れた人間には事欠かないが、経験豊かで技術を持った人間はほとんどいない）。各社会センターのトップにはひとりずつの経験豊かで技術を持った人間が置かれ、彼もしくは彼女が、初等教育修了証書を取得したレベルの指導員たちを率いる。

だから社会センターは次のような要素を含む。

一、小学校に行けなかった子供たち（男女）のための初等教育サービス。

二、成人のための基礎教育。

三、無料診療所。

四、各種行政手続きのための援助。

五、都会においては基礎的職業準備教育、地方においては農業技術教育。

指導員の人数は、彼らが担当する住民の人口を基として計算される（住民一〇〇〇人に対してひとり、それに加えて一センター当たりひとり、すなわち人口七〇〇〇人なら指導員八名――この人数は理想的な人数に比べればやや足りない。理想とすれば住民一〇〇〇人に対しふたり欲しいところだ）。

私は、小学校に加えて、社会センターを利用して、アルジェリア人全員に教育を受けさせる計画を提示する（それには五年で三五〇億フランの予算が必要である）。

この計画では、子供は八歳から十歳まで社会センターに通うことになっている。小学校が十歳から十四歳までを引き受ける。社会センターがその学齢の子供全員の面倒を見ることができるようになったらすぐに、小学校が社会センターを修了した子供全員の面倒を見ることができるようにする。そうなれば、小学校はそれまでのように八歳から子供を受け入れるのではなく、十歳からの子供を受け入れるのだから、学年当たりの小学校の受け入れ人数は倍増することになるだろう。

問題として残っていたのは、教師を大急ぎで養成せねばならないということである。

私は、一九四二年以来、国立科学研究センターの研究員だった。

今年、[b] 高等研究実習院の社会学部門で、(いまだ設置されていない)アルジェリアを対象とする社会学研究指導教員ポストの正教員に選ばれた。そのポストが正式に設置されるまで、私は国立科学研究センターに出向という形で仕事を続けることとなった。

ヤセフ[*]を助けるための二通の書簡

ド・ゴール将軍宛書簡

一九五八年六月七日

将軍、

一九五七年九月十日にあなたが私に許可くださった会見のおり[2]、二度にわたって——一九五七年七月四日と八月九日——私がアルジェ地域のＦＬＮのリーダー、ヤセフと持った対話についてあなたにお話しいたしました。ヤセフは一九五七年九月二十四日に逮捕されました。ところで、彼と私が持った最初の対話の翌日（七月五日）以後、フランス政府側からのいかなる見返りもなしに、彼はフランス人文民に対する一切のテロ行為を中止していたのです。

これが、自分にできる範囲のことをして、わが国を代表する人々が彼に対して正義に適った振る舞いをするようにさせるのが、自分がしっかり果たすべき義務だと私が考える理由です（そして、実際にそのようにさせることができました）。彼が判決を下されるこのときに当たって、私の知りえた、彼に関わるすべてを詳細に述べることも、また私の義務でしょう。

あなたがアルジェに向けて出発される前日に、『ル・モンド』氏はヤセフが今年の六月二十三日には、すなわち二週間後には裁かれるだろうと報じました。ですから、私はアルジェに赴き、公の場で、同封書面にあなたが読まれる陳述をおこなわねばなりません。しかし、現在の状況においては、私の陳述は、かなり時宜を外れたものであり、危険なものでさえあると思います。

もしあなたがそうすることがいいだろうとお考えになるならば、次のようにできます。
一、判決の期日を後日に延ばす（この決定をなすべきは国防大臣です）。
二、ヤセフによって提出された裁判官回避の申し立てを認める。これができるのは破棄院の刑事裁判局です。
これに加え、あなたが私にもう一度会見の機会をお与えくださり、アルジェリア問題全般に関する最近の、そして重要な諸事実をあなたにご説明できるようにしていただければと願っております。
最後に——今一度——これほど多くのフランス人があなたに抱き続けており、そしてまたあなたが再び

（2）一九五七年九月十日、ド・ボーランクール氏が電話をよこし、ド・ゴール将軍がその日十五時三十分にソルフェリーノ通りで私に会うと伝える。私は会見の時間の二十分前に到着し、ド・ボーランクール氏とおしゃべりし、約束の時間に将軍に迎え入れられる。将軍のテーブルの上には私が一九五六年に書き、そのとき出版されたばかりの本がある（標題は『一九五七年のアルジェリア』だった）。その著作で、私は農民、そしてとくにアルジェリアの農民がどんどん貧しくなりつつあると強調していた。将軍は私には皮肉っぽく見える様子でその本を振り回して、私に言う。「現在のアルジェリアは、ここに書かれているのとは別のものです。そこで今重要なのは政治です……」。私は将軍と同じ調子で応じた。「私が言いにきたのもそのことです……私も自分の本は時勢に遅れていると思います。ただそうでもないのは……」。

それを増大させたばかりの大きな感謝の念を申し述べさせていただきますことをお許しください。個人的には、もし偶然にも私の専門と、わが国の国益とが、あなたが私にいくばくかの注意を向けてくださるよう私に請願させることがなければ、こうした感謝の念を大胆にもあなたに直接述べるようなことは決してなかったことでしょう。これが、私が言葉なき多くの人々の名において自分が語っているという気持ちになる理由です。

ジェルメーヌ・ティヨン

アルベール・カミュ宛書簡

一九五九年一月三日

拝啓
司法官職高等評議会は十五日以前には開かれません。とは言っても、事態が緊急を要するのは間違いありません。それでも私は、あなたにお送りする書類を、各所に、とりわけドゥルヴリエ氏に届けることができました。
私が現在おおいに不安を抱いているのは、FLNによるテロ行為が再開されるのではないかということです。恐れるべきは、昔からよく知られている方式に従って、応酬合戦が始まるのではないかということです。ところが、私の意見では、今やなすべきは「平和の攻勢」なのです。ド・ゴール将軍はかなり広範な——しかし全面的なものではない——恩赦をおこないたいと望んでいるように私には思われました。ところでバルブルッス牢獄には一五八人の死刑囚が拘禁されており、フランス本土でも十四人の死刑囚がサンテ牢獄に拘禁されているらしいのです。彼らのなかで、実際に処刑される人物として理想的であるように「書類上」見えるのは誰でしょう。

私が、それぞれについてあなたに短い覚え書きをお送りする四人は、全員その危険にさらされています。もっとも心配しているのはもちろんヤセフのことです。それはまず彼のことを個人的に知っているからですが、また彼が道徳的に言ってもっとも勇気ある行為をしたからです。彼は自分の側から報復合戦を止めたのです。私の知る限り、フランス側、アルジェリア側双方の陣営で、ここ四年間にそのような行為をしたのは彼だけです。

私が恐れを抱く第二の理由は、彼に対する恩赦がすでに一度コティによって拒否されていることです。ところで、彼を、ただ一件の殺人についても告発することは、共犯という資格においてすらできなかったのに加え、私の見方からすれば彼という人間が持っている価値の重みという要素もあります。間違いなく、彼という人間の重みが、彼を尋問した人々の怒りを掻き立てたのですし、そうした重みは、バルブルッス牢獄に拘禁されている死刑囚全員が自分たちが従う人間として、また自分たちの名において語る人間として彼を指名しているという事実によっても確認されます。

私が恐れを抱く第三の理由は、あなたが彼を個人的に知っており、彼が現在とくに危険にさらされていると思われることです。というのも、彼を「街灯のテロ」と呼ばれるテロ行為を組織した人間であるとする、彼に対して不利な証言が採用されたからです（この証言は後に否定されました）。率直に言って、彼はあれらのテロ行為の首謀者でしょうか。とにかく、物証は何ひとつなく、そうだと言う証言者もひとりとしておらず、彼に対する告発はもっぱら、法廷で否定された証言と、拷問によって得られ、やはり法廷では否定された自白に基づいているのです。

私が恐れを抱く第四の理由は、私が知っているのがただ彼の本名がアリ・ムレであり、彼が国際的文民機関に所属しており、仲間たちから、とくにネリ・フォルジェから愛されていることです。

彼は一九五三年にボランティアとしてオランダに行き、洪水の被災者たちを援助しました。彼の仲間から受け取ったもの以外に、私は二日前に、フランス軍に所属する女性ソーシャルワーカーからの手紙を受け取りました。彼女は、彼を個人的に知っており、自身では行動できないので、私に何かするように懇願しています。以下に引くのは彼女の手紙の末尾の数行です。

「……そのうえ、こうした処刑が、イスラム系住民たちにどのような不吉な影響を与えるかを近くから見たことがあり、この残酷な戦争がどのようにおこなわれるのかを、わが軍の兵士たち、わが軍に捕らわれた囚人たちとともに、ボルジで実際に体験して知っているので、私は自分の良心にかけて、あなたにお手紙を差し上げ、あなたが私自身はなすことのできない行為を私に代わってしてくださるよう期待しております」。

私はFLNによっておこなわれた数々のテロ行為のおぞましさを過小評価するつもりなどありません。しかし、あなたに申し上げられるのは、たしかに彼らはまさしくアルジェにおいて二一人の人間を殺害し、多くの人間に怪我を負わせましたが(私はこれらの数字を政府委員がおこなった最近の糾弾から引いています)、他方で、一九五六年四月から五七年十一月までのあいだに、バルブルッス牢獄だけでギロチンによる処刑が五五人に対して執行され、五七年末には三〇二七人が行方不明になっているのです。

ここで行方不明と言っているのは、警察あるいはパラシュート部隊によって逮捕され、その後どこへ行ってしまったかわからなくなってしまった人間とご理解ください。ところで、私がおこなったわずかな調査だけからも、この行方不明者の人数は、同じような状況で行方不明となった人間の実数とはほど遠いものであるのがわかります。というのも、家族や、彼らが住む地区の人間が見ている前でパラシュート部隊に逮捕され、そして死亡証明書が作成された人間を、私は個人的に何人か知っているからです(それらの死亡証明書にはゲリラ活動中に逮捕され、銃殺されたと記されています)。

逆に、私は書類上行方不明と分類されて、その後ゲリラとして活動している際に、あるいはよその場所で発見された人間をひとりとして知りません。

汚らわしい理由で(政治的理由ではなく)イスラム教徒一家を殺害し、軍人たちによって逮捕され、エクス＝アン＝プロヴァンスで裁判を受けたたいささか単純な人間(彼は軍人ではありませんでした)を除いては、私はイスラム教徒を殺したという理由で罰せられたフランス人をひとりも知りません。ところで、フランス人とアルジェリアのイスラム教徒というふたつの集団間で犯された殺人の数の比率を見るならば、彼らによって殺されたフランス人ひとりに対し、一〇〇人(大雑把に見積もってですが)がわれわれによって殺されています。

長々とした手紙を差し上げましたのをお許しください。そして、『一九五七年のアルジェリア』のアメリカで出版された翻訳に付されたあなたの署名の入った推薦文[c]に私はとても心を動かされたと——そして、今回のノーベル賞においてフランスがあなたによって代表されたことを私がどれほど嬉しく思ったかを申しあげるのをお許しください。

私の感謝、賛嘆とともに、心底からの尊敬をご嘉納くださるようお願い申し上げます。

敬具

ジェルメーヌ・ティヨン

北アフリカを対象とする民族学への序説

この著作の標題は『マグレブ地域における文明の根』である——この標題は少なくとも、その副題であり、それを補完する「北アフリカを対象とする民族学への序説」と同程度に正確なものである。語というものは実際、株価と同じように、そこに含まれるものが拡大したり、引き延ばされたり、逆にそこから内容が削ぎ落とされたりするものである。だが、このことは古い語よりも「若い語」についてより真実であり、とくに「人文科学」と呼ばれる諸科学を名指す語については真実である。このことはこれらの諸科学の歴史を考えてみるならば理解できる。

人文諸科学

「野生の思考」（われわれにクロード・レヴィ＝ストロースが描き出してみせたような）から「近代の思考」への移り変わりがどのようなものであるかを検討すると、精密科学と言われる諸科学と人文科学と言われる諸科学が、まるっきり逆の道筋をたどってきたのが確認される。

野生の人間は、彼が宇宙に「関与」していると信じ、これこれの星、これこれの動物、これこれの方角、これこれの曜日は彼の人生、彼という人間に無縁のものではないと信じており、それらのものと自分を画然と区別するのをためらうほどだった（ついでに、野生の人間は現代でも文明世界の各国の首都に多くの代表者を持つことを指摘しておこう――たとえそれが星占いの多くの読者であるにすぎなくとも）。逆に、この同じ人間（彼は自分と、惑星である火星のあいだの境界についてほとんどまったく確信が持てない）は、ためらいなく、自分と同じ場所に住む、自分の完全な仲間に属さないあらゆる個人を、自分とは異なる本質を持つ者だと考えていた。

今日、物理学者、化学者、天文学者はためらいなく、自らを彼らの研究の対象と切り離す。そして現在では、人間を研究の対象とする者《ユマニスト》のほうが、対象へと「関与」しているのだ。言ってみれば、精密科学といわれる諸学問では、研究者がある現象を顕微鏡を用いて観察するとき、見つめる目、目が用いる道具、そして目が研究の対象とするものは明瞭に区別される――そしてこの過程を支配するのは高貴な冷静さ（それは「学問的」なものだと言われる）である……。人文諸科学においては逆に、観察者と、拡大鏡と板ガラスの上で蠢く細菌は、不明瞭な隔壁によってしか分離されておらず、「経験（＝実験）」（これはしばしば熱気に溢れた状態でなされる）は、顕微鏡を湯気で満たし、研究助手たちにバクテリアの興奮を伝染させる。

観察者と観察対象がこのように根本的に結びついていること、そしてそのことに気がつくのにきわめて長い時間がかかったことが、なぜ他の多くの諸科学に比べ、人文諸科学が、正確な、過去に由来する重い障害から解放された語彙を獲得するのにずっと苦労したかを説明してくれる。化学という語について、天文学という語については、錬金術師や天文学者についてまったく知らなくても、長々と語れる。だが、ある研究の副題に「民族学者」という語を書く前には、おおいに注意が必要だし、その語が何を意味するのか注意深く定義せねばならない。

民族学と民俗学

「民族学（ethnologie）」という語は百年ちょっと前から存在する。そしてそれは数年の違いはあるものの、ほぼ「民俗学（folklore）」という語と同時期のものである。民俗学者とは、自分自身の国について民族誌学的に学ぶ者のことであり、これに対し、民族学者とは遠い国々に出かけて民間伝承を収集する者のことだった。

このふたりの人物のあいだには、たしかに心理的な違いがあった。民俗学者はたしかに好奇心に富む人間だったが、出不精であり、自分の家の庭の周囲を旅する。民族学者のほうは——処女地とみなされた森の探検に遠くまで出かけるのだから——おそらくは自分のそもそもの居場所には落胆し、不安を感じている人間だったろう……。

民俗学者が収集した植物採集帳と民族学者が収集した植物採集帳を二世紀近くにわたって徹底的に比較し続けた結果ようやく、人々は野生の植物は、これ以上なくよく手入れされた公園にも生えており、他方遠くの森にはそれとは逆の驚きが隠されていることに気がついた。しかし、この結果に到達するためには、人々が、それとは知らずに何世紀どころか何千年にもわたって民族誌学を実践する（ジュールダン氏がそれとは知らずに散文を書いていたように[3]）必要があった。そのようにしてようやく、人々は人間という種が唯一の種であるのを確認でき、隣人を観察するために用いられていた規則が、自分自身を観察するためにも使える（しかもそのことには、、、、、、、、、、大きな利益がある）のに気づいたのだ——他方、私たちが自分のために用いる内省は（ときとして）隣人の振る舞いを解釈するのに役立つ。

民族学とは何だろう。

私の意見では、それは人間を理解する《ユマニスム》術を学ぶ学校である。というのも民族学（すなわち自分の社会とは違う社会の深い研究）だけが、私たちが、自分自身の社会を「見る」ことを可能にするからである。

フロイトは弟子たちに、自分自身を精神分析することはできないと言っていた——それは一面鏡では自分の横顔が見られないのと同様である。同じことは社会学者についても言える。自分自身が属する社会について正確な「社会分析」をするには、それ以前に他の社会を深く研究したことがなければならない。逆に、私が思うに、自分自身の社会に関心を抱いていない場合、自分が属する社会とは別の社会を深く見つめることはできない。

要するに、ふたつの学問、ふたつの視線を積み重ねねばならない。外部を見る冷静な観察は、測定し、重みを測り、分析する——そして内部を見つめる視線だけが、説明すること、したがって予測することを可能にする。これが、私があらゆる社会学者に対して、たったひとつの文明について語る資格を得るには、少なくともふたつの文明を深く、そして身近から知るよう要求したいと思う理由である——というのは、距離を見積もるためにふたつの目が必要であるように、社会学者として判断をおこなうには、ふたつの文明が必要だからである。

こうした要求によって、なぜ何千年にもわたるばらばらの、経験的な観察の後で、十九世紀になってようやく、そうした多くの観察が組織され、さまざまの科学、「人間を対象とする諸科学」と呼ばれるそれになったのかという事態が理解できる。

ある技術者は(3)、理科系の学問に携わる若者たちのあいだで、人文科学に対する好奇心が増しており、彼らが人文科学に携わる人々と対話したがっていると語り、ついでに、人文科学は精密科学よりも「精神のより微妙な調整」を必要とすることに注意を促している。

私は「直感」という語が好きではない。それは、大半の人間がこの語に込める魔術もどきのニュアンスのせいである。逆に、私は人文科学を実践するには「繊細な解読格子」が重要だと信じている。というのも、私は言語とは区別される現実の存在を信じているからだ。そうした現実を、私たちは語を用いて捉える。しかし、それらの語自体は穴杓子のようなものであり、大きな破片は捉まえられても、汁や固さを失った破片は素通しにしてしまう。あらゆる学問において、いまだ捉えられていない現実が存在し――それらの現実は秘められており、海の表面には現れず水中に姿を隠している――、それらの現実が海の上に姿を現している島を四方から取り囲み、その島を支えている。だが人文科学においては、このいまだに見えるものとはなっていない現実が、海の上に現れている部分を精密科学におけるよりも強く条件づけている、これこそ、私たち人文科学に携わる者が、――他に適当な語がないので――「文体《スティル》」と呼ばれているものを重視せねばならない理由である。

あらゆる民族が同一ではない。こちらの民族は少しばかり他の民族より背が高いし、あちらの民族は少しばかり肌の色が濃い。それぞれの民族が語る物語は異なっているし、それぞれの民族が食べるものも違い、話す言葉も違う。ある民族は他の民族が誤りだと思っていることを真実だと思っている。ある民族は、他の民族が野蛮だと判断していることを礼儀正しいと見なしている等々。

こうした違いには先史時代の人間もすでに気がついていた。だから古代から、そうした違いは記述され、

（3）　テレビのインタビューでのルイ・アルマンの発言（一九六四年二月）。

省察の対象となってきており、そのいくつかは私たちの時代まで伝えられている。紀元前五世紀のヘロドトスは北アフリカを対象とする、知られる限りもっとも時代を遡る民族学者である。タキトゥス（紀元一世紀、二世紀）はゲルマニアを対象とする民族学者だった――しかし彼らの著作は、その同時代人によって「地理」（すなわち地上の各地域についての研究）あるいは「歴史」（すなわち記憶すべき諸事件の記録）と分類された。そして、多くの商人、征服者、伝道者などが残した物語についても同様だった。彼らはほとんどあらゆる場所に、学問に携わる人間に先立って赴いていた――というのも、この時代からすでに、人間の誇大妄想は現れており、ギリシャ人たちはギリシャに関わる諸事件や、直接にギリシャ人に関心を抱かせるものすべてを「歴史」と呼び、問題の諸事件が彼らから見て遠方に住む人々に関係する場合には、それらの事件は「地理」と分類されていたからだ。

十九世紀前半を待って初めて、研究者たちは、それまでは経験的な観察にすぎなかったことを、体系的におこない始めた。すなわち、地上のさまざまな民族の諸制度を、それと見極め、記述し、分析し始めたのである。

大学では、ますます多くの教授たち、学生たちが、研究者たちの仕事に関心を抱いた。しかし、珍しいものに関心を抱くという段階を通過して、文明のさまざまな型の比較がおこなわれるようになるには、そして――言語学者たちから一世紀遅れて――それらのさまざまな型の類縁関係を探し、分類するようになるには、またそれができるようにするために、それぞれの型の持つ本質的独自性を抽出し、名付けるようになるには、なお一世代を要した。

同時に、十九世紀に学問に携わった人々は、文明のそうしたさまざまの型を整理しようとし、そのために、それらを彼らの手持ちのさまざまな学問的引き出しに配分しようとした。「歴史学」、「地理学」というふたつの合切袋《がっさい》のような引き出しはすでにいっぱいだったので、他の引き出しが開けられた。「人類学」「民族学」「民族誌学」……といった引き出しである。またすでに存在していた引き出しに付属する引き出しも考え出された。たとえば「人文地理学」といったものである。

この間、他の分野の研究者集団も研究をおこない、分類をおこなっていた。古い石が大好きな考古学者たちは、家の地下室を掘り返し、先史学者たちの隣で活動することを受け入れていた。言語学者たち、文献学者たち、文法学者たちは少し離れたところにいた――しかし彼らは古文書館に足繁く通っており、したがって、歴史家たちから遠く離れていたわけではなかった。人類学者たちは解剖学者たちと――すなわち医師たちと――関係を保ち続けていた。当時の民俗学者たちについて言えば、彼らは屋根裏部屋に、詩人たちと一緒に閉じこもっており、人々は彼らを放っておいた――社会学者たちについて言えば、彼らは建物の一階で仕事をし、町中の騒擾やバリケード騒ぎがあるときには、よりよく銃撃ができるように備えていた……。

次いで、(そんなに昔の話ではないが) 民族誌学 (言い換えれば諸民族についての記述) が、先史学と考古学によって、すばらしく豊かにされた (逆もまた真実である) ことに人々が気がつくときがやってきた――他方、比較文法もまた先史学にとってもっとも実り多い枝のひとつであることが明らかになってきていた。

ふたつの断章*

私が生き残るとは予測外のことだったが、私は生き延びた。

逆に、きちんと書かれた場所と日付を付されて記され、相互に突き合わされ、注釈を付けられたあれほど多くのノートを私はすべて失ってしまっていた。残されていたのは、私が記したもっとも古い雑然としたノートだけであり、それは価値がないものとして私が放棄しようとしていたものだった。

私の言葉には誇張があるかもしれない。それらの雑然としたノート以外にも、私には多くの思い出が残っており、かつて自分に対して発した、答えの得られなかった数多くの疑問が残っていた。

これらの疑問こそが、ずっと後になって、私を南サハラの数多くの斜面へと導いていったものであり、したがって、私がこの著作(d)で物語ろうとしている話の動機となったものである。

実際、この本を書くにあたってふたつの目的がある。というのも、私はまず——いくつかの疑問に答えを与えようとするのではなく——いくつかの疑問を提起したいと考えた。それもかつて私が自分自身に対して発したような仕方で、提起したいと考えた。疑問が、次々と新たな地平を開くような仕方で、提起したいと考えたのだ。

ふたつめの計画はより野心的なものである。というのも、私が示したいのは、民族学、民族誌学、人類学と呼ばれるこの不完全な学問——呼び名などはどうでもいい——が、(単数形で)「人間の学」と名付けるべき岸辺への接岸を許す水路のひとつであることである。あなたを養ってきた文化とは別の文化を知ること、そして引き続いてあなたの乳母のところへ、ものごとを見つめる新たな目を持って立ち戻ることは、おそらく大人になるための最適の方法なのである。

省察をおこなうには、そして自分について省察をおこなうには、まず隣人のところへ行って、隣人が生活するために、また生き延びるために、どのような仕方を採用しているのかを見にいかねばならない。選ぶべき隣人はどんな隣人でもかまわない。というのも人文科学を学ぶというのは、失われた巨大な知を再びわがものとすることであり、異郷に生きるという経験を、深みをもっておこなうことだからである。

それぞれの人間は、自分の生まれ故郷の風景について、日々の偶然によって与えられるままに集められた、無秩序な、数え切れないほどの所与を所有しているのだが、それらの所与が再検討されることは滅多にない。そうした所与でもっとも強い力を持つものは、往々にして、幼年時代に獲得された、胸を刺すような獲得物まで遡るものであり、それゆえにそれぞれに触れられると人々は敏感に反応する。他の所与は、日常生活の磨滅の埃の下にかき消されてしまう。

書誌と略号

ABA 『アフリカは未来へ向けて進路を変える』*L'Afrique bascule vers l'avenir*, Paris, Tirésias, 1999（本書での引用は『戦争の戦い、平和の戦い』所収の再版による）.

AGT ジェルメーヌ・ティヨン文庫 Archives Germaine Tillion（フランス国立図書館に寄託されている）.

CGP 『戦争の戦い、平和の戦い』*Combats de guerre et de paix*, Paris, Seuil, 2007（『真実と正義を求めて』、『アフリカは未来へ向けて進路を変える』、『相補的な敵』第二版を含む）.

ETH 『かつて民族誌学というものがあった』*Il était une fois l'éthnographie*, Paris, Seuil, 2000（本書での引用はジェルメーヌ・ティヨンの手になる書き込みがある版による）.

HEC 『ハーレムと従兄弟たち』*Le Harem et les Cousins*, Paris, Seuil, 1966（Points-Essais のシリーズで新しい序文を付して一九七四年に再刊される）〔邦訳『イトコたちの共和国』宮治美江子訳、みすず書房、二〇一二年〕.

LAA 『オーレス山地のアルジェリア』（ナンシー・ウッドと共著）*L'Algérie aurésienne*（avec Nancy Wood), Paris, La Martinière-Perrin, 2001.

LEC1 『相補的な敵』初版 *Les Ennemis complémentaires*, Paris, Minuit, 1960.

LEC2 『相補的な敵――アルジェリア戦争』第二版 *Les Ennemis complémentaires. Guerre d'Algérie*, Pa-

ris, Tirésias, 2005（本書での引用は『戦争の戦い、平和の戦い』所収の再版による）.
RAV1 「真実を求めて」«À la recherche de la vérité», in *Ravensbrück*, Neuchâtel, Cahiers du Rhône, 1946, p. 11-88〔『ラーフェンスブリュック』所収〕.
RAV2 『ラーフェンスブリュック』第二版 *Ravensbrück*, Paris, Seuil, 1973.
RAV3 『ラーフェンスブリュック』第三版 *Ravensbrück*, Paris, Seuil, 1988, Réédition Points-Essais : *Ravensbrück*, Paris, Seuil, 1997（本書での引用はこのペーパーバック版による）.
RVJ 『真実と正義を求めて。世紀を断続的に語る』*À la recherche du vrai et du juste. À propos rompus avec le siècle*, Paris, Seuil, 2001（本書での引用は『戦争の戦い、平和の戦い』による）.
SGT 『ジェルメーヌ・ティヨンの世紀』*Le Siècle de Germaine Tillion*, Paris, Seuil, 2007.
TDM 『悪を横切って』（ジャン・ラクテュールとの対談集）*La Traversée du mal*（entretiens avec Jean Lacouture）, Paris, Arléa, 1997（Genivième de Gaulle-Anthonioz の新たな序文を付したペーパーバック版が再刊されている。Arléa, 2000）.
VAE 『地獄の待機要員。ラーフェンスブリュックのオペレッタ』*Le Verfügbar aux enfers. Une opérette à Ravensbrück*, Paris, La Martinière, 2005.

テキストの出自

序　二重の学習

「ジェルメーヌ・ティィヨン文庫（AGT）」。このテキストはティィヨンが一九五八年から六四年の時期に執筆していた、さまざまな標題を付けられた著作の序文、あるいは第一章の最終的な形であると思われる。私がここで用いた主要なテキストは、手書きの訂正が入ったタイプ原稿で、その上部に「第一章。二重の学習」と書かれ、七から一一とページが付されている。このテキストはほぼ確実に一九六三年―六四年の時期のものである。私はすでに「ジェルメーヌ・ティィヨン文庫」にあったテキストを出発点して『真実と正義を求めて。世紀を断続的に語る』（*RVJ*）でこのテキストを公刊した［その後、このテキストは『戦争の戦い、平和の戦い』（CGP）に再録された。p. 231-233］。今回、私はこれまでのテキストを、このテキストの最終的な形の前の状態の、より長いやはりタイプ打ちされた原稿に、最終稿に見られる手書きの訂正を合体させる形で補足した。新たに付け加えられた部分は本書の二ページと六ページに引用されている。このテキストの最後の形には表紙が付いており、その上には手書きで「第一章。一九三四年――シャーウィア族のもとでの民族誌学調査任務」と書かれている。その表紙にはまた、本書でも採用したタレーランの銘句も記されている。冒頭の文（この文はこのテキストの第二稿にはない）は「ここで扱われる主要な主題」を「学問の学習」であると明瞭に述べている。この最終的な形の別の部分が、本書の後の部分で「学問への復帰」と題された章で用いられている。私はこの序文の最後の部分に、別のところからとってきた、同じ主題を扱ったふたつの断章を付け加えた。ひとつめは（「一九三四年には」から「自らで獲得した経験だけなのだ」までの部分だが）、おそらく、ここで用いられた主要テキストより以前に書かれたもので、タイプ原稿から抜き出してきたものだが、その続きは、後に出てくる「最初期の調査」に現れる。末尾においたふたつめの断章は、一〇五、一〇六とページを付されてはいるが、孤立した二ページのタイプ原稿に由来するものである。

I　アルジェリアの民族学者

「ジェルメーヌ・ティヨン文庫（AGT）」。この部分のテキストは、いくつかの原稿を継ぎはぎして作成してある。

一、五から一五（第一次の任務の初期に対応する）及び二五から四〇（第一次の任務の末期と、第二次の任務、パリへの帰還に対応する）とページを付されたタイプ原稿を貼り付けられた手書きの原稿。これに他のページが続くが原稿に付されたページは先のものとは違っている。三六から四五（パリのバシルとモハンド）、五四から五七（第三次、第四次の任務に対応する）。

二、冒頭に数字の七と「複数の地平」と題が付された手書きのテキスト。このテキストがタイプされた原稿も残っているが、こちらはおそらく八〇年代初頭にタイプされたものである。このテキストには一から一九までページが付されており（パリのバシルとモハンド、第三次、第四次の任務に対応する）、その後に八九から九一のページが付された部分があり、こちらは「一九四〇年五月の帰還」（第四次の任務の終了に対応）と題されている。

三、手書きの訂正が入ったタイプ原稿で一から二六までのページが付されている。このテキストはティヨンのことを三人称で語っているが、その後ティヨンという名は代名詞に手書きで置き換えられている。枠組みとなるテキストは、カギカッコに挟まれて与えられている長い引用よりも時期的に後のものとして示され、引用は次のような言葉で導入されている。「彼女の報告からのいくつかの引用により、彼女の調査が物質的にはどのように進められたかを私たちは順に追える」。注には「ベルベル人の居住地域における調査の諸方法（未刊）」と読める。ところでこれは「国際アフリカ研究所」に彼女が送った一九四八年の報告の標題である。それぞれの任務が小題とともに、分離されて記述されている。最初の任務、二ページから四ページ。二度目の任務、四ページから一一ページ、その後にまとめが来て「一九三九年初頭、彼女はこのように自分が到達した学問的段階を記述する」と題され、一一ページから二二ページまでが用いられる。最後に、第三次と第四次の任務が二二ページから二六ページまで記述される。

四、他に独立したふたつの断章を用いたが、そのひとつは「完全な探検者を目指す初心者の掟」についてのタイプ原稿で六二ページから六四ページとページが付けられている。もうひとつの断章は二ページの手書き部分とタイプ打ちされた部分が混じったもので、一九三八年から三九年のパリ滞在、とくに母との旅行について記述している。

ジェルメーヌ・ティヨンはこの経験について『かつて民族誌学というものがあった』でも再び触れてい

る。私はふたつのテキストで類似した言及については注で指摘しておいたが、ふたつのテキストが完全に重なることは決してない。

Ⅱ　レジスタンスと牢獄

この章で用いられたテキストは多様である。

「**占領直後の反応**」中の「壊滅」、「抵抗する」は「ジェルメーヌ・ティヨン文庫」（AGT）に由来する。文庫中に「第二部、戦争についての認識。第一章。一九四〇年：レジスタンス」と書かれた封筒があり、この中には、数ページずつのばらばらの、手書きやタイプの原稿が入っている。すなわち壊滅と逃走を記述する三ページの手書き原稿、レジスタンスをしようという決心についての二ページのタイプ原稿、オエとラ・ロシェールについての、タイプ打ちされ、一〇五から一〇八までのページが付された原稿、八〇年代に書かれ以下のような小題を付された、手書きの訂正が入ったタイプによる写し。「ブレゲ通り」（一一ページから一三ページというページ付けがされている）、「『フランス＝自由』グループ」（五ページ）。このふたつの断章は、すでに文庫から持ち出されて、『真実と正義を求めて。世紀を断続的に語る』（RVJ）で公刊され、後に『戦争の戦い、平和の戦い』（CGP）の一二七ページから一三〇ページに再録された。ヴィルデ、オエ、ラ・ロシェールの逮捕についてのタイプ打ちされた二ページの原稿があり、その最後には「G・ティヨン、一九九一年七月二十八日」と記されている。

「**占領直後の反応**」中の「レジスタンスと政治」もまた「ジェルメーヌ・ティヨン文庫」（AGT）に由来する。このテキストはタイプ打ちのひと続きの原稿で二から八までのページが付されている。このテキストは三度書き換えられており、私が用いたのは最後の稿で、そこに他の書き換えの手書きの訂正をはめ込んでいる。このテキストはおそらく一九六一―六二年の時期に書かれたものである。

「**レジスタンス**」も「ジェルメーヌ・ティヨン文庫」(AGT)に由来する。タイプ打ちされ、「レジスタンス(一九四〇年六月―十二月)」という標題が付され、一から四六までのページが付された原稿に、それに先立つ、九四から九六、一〇八から一一〇、一〇五から一一九というページが付され、手書きの訂正が入った原稿のページをはめ込んでいる。一九四五年にティヨンがおこなった「証言」のテキストも「ジェルメーヌ・ティヨン文庫」(AGT)中に存在するので、これをこのテキストの補強に用いた。このテキストが書かれたのはおそらく一九六三年である。

「**逮捕**」中の「裏切り者ロベール・アレシュ」も「ジェルメーヌ・ティヨン文庫」(AGT)に由来する。タイプ打ちされた原稿で、おそらく八〇年代に作られた写しであろう。すでに「ジェルメーヌ・ティヨン文庫」(AGT)から引き出されて、部分的に『真実と正義を求めて。世紀を断続的に語る』(*RVJ*)において公刊され、さらに『戦争の戦い、平和の戦い』(CGP)一三四ページから一三八ページに再録された。

「逮捕」中の「学問的仕事」も「ジェルメーヌ・ティヨン文庫」(AGT)に由来する。この部分は民族学についての著作の計画と関係するふたつのタイプ打ち原稿を併せている。最初のものには「第五章、パリ、一九四〇年から四三年。第二稿」という題が付けられ、八一ページから八九ページまでのページが付されている。二番目のものは同じできごとに関係するが、三八から四三というページが付されている。ふたつの原稿とも手書きの訂正が入っている。執筆はおそらく一九六三―六四年の時期である。

「**牢獄**」は『ラーフェンスブリュック』三版(*RAV3*)からとった。「尋問」は二四ページ―二六ページから(そもそもは『ラーフェンスブリュック』二版(*RAV2*)の一五ページから一六ページ)、「ドイツの裁判所への書簡」は三五ページから四〇ページ、「牢獄学」は五〇ページから五四ページ、「牢獄のエミリー・ティヨン」は二六ページから二九ページ（そもそもは『ラーフェンスブリュック』二版（*RAV2*）の一六ページから一九ページ）である。

III　強制収容所送り

この章のテキストはもっぱら『ラーフェンスブリュック』三版（*RAV3*）から取られている。

「**ラーフェンスブリュック、一九四三年十月三十一日**」中の「ドイツの牢獄」は一四五ページから一四七ページ、「強制収容所が発する雰囲気」は一四七ページから一四八ページである。

「**強制収容所の生と死**」中の「医務室《レフィーア》で」と「ジフテリア患者を収容する小部屋」は一五〇ページから一五二ページ、「待機要員《フェアフュークバール》であること」は一六〇ページから一六二ページ、「ラーフェンスブリュックでのエミリー・ティヨン」は二九ページから三一ページである（そもそもは『ラーフェンスブリュック』第二版（*RAV2*）の一九ページから二二ページ）。

「**収容所からの解放直前の日々**」は、二七八ページから二九三ページ（第一稿は『ラーフェンスブリュック』初版七七ページから八五ページに公刊された）、三三一ページから三三三ページ（そもそもは『ラーフェンスブリュック』二版（*RAV2*）の二五ページから二六ページ）、九九ページから一〇〇ページ（そもそもは『ラーフェンスブリュック』二版（*RAV2*）の二六ページ）である。

「**帰還**」は「ジェルメーヌ・ティヨン文庫」（AGT）に由来する。同じテキストについて残された複数のタイプ原稿を用いてある。最初のものは「牢獄と強制収容所について一九四五年に書かれたいくつかの覚え書き」と題されており、一から六のページが付されている。二番目のものはタイプ打ちされた部分は同じだが、訂正が入っており、「序文に使える（一九四五年執筆）」と題されている。三つ目のものもやはり同じテキストがタイプ打ちされており、手書きの訂正が入り、五二から五九のページが付されている。私はこの三つ目のものに従ったが、先のふたつのものを部分的に取り入れている。最初と二番目の短い段落は、ページが付されていない手書きの紙からとられている。最後のページ（「収監状態から解放されて戻った後」以後）は、六六、六七とページが付され、「正義（一九四五年）」と題された二ページのタイプ打ち原稿に由来する。

「**強制収容所の記憶**」中の「記憶の管理」は『ラーフェンスブリュック』三版（*RAV3*）の二九八ページから三〇〇ページ、「社会参加と公平さ」は『ラーフェンスブリュック』三版（*RAV3*）の三〇四ページから三〇六ページ（この部分の最初の形は『ラーフェンスブリュック』二版（*RAV2*）の二二三ページから二二四ページ）、「ありきたりの人々」は一四一ページから一四四ページ（そもそもは『ラーフェンスブリュック』二版（*RAV2*）の二〇三ページから二〇六ページ）である。

「**社会参加**」は「ジェルメーヌ・ティヨン文庫」（AGT）に由来する。「ふたりの虚言者」は他のテキストからは切り離された六ページの手書きのテキストである。「共産主義の強制収容所」および、一九四九年と五一年の二通の書簡の紹介は八〇年代に書かれたらしい（このテキストは、ジェルメーヌ・ティヨン文庫から引き出されて、『真実と正義を求めて。世紀を断続的に語る』（*RVJ*）で公刊され、『戦争の戦い、平和の戦い』（*CGP*）の二一〇ページから二一三ページに再録された）。「学問への復帰」はティヨンが計画していた、この原稿では「ベルベル人の居住地域における社会学的調査の諸方法」と題されている著作に由来するものである。このテキストの原稿はふたつ残されており、初稿を第二稿が訂正し補完している。ここでは第二稿を採用している。このなかに、先に引用した「人文科学と言われる諸学問における学習」という言い方が出てくる。

V　アルジェリア戦争

「**一九五四—一九五五年のアルジェリア**」は『アフリカは未来へ向けて進路を変える』（*ABA*）から取られている。このテキストは『戦争の戦い、平和の戦い』（*CGP*）に再録されている。「アルジェリアを再び見る」は四二九ページから四三三ページ。「アルジェの町」は四四九ページから四五二ページ。おそらくは一九六一—六四年に書かれたもので、九九年に初めて公刊された。

「**一九五七年**」中の「強制収容所体制についての国際調査委員会の調査」は「ジェルメーヌ・ティヨン文庫」（*AGT*）に由来するもので、『相補的な敵——アルジェリア戦争』第二版（*LEC2*）において公刊され、『戦争の戦い、平和の戦い』（*CGP*）五二四ページから五五四ページに再録された。「ある出会いの物語」は「ジェルメーヌ・ティヨン文庫」（*AGT*）に由来し『相補的な敵——アルジェリア戦争』二版（*LEC2*）で公刊され『戦争の戦い、平和の戦い』（*CGP*）五五四ページから五六五ページに再録された（同じ原稿のこれに先立つ形のものが『相補的な敵』初版（*LEC1*）の三八ページから五一ページに収録されている。それは一九五八年七月二日、アルジェでおこなわれたヤセフ・サアディを裁く軍事裁判におけるティヨンの証言である）。「対話がもたらしたさまざまな結果」は『相補的な敵』初版（*LEC1*）五一ページから六四ページで公刊され、『相補的な敵――アルジェリア戦争』第二版（*LEC2*）に再録され、さらに『戦争の戦い、平和の戦い』（*CGP*）五六五ページから五七一ページに再録された。「逮捕の後で」は「ジェルメーヌ・ティヨン文庫」（AGT）に由来するもので、『相補的な敵――アルジェリア戦争』第二版（*LEC2*）で公刊され、『戦争の戦い、平和の戦い』（*CGP*）の五七二ページから五七六ページに再録された。「拷問」は「ジェルメーヌ・ティヨン文庫」（AGT）に由来するもので、『相補的な敵――アルジェリア戦争』第二版（*LEC2*）で公刊され、『戦争の戦い、平和の戦い』（*CGP*）の七〇三ページから七〇七ページに再録されている。「フェルタン枢機卿への書簡」は七三二ページから七三五ページに所収されている。これらのテキストはおもに、一九五七―六〇年の時期に書かれたが、九八年まで訂正が加えられる。

付録

すべてのテキストは「ジェルメーヌ・ティヨン文庫」（AGT）に由来するもので、今回初めて公刊される。

「**起源**」は日付のない、複数のそれぞれにばらばらのテキストで、ティヨンの家族と幼年期について語ったものを集めている。

「**履歴書**」は五ページのテキストで、一九五八年の最初の数ヵ月に書かれたものである。空白がないように書かれたテキストではあるが、ティヨンが記述を一九三四年で始めているのが注目される。「**ヤセフを助けるための二通の書簡**」は、一九五八年のド・ゴール将軍宛の書簡と一九五九年のアルベール・カミュ宛の書簡で、死刑と拷問について語っている。

「**北アフリカを対象とする民族学への序説**」はティヨンが計画していた著作のまた別の形であり、ここでは「マグレブ地域の文明の根」と題され、本書で標題にしたタイトルを副題としている。ここに採用したテキストは冒頭に「第一章」と書かれ、一ページから三ページまでページが付された三ページの後ろに、なお三ページが続いている。このテキストが書かれたのは、注に現れる一九六四年三月以後であるはずだ。末尾に、別の紙片から取られたふたつの断章を付け加えてある。

これまで述べたことをまとめれば、次のような年代が推測される。本書を構成するテキストの多くは一九六一—六四年の時期に書かれている。この時期は、ティヨンが「人文科学の学習」についての著作を計画していた時期にあたる。いくつかのテキストはこの時期以前のものである。

「帰還」の章と「レジスタンス」の章の司教参事会員トリコについての証言、「収容所からの解放直前の日々」(最初の形)は一九四五年に書かれた。

第一章「アルジェリアの民族学者」の最初の形は一九四六—四八年に書かれた。

いくつかのテキストはより最近のものである。

ラーフェンスブリュックについてのテキストは一九七〇—七二年、一九八七—八八年に書かれた。

「抵抗する」と「裏切り者ロベール・アレシュ」の章は、以前に書かれた原稿を再び取り上げ直したものだが、おそらく八〇年代に書き直された。

アルジェリア戦争についての章は、大部分一九五八―六四年に書かれたが、一九九九年まで改訂が加えられた。

編者注

I　アルジェリアの民族学者（一九三四—一九四〇年）

（a）テレーズ・リヴィエールはその後戦争中も人間博物館に勤務し続け、一九四三年に同博物館でオーレス山地から持ち帰った品物や写真の展示会を開く。健康上の理由で四七年に博物館を辞め、七〇年に亡くなる。
（b）Bordj はアリスに駐在する駐在官公邸である。
（c）ティヨンはムルードと呼ばれる若者を原稿中ではこのように呼んでいる。
（d）この挿話は *ETH*, p. 105 以下でも語られている。
（e）この挿話は *ETH*, p. 104 以下でも語られている。
（f）hodra　トランス状態。
（g）ferqua　一族。いくつかの ferqua が集まって 'arch、すなわち近似的に言って「部族」、あるいは「村」を構成する。ferqua の構成員を結ぶ絆は親戚関係であり、'arch の構成員を結ぶ絆は同一の場所への居住である。いくつかの 'arch があつまって çoff すなわち「部族連合」になる。
（h）taleb　複数形は tolba。コーランの教員。
（i）この挿話は *ETH*, p. 135 でも語られている。
（j）guelaâ　ゲラア　渇いた岩場。
（k）jemaâ　ジェマア　長老会議。
（l）ティヨンはゴグとマゴグおよびそのさまざまの体現についての研究を公刊している。「ヴェズレの肖像の四人の人物のイスラム教における転身」、*RVJ*、のちに *CGP*, p. 348-358 に再録。

二　レジスタンスと牢獄（一九四〇―一九四三年）

（a）ティヨンがこのテキストを書いたのはおそらく一九八〇年代初頭であろう。

（b）エルンスト・ロスコーテン大尉は、ドイツ軍事裁判所所長だった。

（c）オノレ・デスティエンヌ・ドルヴ（一九〇一―一九四一年）は一九四一年八月二十九日に銃殺処刑された。

（d）*ABA*（後に *CGP*, p. 423 に再録）でティヨンは同じ挿話を語っている。トリコ司教座聖堂参事会員の家まで行った後、彼女は師であり友であるルイ・マシニョンの家に行ったと語っている。

（e）司教座聖堂参事会員アルフォンス＝エリー・トリコはパリ・カトリック研究院の教員だった。戦後、彼はヴァチカンに逃亡し、そこで世俗の学院であるオプス・ケナクーリ Opus Cenaculi で働いた。『ルイ・マシニョン友の会会報』二一号、二〇〇八年十二月、p. 51-52 を参照されたい）。

（f）当時の一万二〇〇〇フランは平均的な月収に相当した。

（g）IS＝Intelligence Service　CDLR＝Ceux de la Résistance　CNR＝Conseil National de la Résistance〔Intelligence Service は「情報機関」、Ceux de la Résistance は「レジスタンスの人々」、Conseil National de la Résistance は「全国レジスタンス評議会」である〕

（h）Charles de Foucauld, *Dictionnaire touareg-français*, Paris, Imprimerie nationale, rééd. 1951, 4 vol.

（i）科学的方法による測角法。

（j）ティヨンのすべての原稿はラーフェンスブリュックで失われた。

（k）ティヨンの妹。

（l）シャーウィア族の社会についての博士論文。

（m）NN　Nacht und Nebel「夜と霧」　強制収容所収容者のうち、他の収容所とは別立てて点呼をされ、他と隔離されていた人々。

三　強制収容所送り（一九四三―一九四五年）

（a）Aufseherin　女性看守。

（b）Nachtschicht　夜間労働に携わる女性。

（c）Innendienst　強制収容所内部での労働。
（d）Betrieb　アトリエ、作業所。
（e）Strafblock　懲戒居住区。
（f）Arbeitseinsatz　労働課。
（g）サルヴェガルトは医務室の居住区長であり、病人に毒を配布している。
（h）フェルディナンド・オセンドフスキ（一八七八―一九四五年）は地理学者・探検家・作家で、内モンゴルへの旅行記で、とくに仏教を扱う『獣、人間、神』の著者である。
（i）フリッツ・ズーレンは一九四二年十月から四五年四月までラーフェンスブリュック収容所長を務める。
（j）*RAV3*, p. 307-326 において。

Ⅳ　強制収容所出所後の時期（一九四五―一九五四年）

（a）ティヨンは *SGT*, p. 275-278 において公刊された資料で、原稿が失われたことについて記述した。
（b）ボリス・ヴィルデ。
（c）ティヨンは、レジスタンス強制収容所女性収容者協会の機関誌『声と顔』で一九四七年にこの裁判の印象を語っている。そのテキストは *RVJ* に収められ、さらに *CGP*, p. 163-179 に再録された。
（d）AFAT: Auxiliaire féminin de l'armée de terre　陸軍女性補助勤務員。
（e）梅毒検診テスト。
（f）ジュヌヴィエーヴ・ド・ゴール＝アントニオスはこの挿話について次のように語っている。「収容所仲間のひとりが語ったことに反対して証言をするためドイツに召喚されたとき、私は小さな赤ん坊を抱えた若い女だった。その収容所仲間は、自分が見せられた写真が、収容所の女看守だとわかったが、その女看守はラーフェンスブリュックで点呼の際に女性たちを斬首したと言っていた。それは当然、まったくのでたらめだった。とにかくあなたはあのとき私に言った。ジュヌヴィエーヴ、あなたはドイツに出かけて、それは真実じゃないと言わなければいけないわ。私はそうするのは辛いと思った。収容所を出て以来、私がドイツに戻るのはそれが最初だったし、そのうえ、私には赤ん坊がいたからだ。あなたは私に言った。もし私たちが真実を語り続けねばならないなら、私たちはそうするのが自分にとって負担になる場合でも真実を言わなければならないの。それで、私はあそこへ出かけた」（*SGT*, p. 99）。
（g）一九四八年二月、プラハで、チェコ共産党は力ずくで権力を奪取した。六月に大統領ベネシュは辞任を余儀なくされた。
（h）共産党系の強制収容所収容者連盟で、ルッセの行動に反対した。
（i）一九四八年十二月十七日、ティヨンは国際アフリカ研究所宛に、タイプ原稿で七四ページある報告書を書き終えたと書き送る。彼女がおこなった削除にもかかわらず、テキストは刊行されることはなかった。まだ「生々し」すぎたに違いない。

V　アルジェリア戦争（一九五四—一九五七年）

（a）その後 *ABA* に収められ、さらに *CGP*, p. 467-510 に再録される。
（b）L・マルタン・ショフィエ「調査旅行日記」、『サテュルヌ』、強制収容所体制についての国際調査委員会（ＣＩＲＣ）の月刊刊行物、十月—十一月、三日、十五日、一九五七年、p. 5.
（c）バブ＝エル＝ウェッドは当時、アルジェのヨーロッパ系住民の居住地区だった。
（d）やはり『一九五七年のアルジェリア』のことである。
（e）ＦＬＮの指導者ラルビ・ベン・ムヒーディーは一九五七年二月十七日に逮捕され、裁判なしでフランス軍によって処刑された。
（f）CCE: Comité de coordination et d'exécution　ＦＬＮの最高執行機関。
（g）二十年後の一九八一年、アルゼンチンの大学教師ジャミラ・アムラーヌはこの会見の参加者たちにインタビューをしている。「若い娘」ゾーラ・ドリフは言っている。「ジェルメーヌ・ティヨンにはひどく苛立たせられました。私たちは処刑に報復する責任を負いながら、追跡を受けていました。しかも報復をおこなう手段を持たなかったのです。それなのに、レジスタンスを代表している彼女は、私たちに説教をしにやってきたのです。爆弾はいけないわ、と言うのです。すっかり腹を立てて、私が発言しようとすると「お黙りなさい、大きい赤ちゃん」と彼女は私に言いました」。ティヨンのほうは次のように当時の思いを語っている。「私自身の経験のことを思いながら、私は考えていました。もしそうしなければならないなら、私はまた同じ道を歩むだろう。しかし、強制収容所で三年をもう一度過ごす勇気は持てないだろう。敵の手に生きたまま捕らえられるようなことはしないだろう」（D・アムラーヌ『戦争中のアルジェリア女性たち』Djamila Amrane, *Les Femmes algériennes dans la guerre*, Paris, Plon, 1991, p. 113）。

（h）社会主義労働者インターナショナルのフランス支部に属していたマルセル・シャンペはギー・モレ内閣、次いでブルジェス＝モヌリ内閣において内務大臣ジャン・ジルベール・ジュール付きの大臣補佐だった。

（i）この証言の最初の部分は *LEC2* に収められ、さらに *CGP*, p. 710-722 に再録されている。その部分は、本書一四二―一五二ページに物語られているできごとを記述している。この証言の続きは本書三一二―三二〇ページに収められている。

（j）ここで語られているのは一九五七年に起きたことである。ある小学校教員がした「あなたは透明人間です。あなたは何をしますか？」という問いに子供たちが答えた答案をティヨンは受け取った。それらの答えからうかがわれるフランス人と軍人に対する憎しみに彼女は強い印象を受けた。彼女はそれらの答案を首相のギー・モレに渡した。答案の一枚は『レ・タン・モデルヌ』誌に掲載される。*CGP*, p. 651-659 を参照されたい。

（k）フェルタン猊下はパリ大司教であり、軍の教皇代理枢機卿であり、この資格において、軍付きのすべてのカトリック司祭の総責任者だった。彼はアルジェリアにおける迫害については沈黙を守り、その沈黙はほとんど軍との共犯関係に近いものだった。この書簡が公開されたのはようやく二〇〇五年になってからである。

（l）IGAME: inspecteur général de l'administration en mission extraordinaire　特別行政査察官。

（m）REP: régiment étranger de parachutistes　外国人パラシュート連隊。

付録

（a）リュシアン・ティヨン（一八六七―一九二五年）、エミリー・ティヨン、旧姓キュサック（一八七六―一九四五年）。ジェルメーヌ・ティヨンの両親は一九〇〇年に結婚した。

（b）このテキストは一九五八年に書かれた。

（c）このテキストは *SGT*, p. 191 に収められている。

（d）ここで問題にされているのは、ティヨンが一九六一年から六四年まで書いていた人文科学の学習についての著作である。

訳注

まえがき

〔1〕第二次大戦中、ドイツとの休戦条約後、第一次世界大戦の英雄ペタン元帥を首班としてフランス中部の町ヴィシーに成立した対独協力政権。

〔2〕アルジェリア独立戦争中、FLNに共感を抱くフランス人たちは、FLNを支援するための資金をトランクに入れてフランス本土からアルジェリアに秘かに運んだ。

〔3〕本書の原題は『生の諸断片』(*Fragments de vie*)である。「ティヨンが書き残した彼女の人生の断片を集めたもの」という意味合いのタイトルだが、日本語にそのまま訳してもわかりにくいので邦題としては使用しなかった。

I　アルジェリアの民族学者（一九三四―一九四〇年）

〔1〕ハルシュタット文化は中央ヨーロッパで紀元前八世紀から紀元六世紀まで栄えた鉄器文化、ラ・テーヌ文化はハルシュタット文化に続く時期に栄えた文化。

〔2〕気送管（プヌマティック）は、専用の筒の中に書類を入れて、圧縮空気を利用して輸送する手段で、パリでは一八七九年から一九八四年まで使われた。

〔3〕BHVはパリにある、工具、電気用品、スポーツ用品などを広く手がける商店。

〔4〕北アフリカで雨期にしか水が流れない川。

〔5〕ヴァルモン子爵はラクロの小説『危険な関係』の主要登場人物で、次から次へと女性を誘惑しては捨てる。

〔6〕ジャンヌ・ダルクのこと。ジャンヌは村の若い女羊飼いだったが、神のお告げを受け、イギリスとの戦いで苦境に陥っていた国王を助け、イギリス軍を撃退する。

〔7〕聖ブレンダン（四八四年頃―五七八年頃）は初期ケルト系キリスト教の聖者で楽園探索の旅をおこなったとされ、

船乗り、旅行者の守護聖人である。
〔8〕トビトは旧約聖書『トビト記』の主人公で、失明するが、天使ラファエルに助言された息子トビアによって視力を回復する。
〔9〕ルールタビーユはガストン・ルルーの小説の登場人物でアマチュアの探偵。彼を主人公として漫画、テレビ番組、映画などが多く作られた。
〔10〕ペリゴールはフランスの旧州で現在のドルドーニュ県とほぼ一致する。中心都市はペリグー。
〔11〕「エモンの四人の息子」は中世の武勲詩で歌われた英雄。
〔12〕イブン・バーディース（一八八九―一九四〇年）はアルジェリアの政治・宗教改革運動の旗頭で、一九三一年に「アルジェリア・ウラマー協会」を設立した。
〔13〕ウィレム一世オラニエ公（一五三三―八四年）はオランダ独立国家の事実上の初代君主で、危機に際しても動揺を見せなかったことから「沈黙公」と呼ばれる。
〔14〕ゴグとマゴグは旧約聖書に現れる神に敵対する勢力で、巨人の悪魔とされる。現在の黒海、カスピ海近辺に居住していた民族を形象化したものと言われる。
〔15〕二本角のマジノ　アレクサンドロス大王は角があったという伝説があり、アラブ世界では「二本の角をもった王」として語り伝えられた。マジノはフランスの陸軍大臣で、彼の時代に、フランスとドイツ国境にフランス防衛のための要塞線（マジノ線）が造られた。
〔16〕ポール・レノー（一八七八―一九六六年）はフランスの政治家で一九四〇年から首相を務める。ドイツのフランス侵攻にあたっては、敗色が濃厚となっても抗戦継続を主張したが休戦派の圧力によって辞職する。

II　レジスタンスと牢獄（一九四〇―一九四三年）

〔1〕ロンドンにはド・ゴールを中心として、ヴィシー政権の対独協力政策を認めず、ドイツと戦い続けようとする「自由フランス」がいた。
〔2〕ペタン（一八五六―一九五一年）はフランスの軍人で、第一次大戦で戦功をあげ戦後元帥に昇進する。一九四〇年のドイツのフランス侵攻の際には対独講和を主張、レノーの後任の首相に就任し、ドイツに休戦を申し入れる。休戦

協定締結後は、ペタンが指導する政府はパリを離れ、非占領地域の南仏ヴィシーに移った。
〔3〕ド・ゴールの名のなかのゴールはフランスの旧名ゴロワのフランス名であり、「ド・ゴール」という名は「ゴロワの」の意味になる。
〔4〕ナポレオンはロシアに一八一二年に侵攻しモスクワにまで達するが、ロシアはモスクワを燃やして抵抗し、冬を迎えたナポレオン軍は退却をはかるが壊滅的打撃を受ける。
〔5〕理工科学校　エリート校のひとつで、ナポレオンによって創設され、軍の技術将校にこの学校の出身者が多い。
〔6〕アンリ・ジョゼフ・ウージェーヌ・グロー（一八六七—一九四六年）は、植民地戦争で活躍した軍人、将軍。
〔7〕現在のマリ共和国に位置する町で、かつてはケネドゥグ王国の首都であった。この町を一八九三年にフランス軍が攻撃した。
〔8〕フェルディナン・フォッシュ（一八五一—一九二九年）はフランスの軍人で、第一次大戦で戦功をあげ、連合国軍総司令官に就任する。元帥となり、戦後にはイギリス陸軍元帥、ポーランド軍元帥にも叙せられる。
〔9〕シャルル・モーラス（一八六八—一九五二年）はフランスの作家・評論家・詩人で、王党派右翼団体アクション・フランセーズの主宰者だった。
〔10〕シェルシュ＝ミディ牢獄はパリ第六区、ラスパイユ大通りとシェルシュ＝ミディ通りの角に存在した軍事牢獄で、一八四七年から一九五〇年まで使われた。
〔11〕ダンケルクはフランス本土最北端のベルギー国境近くの町で、大戦初期、英仏軍はドイツ軍によってこの地に追い詰められ、ドイツ空軍の爆撃を受けつつイギリスに撤退した。
〔12〕シャルル・マンジャン（一八六六—一九二五年）はフランスの将軍で第一次大戦中の対独戦で戦功をあげる。
〔13〕ヴォルタは西アフリカを流れる川で、かつてこの地域にはフランスの植民地があった。
〔14〕エマオは新約聖書のルカの福音書に記された地名で、イエスは復活後にエマオへ向かう途上で、彼の死を嘆き、エルサレムを逃れる弟子たちの前に姿を現す。
〔15〕コロはアルジェリアの北東部に位置する海岸の町。
〔16〕パレ＝ロワイヤルはパリ市内ルーヴル宮近くにある宮殿で、そもそもは十七世紀にリシュリュー枢機卿宅として建てられ、その後王家の分家であるオルレアン家の所有となった。現在もなお存在しており、その一角に国立劇場コメ

ディー・フランセーズがある。
（17）グロリアSMHネットワークは対独レジスタンス組織のひとつでイギリス情報機関の指示を受けていた。「SMH」は His Majesty Service の略語である。
（18）パウアン族は中央アフリカの数カ国にわたって分布する部族、シノク族は不明だが同様か。
（19）青髭はシャルル・ペローの童話に現れる殺人鬼で、十五世紀の大貴族でジャンヌ・ダルクの戦友であったジル・ド・レをモデルとすると言われる。

Ⅲ　強制収容所送り（一九四三―一九四五年）

（1）「エヴィパン」は超短時間作用型鎮静剤のヘキソバルビタールの慣用名。
（2）マルガレーテ・ブーバー＝ノイマン（グレーテ）（一九〇一―一九八九年）はドイツの共産主義作家で、ソヴィエトの強制収容所、ナチス・ドイツの強制収容所の双方の収容経験を持ち、解放後自分の体験についての証言を著作として残す（『スターリンとヒットラーの軛のもとで』林晶訳、ミネルヴァ書房、二〇〇八年）。

Ⅳ　強制収容所出所後の時期（一九四五―一九五四年）

（1）アルベール・ベガン（一九〇一―一九五七年）はスイス生まれの作家・批評家・編集者で大戦期にフランスの価値を擁護しようとするフランスの作家たちの活動を支援する。
（2）一七九三年はフランス革命のジャコバン独裁の時期に当たる。
（3）七月十四日はフランス革命でバスチーユ監獄が民衆に奪取された日で、現在ではフランス革命を記念するためのフランスの国家的祝日になっている。
（4）百合の花はブルボン王家の紋章である。
（5）ジュヌヴィエーヴ・ド・ゴール（一九二〇―二〇〇二年）はド・ゴール将軍の姪で人権活動家。
（6）FTPはフランス共産党の指導下に結成された国内レジスタンス組織のひとつである Francs tireurs et partisans の略号。
（7）ペロタ　正面の壁を利用して素手やセスタなどのラケットでボールを打ち合う競技。

Ⅴ　アルジェリア戦争（一九五四―一九五七年）

〔1〕独立以前のアルジェリア生まれのフランス人。

〔2〕マルセル・ビジャール（一九一六―二〇一〇年）はフランスの軍人で、第二次大戦、インドシナ戦争、アルジェリア戦争に参加し、後のふたつの戦争では重要な役割を果たす。

〔3〕アルジェ中心街にある有名なカフェ、アルジェリア独立戦争中にこのカフェにFLNの女性活動家によって爆弾が仕掛けられた。現在も同じ名で営業を続けている。

〔4〕アルジェ市街のアルジェ湾に近い地区。

付録

〔1〕ヴィオラ・ダモーレはヴィオラ・ダ・ガンバ風の外観でヴァイオリン風の奏法で弾かれる楽器。カントンはヴィオラ・ダ・ガンバ属の五弦の楽器。

〔2〕フランスの小説家ガブリエル・フェリー（一八〇九―五二年）作の歴史小説。

〔3〕モリエールの『町人貴族』で主人公のジュールダン氏は家庭教師から自分が人生でそれまで話していたのが「散文」だと教えられ、自分がそれとは知らず散文を駆使する能力を持っていたことに驚く。

訳者あとがき

本書はフランスの民族学者で二〇〇八年に百歳で亡くなったジェルメーヌ・ティヨンが残したテキストを、彼女の晩年の友人であり、彼女の称賛者であるツヴェタン・トドロフが編纂したものである。原題は『生の諸断片』*Fragments de vie* というもので、トドロフはティヨン自身が語っている「人生の断片」をいくつか並べることで、この稀有な女性の人生――この人生を、トドロフは彼女が書き遺したすばらしい作品群の傍らにあり、それらの作品に匹敵する、あるいはむしろこれを凌駕するすばらしい作品と見なしている――を読者に感得させようとしている。しかし、ティヨンの生涯や事績について残念ながらあまり知られていない日本では、この題名では本書の内容が把握しがたいので、邦題は『ジェルメーヌ・ティヨン――レジスタンス・強制収容所・アルジェリア戦争を生きて』とした。ティヨンの民族学者としての著作でもっとも重要なものと目されているのは、地中海世界の家族構造、またそのなかにおける女性の地位について扱った *Le harem et les cousins* であるが、この著作については二〇一二年三月に宮治美江子氏訳でみすず書房から『イトコたちの共和国』という邦題で刊行されている。この『イトコたちの共和国』がティヨンの著作が日本語で提供された初めてのものであろう。

ジェルメーヌ・ティヨンは一九〇七年に生まれ、二〇〇八年に没した。彼女の人生は文字通り二十世紀とともにあるわけだが、この類稀なる女性は、その一生において、二十世紀の悲劇を十二分に生き、しかもその悲劇にただただ翻弄されたのではなく、つねに大きく目を見開き、その悲劇の正体を見極めようとし続け、悲劇に翻弄されている人々への共感を自らの発条として行動し続けた。これひとつとっても驚くべきことだが、第二次大戦前の直前、二十代の若い女性であったティヨンは、それまでほとんどヨーロッパ人を見たことのない人々が住み、しかも極端な男権社会であるアルジェリアのオーレス山塊に、たったひとりでフィールドワークをしながら四年以上の長きにわたって滞在する。この長期のオーレス滞在を終えてフランスに帰還した彼女は、帰国するや否やナチスによるフランス占領に遭遇し、ためらうことなくレジスタンス活動の組織を始める。そして、パリの初期レジスタンスの組織化のために中心的な役割を演じる。組織内にもぐり込んだドイツ警察の手先の罠にかかり逮捕されたティヨンはシェルシュ＝ミディ牢獄、フレンヌ牢獄とフランス国内の牢獄に収監された後、女性専用の強制収容所であったドイツのラーフェンスブリュックに送られる。ジェルメーヌ・ティヨンの母エミリー・ティヨンもやはりジェルメーヌと同時に逮捕され、エミリーもラーフェンスブリュックに送られ、母親はそこのガス室で殺害される。だがこのような悲劇的な環境にあっても、ティヨンの知性は活動を止めることはなく、アルジェリアの住民を理解するなかで研ぎ澄まされた観察眼をナチスの強制収容所の仕組み、ナチスの強制収容所に収容された人々へと向ける。そして自分と同じように強制収容所の悲惨な生活を強いられている収容者たちに、収容所がどのように機能しているかについての「講演」をおこなうことまでしている。それはたとえ強制収容所の生活がどれほど悲惨で辛いものであろうと、それを「理解」することが、収容者たちがそうした暴力にもてあそばれるのみでなく、それを統御する援けになると彼女が考えたからである。

終戦間際に運よくスウェーデンの赤十字によって収容所から救出されたティヨンは、自分が生きたばかりの生活について証言すること、また収容所についての情報をできるだけ詳細に集め、これを保存することが、今後の人類にとっての最重要の課題と考え、戦前におこなっていたアルジェリアを対象とする民族学から離れ、レジスタンスと強制収容の歴史についての調査・研究に邁進する。またこれと同時に、やはりナチスの強制収容所からの生還者であったダヴィッド・ルッセの呼びかけに応え、ナチスの壊滅後もなお地球上で動き続けている強制収容所を告発する活動に従事する。一九五四年、彼女の人生はまたひとつ大きな転機を迎える。フランスの植民地支配に抗するアルジェリアの民と、何としてもアルジェリアをフランスにとどめようとする勢力の争いが激しくなり、アルジェリア通である彼女の力を問題解決のために役立てようとする人々によって、ティヨンはアルジェリアに派遣される。現地で、アルジェリアの人々の生活が、彼女がかつて知っていたものからなおひどくなりつつあるのを確認したティヨンは、現地の人々の生活を改善するための組織である社会センターを組織しようとする。また彼女のレジスタンス闘士としての経歴、強制収容所収容者としての経歴を知るアルジェリア人からも信頼を得た彼女は、フランス側抑圧者がおこなう処刑を含むアルジェリア人への弾圧と、アルジェリア解放戦線がおこなうテロ活動による暴力の連鎖を食い止めようとする活動にも、己の命の危険を顧みず従事している。アルジェリア独立戦争後の彼女は高等研究実習院で、アルジェリアを対象とする社会学を教えると同時に、さまざまの人権活動に取り組み続けた。なかでも有名なのは、フランスの刑務所内における教育状況の改善に力を尽くし、刑務所収監者が刑期を務めつつ、学校教育の課程を修められる制度づくりに貢献をしたことである。

ティヨンの生涯の詳細については、編者トドロフの「まえがき」に詳しいのでこれ以上贅言を費やすのはやめておこう。

このようにざっと経歴を追っただけでも、ジェルメーヌ・ティヨンという女性が並はずれた人物であることは明瞭だが、本国フランスにおいても、この驚くべき女性についてはあまり広く知られていたとは言えない。本書の編者であるトドロフ自身、彼がブルガリアからフランスに移住してきた六十年代半ば以後彼女と同じパリに居住していながら、彼女を発見したのは彼自身が強制収容所に関心を持ち、その分野でこれまでなされてきた仕事を読み始めてからだと言っている。だが、一九九〇年代になって、この類稀なる女性の仕事、また彼女の生きざまが、注目を集めてきた。それは二十一世紀を迎えようとしていたフランスが、この百年を振り返ろうとしたとき、第二次世界大戦、そしてアルジェリア戦争というふたつの事件が、二十世紀のフランスを考えるうえで欠かせない要素としてあらためて意識されるようになったからであろうし、そのふたつの事件を振り返るとき、その渦中で、つねに明晰な眼差しを保持しつつ、人間性を擁護するために断固として行動し続けたこの魅力的な女性の姿がクローズアップされてきたということでもあろう。

フランスでも彼女が広く知られるようになったのが最近であってみれば、日本では彼女についてはこれまでほとんどまったく知られてこなかったと言っていいだろう。前記『イトコたちの共和国』の訳者である宮治氏は、つとにこの著に関心を抱き、一九八〇年代から紹介されてきたということだが、広く彼女の名前が日本で紹介されたのは、おそらく本書の編者トドロフが二十世紀を代表する人間性の擁護者のひとりとして彼女の短い伝記を、プリーモ・レーヴィ、ワシーリー・グロスマン、マルガレーテ・ブーバー＝ノイマン、ロマン・ギャリと言った人々の小伝と並べて書いた著作『悪の記憶、善の誘惑』の邦訳（法政大学出版局、二〇〇六年、大谷尚文訳）によってであったかと思う。

本書の邦訳をおこなっていた過程で、彼女と時代を同じくし、彼女の活動圏近くにいた人々が書いた著作を読み、おおいに参考になった。二冊あげておきたい。

一冊は、ジェルメーヌ・ティヨンと同時期にラーフェンスブリュックに収容されていたドイツ人共産主義者マルガレーテ・ブーバー＝ノイマンの回想録『スターリンとヒトラーの軛のもとで』（林晶訳、ミネルヴァ書房、二〇〇八年）である。ドイツ共産党員の妻で自身も共産党員であり、ロシアに逃亡後、スターリンの粛清で夫を殺害され、自身はスターリンの強制収容所とヒトラーの強制収容所の双方の収容生活を経験し、戦後、その双方を批判する活動をおこなった女性の回想録である。

もう一冊は、本書にも登場するボリス・ヴィルデ、デスティエンヌ＝ドルヴといった人々の近くにいて、パリにおけるレジスタンス活動に携わり、やはりドイツの強制収容所を体験した美術史家アニエス・アンベールの回想録『レジスタンス女性の手記』（石橋正孝訳、東洋書林、二〇一二年）である。

本書と併せてお読みいただければティヨンの活動圏がより立体的に見えてくるだろう。

なおジロ・ポンテコルヴォ監督で一九六六年に製作され、同年ベネチア映画祭でグランプリを獲得した映画『アルジェの戦い』では、アルジェリアにおいてティヨンの対話者であったアルジェリア解放戦線の指導者ヤセフ・サアディが自身の役で出演していることも付記しておきたい。

本書は当初、前記『悪の記憶、善の誘惑』の訳者大谷尚文氏と共訳することになっていたが、氏の居住される石巻の町が二〇一一年三月十一日の震災と津波の災禍に襲われ、また氏が重責を負わされる職務で多忙を極められることになったため、小野が単独でこれにあたることとなった。

今回の翻訳でも、法政大学出版局の郷間雅俊氏に訳語の選定などで貴重なご助言を数々いただいた。御礼を申し上げたい。

二〇一二年八月十七日

小野　潮

人名索引

ア 行

アッバース　Abbas, Ferhat　282
アネシュカ（女性収容者）　Anička (déportée)　209, 212, 220
アラール（将軍）　Allard (général)　327
アリ（切っ先の）　Ali la Pointe　297-99, 303, 309, 311
アルヴァックス　Halbwachs, Maurice　48
アルマン　Armand, Louis　369
アレクサンドロス大王　Alexandre le Grand　107, 393
アレシュ　Alesch, Robert　159, 161-64, 173, 177, 350-51, 380, 385
アレル　Arhel, Évelyne (Aline)　186, 220
アングラン　Ingrand, Élisabeth　266, 351
アンドリュー　Andrieux, Jules　154
イティエ　Ithier, Georges　154
イネス・ド・カストロ　Inés de Castro　91
イブン・バーディース　Ben Badis, Abdel-hamid　93, 393
イレーヌ　Irène　→ティヨン（エミリー）
ヴァイヤン＝クチュリエ　Vaillant-Couturier, Marie-Claude　244-45
ヴァインベルガー（警視）　Weinberger (commissaire)　172-73
ヴァルテール　Walter, Pierre　135-36, 143-44, 154, 157-58, 244-45
ヴィヴィエ　Vivier, Marie-Antoinette　345
ヴィルデ　Vildé, Boris　113, 124, 133, 135, 137, 142, 144, 154, 170, 241-42, 244-45, 349-50, 353, 379, 389
ヴィルヘルム（弁護士）　Wilhelm (avocat)　143-44, 146, 153, 157
ヴィンケルマン（親衛隊の医師）　Winkelmann (médecin SS)　213, 224-25
ヴェイユ＝キュリエル　Weil-Curiel, André　144
ヴェルナン　Vernant, Jean-Pierre　8
ヴォメクール（兄弟）　Vomécourt (frères), Pierre, Philippe et X de　160, 351
ウッド　Wood, Nancy　25, 46, 340, 374
エリ　Ély, Paul　327
エリアス　Elias, Norbert　8
エルツ　Herz, Robert　8
エルネスティーヌ（尼）　Ernestine (sœur)　→ボルドゥレ
オエ　Hauet, Paul　113, 122-23, 127-28, 131-33, 136, 139, 141-42, 149, 153, 156, 177, 349-53, 379
オードゥワン＝ルゾー　Audouin-Rouzeau, Stéphane　8
オセンドフスキ　Ossendowski, Ferdynand　218, 389
オセンドフスキ（夫人）　Ossendowski (Mme)　218-19
オドゥル　Odoul, France　225
オドン　Oddon, Yvonne　124, 133, 135, 138, 143-44, 154-55, 350

カ 行

ガヴォー　Gaveau, Albert　136, 160, 163-64
カザノヴァ　Casanova, Giacomo　344
カプドコム　Capdecomme, Laurent　330
ガベリーニ　Gubellini, Charles　164
カミュ　Camus, Albert　16, 29, 326, 360-62, 385
ギャリ　Gary, Romain　73-74

キュイジニエ　Cuisinier, Jeanne　343
キュサック　Cussac, François　344-45
キュサック＝シャボ　Cussac-Chabot, Antoine-Vital　344
キュサック＝シャボ　Cussac-Chabot, Vital　344
クノッフ　Knopf, Blanche W.　17-18
クノル　Knoll, Käte　207
クララン　Clarens, Jeannie de　225
グレーズ　Grèze, Marie　344
グレーテ　Grete　→ブーバー＝ノイマン
グロー　Gouraud, Henri　123, 394
ゲチェル　Goetchel, Catherine　266
ゲプハルト　Gebhardt (médecin SS)　232
ケリー　Kelley, Jacqueline　135-37, 141, 143
コアン　Cohen, Marcel　48
コティ　Coty, René　325-26, 361
コペ　Coppée, François　189
コルディエ　Cordier, Daniel　9
コルネイユ　Corneille, Pierre　89
コロンブス　Colomb, Christophe　84

サ 行

サアディ　Saadi, Yacef　277-78, 297-311, 313, 317-20, 325, 330, 358-59, 361, 384
サボー＝ジュアネ　Sabeau-Jouannet, Émilie　25
サラン　Salan, Raoul　293
サルヴェガルト　Salveguart, Vera　217, 389
サン＝シモン　Saint-Simon, Louis de　344
シヴァドン　Sivadon, Jeanne　351
シェーファー（少佐）　Schaeffer (major)　164
シモネ　Simmonnet, Alice　154
シャサーニュ（官房長）　Chassagne (directeur de cabinet)　143
ジャネット（女囚）　Jeannette (prisonnière)　186-87
ジャン＝ピエール　Jean-Pierre　→デスティエンヌ・ドルヴ
シャンペ　Champeix, Marcel　323-24, 391
シュヴァルツフーバー　Schwarzhuber, Johann　150, 227-28
シュトック（師）　Stock (abbé)　153-54
ショエン（大佐）　Schoen (colonel)　281
ションバール・ド・ローヴェ　Chombart de Lauwe, Paul-Henry　326
ジラール（博士）　Girard (Dr)　162
ジルベール　Gilbert T.　161-63, 176-77, 351
シンコヴァ　Synkova, Hilda　263
スーステル　Soustelle, Jacques　78, 127, 277, 285-88, 293, 355
ズーレン　Suhren, Fritz　220, 229, 389
スターリン　Staline, Joseph　96, 264, 291-92
ステュドレール（尼）　Studler, Hélène (sœur)　131, 135
ズデンカ　Zdenka　→ネドヴェドヴァ
スヌシャル　Senechal, René　154
セシル（尼）　Cécile (sœur)　135
セブティ（ティヨンの奉公人）　Sebti (employé de GT)　103
セル　Scelles, Jean　281
セレスティーヌ（ティヨン家の女中）　Célestine (employée de la famille Tillion)　85-86, 90, 178
ソラル　Solal, Marguerite　225

タ 行

ダームヌーヌ　Dahmnoune, Torkia　328-33, 337
タキトゥス　Tacite　370
タデ　Taddée　→モンマルシェ
ダニエル　Danielle　→ポステル＝ヴィネ
ダランクール　Alincourt, Jacqueline d'　231-232
タレーラン　Talleyrand, Charles Maurice de　31, 376
ティヨン（アントワーヌ）　Tillion, Antoine　342-43

ティヨン（エミリー）　Tillion, Émilie　45, 79-80, 90-91, 113, 115, 117, 162-63, 173-74, 187-90, 193, 207-10, 212-15, 220-21, 225, 237-38, 264, 342-47, 381, 391
ティヨン（ドゥニ）　Tillion, Denis　342-43
ティヨン（フランソワーズ）　Tlllion, Françoise　45, 189, 214, 346, 388
ティヨン（リュシアン）　Tillion, Lucien　45, 346, 391
テーヌ　Taine, Hippolyte　344
デサンジュ　Dessinges, Pierre-Maurice　137, 161-63, 177, 350
デスタン　Destaing, Émile　48, 81
デスティエンヌ・ドルヴ　Estienne d'Orve, Honoré d'　5, 128, 134-37, 140, 142, 350, 388
デデ（女性収容者）　Dédée de Paris (déportée)　183, 197
テニーヌ　Ténine, André　142
デュソーズ　Dussauze, Elizabeth　351
デュテイユ・ド・ラ・ロシェール　Dutheil de La Rochère, Maurice　113, 127, 132-33, 136, 139, 141-42, 349-50, 379
デュモン　Dumont, Louis　8
デルマンジャン（教授）　Dermenghem (professeur)　281
ド・ヴィスム（嬢）　Wismes (Mlle de)　144-49, 153-54
ド・ゴール　Gaulle, Charles de　17, 29, 116, 132-34, 278, 286, 353, 358-59, 361, 385, 393-94
ド・ゴール・アントニオス　Gaulle-Anthonioz, Geneviève de　16, 258-59, 262, 389, 395
ド・ボーランクール　Baulaincourt (M. de)　359
ド・ラ・ブルドネ（大尉）　La Bourdonnais, de (capitaine)　333
トゥルクサク　Trksak, Irma　220
ドストエフスキー　Dostoïevski, Fedor 169, 183
トライテ（親衛隊の医師）　Treite (médecin SS)　202
トリコ　Tricot, Alphonse-Élie　5, 149-54, 385, 388
ドリフ　Drif, Zohra　318, 390
トロマー（親衛隊の医師）　Trommer (médecin SS)　213-14, 224
ドン・ジメ（ベランジェール）　Don Zimmet, Paulette (Bérengère)　261-62
ドン・ペドロ　Pedro de Portugal, don　91
ドンシモーニ（判事）　Donsimoni (juge)　164

ナ 行

ニコフォロヴァ　Nikoforova, Antonina　229
ネドヴェドヴァ　Nedvedova, Zdenka　200-02
ノイデック（親衛隊員）　Neudeck (surveillante SS)　217
ノールマン　Nordmann, André　154

ハ 行

ハージュ　Hadj, Messali　93, 282
バウアー　Bauer, Helmut　23
バシル（ティヨンの奉公人）　Bachir (employé de GT)　60-64, 66, 72, 83-86, 88-94, 103, 165, 377-78
バセ　Basset, André　48, 81
ハムディケン　Hamdiken, Fatima　294, 327-33, 337
ビジャール　Bigeard, Marcel　305, 396
ヒトラー　Hitler, Adolf　78, 85, 96, 118, 128, 146, 196, 251
ヒムラー　Himmler, Heinrich　260
ビヤール（夫人，女性収容者）　Billard (Mme, déportée)　266
ピュシュー　Pucheux, Pierre　143
ビュフォン　Buffon, Georges Louis Leclerc, comte de　344

ビュルガール　Burgard, Raymond　160
ヒンデンブルク　Hindenburg, Paul von　78
ファン・デン・ボーム　Van den Boom, Claire　264-65
ブーヴ＝メリ　Beuve-Méry, Hubert　326
フーコー　Foucauld, Charles de　58, 166
ブーバー＝ノイマン（グレーテ）　Buber-Neumann, Margarete (Grete)　209, 213, 395
フェーヴル　Febvre, Lucien　249
フェルタン　Feltin, Maurice　333, 384, 391
フォー　Fau, Guillaume　1
フォコネ　Fauconnet, Paul　48
フォルジェ　Forget, Nelly　362
プフラオム（親衛隊員）　Pflaum (surveillant SS)　209, 217
フランコ　Franco, Francisco　291-92
ブルイヤール　Brouillard, Germain　144-45, 148-49
ブルジェス＝モヌリ　Bourgès-Maunoury, Maurice　292, 313, 391
ブローデル　Braudel, Fernand　8
フローベール　Flaubert, Gustave　270
ブロック　Bloch, Marc　9, 11
ブロッシュ　Boulloche, André　313, 321-23, 326
ブロンベルジェ　Bromberger, Christian　25
ベガン　Béguin, Albert　249, 395
ペタン　Pétain, Philippe　116, 132, 237, 392-93
ベネシュ　Beneš, Edvard　263, 390
ベランジェール　Bérengère　→ドン・ジメ
ヘリンガー（親衛隊の歯科医）　Hellinger (dentiste SS)　215
ベルナールのネズミ（女性収容者）　Souris de Bernard (déportée)　227
ベルナドッテ伯爵　Bernadotte, comte Folke　231, 248, 260, 285
ヘロドトス　Hérodote　370
ベン・ムヒーディー　Ben M'hidi, Larbi　304-05, 390
ボグネール　Boegner, Marc　326
ボードリアール　Baudrillard, Germain　144-54
ポーロ　Polo, Marco　84
ポステル・ヴィネ（ダニエル）　Postel-Vinay, Anise (Danielle)　186-87, 209, 212, 231
ボルドゥレ　Bordelet, Jacqueline　161, 351
ポワリエ　Poirier, Micky　214, 226

マ 行

マシニョン　Massignon, Louis　13, 46, 48, 76, 81, 165, 277-81, 354, 388
マスペロ（夫人，収容者）　Maspero (Mme, déportée)　266
マルセ　Marçais, William　93
マルタン＝ショフィエ　Martin-Chauffier, Louis　292-94, 390
マンジャン　Mangin, Louis-Eugène　313, 315, 321-22, 326-27
マンスロン　Manceron, Geneviève　347
マンデス・フランス　Mendès France, Pierre　280, 282, 286
ミシュリーヌ（女囚）　Micheline (prisonnière)　186
ミショー　Michaud, Nicole　229
ミッテラン　Mitterrand, François　279-81, 354
ミッテラン　Mitterrand, Frédéric　23
ミレナ（女性収容者）　Milena (déportée)　263-64
ムレ　Moulay, Ali　362
モース　Mauss, Marcel　2-3, 8, 45-46, 48, 76, 165
モーラス　Maurras, Charles　127, 394
モハンド（ティヨンの奉公人）　Mohand (employé de GT)　61-63, 72, 83-85, 87-90,

103, 165, 377-78
モレ　Mollet, Guy　292, 391
モンターニュ（少佐）　Montagne (commandant)　81, 109
モンテスキュー　Montesquieu, Charles de Secondat, baron de　344
モンテルラン　Montherlant, Henri de　91
モンマルシェ　Monmarché, Marcelle 134, 175, 186-87

ヤ　行

ユゴー　Hugo, Victor　87

ラ　行

ラ・フォンテーヌ　La Fontaine, Jean de 181, 205
ラ・ブリュイエール　La Bruyère, Jean de 171
ラ・ロシェール　La Rochère　→デュテイユ・ド・ラ・ロシェール
ライス　Rice, Alison　24
ラカス（夫人）　Lacasse (Mme)　134
ラクテュール　Lacouture, Jean　25, 375
ラコスト　Lacoste, Paul　23
ラコスト　Lacoste, Robert　292, 323-24
ラッハダル（ティヨンの奉公人）　Lakhdar (employé de GT)　49-50, 61
リーズ　Lise　→ケリー
リヴィエール　Rivière, Georges-Henri 47, 78
リヴィエール　Rivière, Thérèse　45-47, 49, 51, 114, 387
リヴェ　Rivet, Paul　47-48, 78, 127, 165
ルヴィツキ　Lewitsky, Anatole　124, 135, 138, 144, 154, 170
ルグラン　Legrand, Jacques　160-161, 163, 176-77, 351
ルコント＝ボワネ　Lecomte-Boinet, Jacques　161, 163, 175, 351
ルッセ　Rousset, David　238, 264-65, 291-92, 294, 390
ルリケ（検事総長）　Reliquet (procureur général)　293
ルルー　Leleu, Sylvette　131, 154
レヴィ＝ストロース　Lévi-Strauss, Claude 365
レオナール　Léonard, Roger　282, 355
レノー　Reynaud, Paul　108, 393
ロードゥ＝マレ　Rode-Malet, Rosine　344
ロスコーテン　Roskoten, Ernst　135, 388
ロラン（嬢）　Laurent (Mlle)　144, 153-54

《叢書・ウニベルシタス　982》
ジェルメーヌ・ティヨン
レジスタンス・強制収容所・アルジェリア戦争を生きて

2012年 9月27日　初版第1刷発行

ジェルメーヌ・ティヨン
小野 潮 訳
発行所　財団法人　法政大学出版局
〒102-0073 東京都千代田区九段北3-2-7
電話03(5214)5540 振替00160-6-95814
印刷: 三和印刷　製本: 誠製本

Printed in Japan

ISBN978-4-588-00982-2

著　者

ジェルメーヌ・ティヨン（Germaine Tillion）

1907-2008．フランスの女性民族学者，レジスタンス活動家，人権活動家．マルセル・モース，ルイ・マシニョンの下で民族学研究を始め，第二次世界大戦直前の時期にアルジェリアのオーレス山塊地方で，二十代から三十代にかけてほとんど単独で四年にわたりフィールドワークをおこなう．帰国時にナチスドイツのフランス占領に遭遇し，ただちにレジスタンス活動に入り，パリにおける初期レジスタンス活動に指導的役割を果たす．ドイツ警察に逮捕され，ラーフェンスブリュック女子強制収容所に収容され，同収容所で母親を亡くす．終戦直前にスウェーデン赤十字によって救出され，戦後はレジスタンスと強制収容所についての調査・研究をおこなうとともに，世界の他の国々になお存在する強制収容所を告発する運動に加わる．アルジェリア独立戦争の際には，フランス政府側がおこなう現地人の処刑，アルジェリア独立戦線側がおこなうテロ行為の連鎖を止めるべく活動する．その後は高等実習院でマグレブ地方を対象とする社会学講座の主任教員を務めながら，さまざまな人権活動に従事する．主著に『イトコたちの共和国』『ラーフェンスブリュック』『アフリカは未来へ向けて進路を変える』がある．

編　者

ツヴェタン・トドロフ（Tzvetan Todorov）

1939年ブルガリア生まれ．1973年フランスに帰化．『小説の記号学』で構造主義的文学批評の先駆をなす．著書に『象徴の理論』『他者の記号学』『極限に面して』『歴史のモラル』『未完の菜園』『悪の記憶・善の誘惑』ほか多数．

訳　者

小野 潮（おの・うしお）

1955年宮城県に生まれる．東北大学大学院博士課程単位取得修了．中央大学文学部教授．19世紀フランス文学専攻．著書に『〈来るべき〉民主主義』（共著），『グローバル化と文化の横断』（共著），訳書にL.フェリー／A.ルノー『68年の思想——現代の反－人間主義への批判』『68年－86年個人の道程』，トドロフ『われわれと他者』（共訳），『バンジャマン・コンスタン』『越境者の思想』『異郷に生きる者』『文学が脅かされている』がある．